W0039435

Ana T. Forrest
Die Yoga-Kriegerin

ANA T. FORREST

DIE YOGA-KRIEGERIN

Power für Körper und Seele
mit Forrest Yoga®

Aus dem Amerikanischen übersetzt von
Claudia Schreiner

Mit fachlicher Beratung von
Alexandra Sagorz

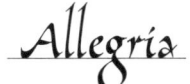

Die Originalausgabe erschien 2011 unter dem Titel
FIERCE MEDICINE:
Breakthrough Practices to Heal the Body and Ignite the Spirit
im Verlag HarperOne, New York, USA

Allegria ist ein Verlag der Ullstein Buchverlage GmbH
Herausgeber: Michael Görden

ISBN: 978-3-7934-2229-7

© der deutschen Ausgabe 2012 by Ullstein Buchverlage GmbH, Berlin
© der Originalausgabe 2011 by Ana T. Forrest
Übersetzung: Claudia Schreiner
Fachliche Beratung: Alexandra Sagorz
Lektorat: Marita Böhm
Umschlaggestaltung: Sabine Wimmer, Berlin
Umschlagphoto © Nils Vidstrand
Gesetzt aus der Minion
Satz: Keller & Keller GbR
Druck und Bindearbeiten: CPI – Clausen & Bosse, Leck
Printed in Germany

WIDMUNG

Dieses Buch ist jenen Menschen gewidmet, die mir einen überzeugenden Grund zu leben gegeben haben und, was am wichtigsten ist, die mir beigebracht haben, wie man liebt: meinen Schülern.

Den Menschen, die ihren Bezug dazu gefunden haben, wie kostbar *Forrest Yoga* und das *Wiederherstellen des Regenbogenbandes des Volkes* (*Mending the Hoop of the People*) für mich sind, und die jetzt helfen, diese Lehre in der Welt zu verbreiten: meinen *Forrest-Yoga*-Lehrern.

Den Menschen, die gelobt haben, die Hüter des Vermächtnisses von *Forrest Yoga* zu sein und weiterhin *Forrest-Yoga*-Lehrer und Schüler bis lange nach meinem Tod ausbilden werden: Kelley Rush, Colleen Millen, Heidi Sormaz, Ann Hyde, Christine Raffa, Brian Campbell, Sinhee McCabe, Suzi Zobrist, Steve Emmerman, Bridget Foley, Panther Cat (Catherine) Allen, Erica Mather, Cheryl Deer und Talya Ring.

Den Menschen, die mir oder meinem Buch im Leben vorangeholfen haben: Nick Angelakos, Morris Netherton, Heyoka Merrifield, Debbie Finley-Justus, Brooke Medicine-Eagle, Arwin Dreamwalker-Larkin, Tom Yellowtail, Rosalyn Bruyere, Eric Perret, Linda Loewenthal, Cindy DiTiberio und all den Mitarbeitern von HarperOne, Betsy (Elizabeth) Rapoport, Lynann Politte, Panther Cat (Catherine) Allen, Maria Pappas, Susan Missner, Rani Kamaruddin, Michael Metzler, Ellen Heed, Bonnie Argo, Dr. LeRoy R. Perry und Gary Karten.

ANAS GEBET

Ihr Schutzgeister, wie können wir mit dem tanzen, was in unserem Leben unabänderlich ist? Helft uns, unser Leben zu einem Meisterwerk zu verweben. Helft uns, unseren heilenden Atem zu nutzen, um neues Leben in unser Zellgewebe zu bringen, auf dass unsere Zellen sich auf gesunde Weise erneuern können. Ich bitte darum, dass wir lernen, wie wir den Traum unseres Lebens wahr werden lassen, wissend, dass wir beweglich und schnell genug auf unseren Beinen sein müssen, um uns den Veränderungen unseres Lebens anzupassen, während aus dem Traum Realität wird. Mit den Träumen, die ich für dieses Buch habe, werde ich auf eine Weise tanzen, von der ich noch keine Vorstellung habe, aber ich bitte darum, dass ich schnellfüßig genug sein werde, um damit in Schönheit zu tanzen. Aho!

INHALT

GELIEBTE ANA FORREST,

du triffst mitten ins Herz, weil du ohne Einschränkungen die Wahrheit sprichst.

Du bist Vorbild, weil du schön und stark zugleich bist.

Du bist Häuptlingsfrau, weil du über magische Kompetenz verfügst und entschieden weise führst.

Du bist Pionierin, weil du der indischen Yogatradition mutig und überzeugend ein völlig neues Gesicht gegeben hast.

Du bist Lehrmeisterin, weil du aus einem riesigen Erfahrungsschatz schöpfst und deine Schüler befähigst, in ihr Licht zu treten.

Du bist Kriegerin, weil du jedem Dämon – egal, wie unberechenbar er ist – furchtlos in die Augen schaust.

Du bist die Göttin Kali, weil du ohne Wenn und Aber jede Lüge, jede Illusion entlarvst.

Du bist Heilerin, weil du mit überwältigender Empathie das Unkraut bei den Wurzeln packst.

Du bist Schamanin, weil du mit der Natur lebst und über den Körper die Seele befreist.

Dein Buch ist ein Segen! Dein Wesen hallt nach. Es geht nicht nur um Yoga, es geht um alles – um Leben und Tod.

In Dankbarkeit und Liebe
Deine Patricia Thielemann
Spirit Yoga Berlin

EINLEITUNG

KRACHENDER DONNER, knisternde Blitze und tobende Stürme haben mich mein ganzes Leben lang begleitet. Und ich spreche hier nicht nur von energiegeladenen Unwettern, sondern auch vom Missbrauch, der mich bereits im Alter von vier Jahren zum Alkohol, im Alter von sechs zu Zigaretten und ein paar Jahre später zu Gras und Pillen getrieben hat, und den tobenden Stürmen in meinem Körper: Epilepsie, Migräne, Lähmungserscheinungen und Bulimie.

Diese Stürme hatten verheerende Auswirkungen auf mich, hinterließen tiefe Spuren in mir, bis ich nach und nach herausfand, wie ich sie für mich selbst einsetzen konnte, um mich reinzuwaschen und ihre Energie für meine Heilung zu nutzen. Ich habe gelernt, den Wahrheiten des Donners und der Blitze in meinem Körper und meinem Geist eine Stimme zu geben.

Jetzt verstehe ich, dass einige meiner Talente darin bestehen, Umwälzungen herbeizuführen und eine *Wahrheitssprecherin* zu sein – jemand, der sich dazu verpflichtet, schwierige und verborgene Angelegenheiten auszusprechen und die Schönheit der Welt zu enthüllen, um zu lehren und zu heilen. In dem Bemühen, mich selbst zu heilen, musste ich zuerst einmal lernen, die gewaltsame, chaotische Energie in meinem Leben zu beherrschen. Ich habe festgestellt, dass ich ein Wegbereiter für die Wahrheiten anderer bin; dass ich ihnen helfen kann, sich durch die Stürme ihres Lebens zu navigieren und einen Weg aus ihrem Schmerz zu finden. Die Aufgabe meiner Seele ist es, andere Menschen durch einschneidende Transformationen zu begleiten.

Meine Suche nach Lehrern und Methoden, die mir auf meinem Weg helfen sollten, führte mich zu den großen Meistern Indiens, den Höhlen im Himalaja und den Medizinleuten der *Native Americans*, der Ureinwohner Nordamerikas. Um herauszufinden, ob sich die wilden Versprechungen bewahrheiten, machte ich beinahe jede der fortgeschrittenen, ausgeflippten esoterischen Praktiken, die die alten Sutras und Heilkünste zu bieten haben, ausfindig und meisterte sie. Ich kann keinem Konzept treu sein, das für mich nicht *wahr* ist. Obwohl ich sogar Yogaunterricht bei B. K. S. Iyengar persönlich nahm, ist die wichtigste Lektion, die ich von ihm lernte, dem Guru nicht zu gehorchen, wenn der Charakter dieses Menschen nicht seinen Lehren entspricht. Ich lernte mehr über wahre Heilung und Weisheit von einer einfachen Frau, die sich der Armen in Indien annahm, und von den *Sadhus* des Landes – wilden und frommen Frauen und Männern – als von Menschen mit überbewertetem Ruf und deren Gefolgschaften. Ich lebte fast sechs Jahre in einem Reservat der Ureinwohner Nordamerikas, wo ich zuallererst lernte, die Stürme als meine Freunde zu sehen. Während der Ausbildung zur Pfeifenträgerin und Medizinfrau erfuhr ich die Kraft der Zeremonie. Ich lernte energetische Heiltechniken bei der international anerkannten Medizinfrau und Heilerin Rosalyn Bruyere. Ich verwarf, was sowohl aus alten wie auch modernen Weisheitstraditionen nicht funktionierte, und flocht stattdessen die Weisheit aus meiner Zeit als Pferdeflüsterin ein, um die einzigartige Methode zu entwickeln, die ich *Forrest Yoga* nenne. Mittlerweile lerne und unterrichte ich Yoga seit mehr als 36 Jahren.

Was ich hier vorstelle, sind Werkzeuge für Transformationen des Lebens, gebraut im Kessel meiner eigenen Erfahrungen, und erprobt an den Hunderten und Tausenden Schülern, die ich in dieser Zeit unterrichtete.

Dieses Buch stellt ein System von Übungen zur Verfügung, die im Yoga und in der Heilkunde der Ureinwohner Nordamerikas gründen. Dieses System spricht insbesondere Herausforderungen und Belastungen an – physische, emotionale, geistige und spirituelle –, mit denen *alle* Menschen konfrontiert sind. Der Lakota-Medizinmann Black Elk musste miterleben, wie das Rückgrat seines Volkes gebrochen wurde. Als er die verzweifelte spirituelle Leere um sich herum beschrieb, sagte er: »The Rainbow Hoop of the People has been broken.« (Das Regenbogenband des Volkes ist zerstört worden.) *Rainbow Hoop* bezieht sich auf Menschen, die in Harmonie miteinander leben, so, wie die Farben eines Regenbogens Seite an Seite liegen. Das Volk, von dem er spricht, schließt auch alle anderen Bewohner der Erde ein, auch die Tiere. Ich habe *Forrest Yoga* entwickelt, um meinen Teil dazu beizutragen, das »Band des Volkes wiederherzustellen«. Das ist meine Lebensaufgabe, das Gelübde meines Spirits.

Viele Menschen kommen zum *Forrest Yoga*, weil sie merken, dass sich ein Sturm in ihnen zusammenbraut. Viele fühlen Schmerzen, obwohl sie manchmal nicht einmal erkennen, um welche Art von Schmerz es sich handelt. Sie haben versucht, sich mit Essen oder Fernsehen oder Sex oder Arbeit oder Alkohol oder Drogen zu betäuben, und sie möchten nun einen anderen Weg finden. Andere kommen, weil sie *überhaupt* nichts fühlen – Junge, Junge, wir sind echt gut darin, uns zu betäuben –, und sie möchten nun wieder in ihren Körpern leben. Andere wiederum kommen, weil sie sich mit einem tieferen Teil ihres Selbst verbinden oder wiederverbinden wollen – ein Verlangen, das sie nicht einmal zu benennen oder zu artikulieren gelernt haben. (Natürlich kommen manche auch, weil sie einen Christy-Turlington-Yoga-Hintern haben wollen, und auch ihnen bin ich behilflich.) Als Allererstes helfe ich diesen Leuten dabei, hören zu lernen, was ihnen ihr Körper zu sagen versucht.

Darin besteht meine Arbeit: Ich helfe Menschen, diese Momente zu erkennen, in denen ihr Körper von einer tieferen inneren Ebene zu ihnen spricht, und dann begleite ich sie dabei, durch Wachstum, Heilung und Entfaltung ihre Arbeit an sich selbst zu verrichten. Die Veränderungen sind oft dramatisch, und ich habe individuelle Revolutionen von unterschiedlichem Ausmaß miterlebt.

Wachstum beginnt oft in Quantensprüngen. Sie sind wertvolle, oft beängstigende Momente. Wenn sich ein solcher Sprung zeigt, kannst du ihn erkennen? Bist du bereit, ihn anzunehmen? Es ist dieser süße Moment der Geburt einer solchen Art von Transformation, der mich immer wieder antreibt. Deshalb habe ich dieses Buch geschrieben.

Obwohl unsere Anstrengungen einzigartig sind, tanzt jeder von uns oft mit den gleichen Monstern: Angst, Schmerz, Widerstand gegenüber Veränderungen, Zusammenbruch bei Misserfolgen, Zurückhaltung, wenn es darum geht, unser Herz zu öffnen. Ich habe mehr als nur ein paarmal mit diesen Seelentornados Tango getanzt – ich tanze immer noch –, also werde ich in jedem Kapitel meine eigene Geschichte erzählen und was ich daraus lernte; wie ich meine

Lektionen nutzte, um anderen über die gleichen schwierigen Punkte hinwegzuhelfen, und wie du sie jetzt sofort anwenden kannst.

Ich habe diese Lektionen um das herum aufgebaut, was ich den *Spirituellen Fokus* und den *Körperlichen Fokus* nenne. Das sind keine schnellen Binsenweisheiten und hübsche Stellungen (denn wie Sun Bear, einer der Ältesten des Washington-Reservats, zu sagen pflegte: »Wenn kein Mais drauf wächst, ist's keinen Scheißdreck wert.«) Es sind spezielle spirituelle und körperliche Übungen, die jeder ausführen kann, solange er dazu bereit ist, an sich zu arbeiten.

Ich habe meine Geschichte meinen Schülern erzählt, und ich erzähle sie hier in diesem Buch, denn, obwohl sich die Einzelheiten unterscheiden, sind die meisten von uns auf der Suche nach derselben Sache: nämlich nicht nur nach Heilung, sondern nach einer Verbindung zu etwas Höherem als zu uns selbst. Ich nenne es Spirit. Da ich nun von der Süße meiner Verbindung zum Spirit gekostet habe, möchte ich ihn verkörpern, seinen Weg gehen und dir zeigen, wie auch du das tun kannst. Dafür musst du die seit Langem verborgenen Erfahrungen in deinem Körper freilegen und spüren, damit die Traumata aufgearbeitet werden können. Das beinhaltet auch, solche Entscheidungen nochmals zu überprüfen, die wir aus Angst und unserem Trauma heraus getroffen haben. Diese Arbeit kann uns helfen, unsere Erfahrungen zu verarbeiten und daraus Weisheit zu schöpfen. Unser Körper erzählt uns Geschichten, und er sagt uns immer die Wahrheit, wenn wir zuhören. Ich möchte dir helfen, dass du die Geschichte deines Körpers hörst und ihm dann beibringst, seine *Wahrheit auszusprechen.*

Ich unterrichte meinen individuellen, einzigartigen Stil von Yoga – viel wichtiger aber ist mir, zu vermitteln, wie man dieses kritische Bewusstsein nutzen kann, das mit Yoga auf eine Weise einhergeht, die Heilung für Körper und Geist bringt. Diese Form von heilendem Bewusstsein hilft letztlich den Menschen, Kontrolle und Macht über ihr Leben zu erlangen – um dann, was vielleicht sogar das Allerwichtigste ist, ihr Leben so gestalten zu können, wie sie es leben möchten. Ich hoffe, dass dieses Buch dir nicht nur dabei helfen wird, dich zu heilen, sondern auch zu erkennen, was dich erfüllt und was dich bereichert. Ich hoffe, dass es dir helfen wird, dein eigenes Band zu reparieren, und dass es dich lehrt, auch anderen von deinem inneren Ort der Fülle zu geben.

Nach der Tradition der Ureinwohner Nordamerikas, von der ich so viel an Weisheit und Inspiration erhielt, bezieht sich *Beauty*, die Schönheit, auf eine sehr spezielle Wahrnehmung der Welt durch anmutige Balance und Harmonie. *To walk in Beauty*, seinen Weg in Schönheit zu gehen, ist eine der Regeln, um sein Leben richtig zu leben. Ich glaube, dass wir alle die Verantwortung haben und in der Lage sind, den Weg zu gehen, den uns unser Spirit vorgibt. Das ist es, was *Walking in Beauty* bedeutet. Wenn du das für dich in deinem Leben willst, kannst du lernen, deinem Spirit zuzuhören – und du kannst dich aufmachen, deinen Weg der *Schönheit* zu gehen.

May we all walk in Beauty,
Ana Tiger Forrest

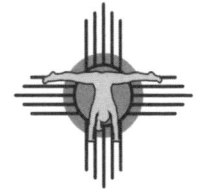

1

VERFOLGE DIE ANGST:
VOM OPFER ZUM JÄGER

MAN HAT MIR ERZÄHLT, dass ich verkrüppelt geboren wurde, ein merkwürdig aussehendes Kind, meine Füße und die linke Seite meines Körpers verdreht. Die Familienüberlieferung besagt, der Arzt habe meiner Mutter mitgeteilt, dass sie mir alle Knochen auf der linken Seite des Körpers brechen und mich dann in einen Ganzkörpergips legen müssten. Glücklicherweise hatten wir einen Verwandten, der Chiropraktiker war, was in den Fünfzigern in etwa so war, als hätte man einen Hexenmeister in der Familie. Er sagte meiner Mutter: »Ihre Knochen sind weich, du kannst sie auseinanderziehen.«

Meine früheste Kindheitserinnerung sind die Hände meiner Mutter, die durch die Stäbe meines Gitterbetts langten, und das Entsetzen und der Schmerz, wenn sie immer wieder meine Füße und Beine hin und her verdrehte. Was immer sie mir auch im Gitterbett antat, war vermutlich der Versuch, die Anweisungen unseres Verwandten zu befolgen. Es muss funktioniert haben; das nächste Mal, als mich meine Mutter zum Kinderarzt brachte, war vom Knochenbrechen und Ganzkörpergips keine Rede mehr. Ohne auch nur auf irgendwelche Aufzeichnungen oder in die Akte zu schauen, wies der Arzt sie ab: »Sehen Sie, ich habe Ihnen gesagt, dass sie zurechtkommen wird.«

Ich kam vielleicht zurecht, aber wiederhergestellt war ich noch lange nicht. Ich krabbelte als kleines Kind so viel wie möglich herum, weil das Gehen so anstrengend war und ich dabei so komisch aussah. Als ich fünf oder sechs Jahre alt war, zwang mich meine Mutter dazu, schwere orthopädische Schuhe zu tragen, die an der Innenseite mit Stahlstützen versehen waren, was das Gehen noch schwieriger machte. Jeden Tag sollte ich auf einem Poster entlanggehen, das sie auf dem Boden ausgebreitet hatte. Dieses Poster war mit gepunkteten Fußabdrücken versehen, wo ich drauftreten sollte, eine Art übler Twist. Die Stahlstützen verursachten Blasen und Schwielen an meinen Füßen, und durch die tägliche Therapie bluteten sie. Gott, wie ich diese Schuhe hasste! Einmal versuchte ich, sie im Kamin zu verbrennen, aber diese verdammten Stahlstützen wollten einfach nicht brennen. Das brachte mir eine Ohrfeige von meiner Mutter ein.

Das war nichts Neues. Unser Zuhause war ein schrecklicher Ort, wo ich mich nie sicher fühlte. Von außen muss unser Leben ganz normal gewirkt haben. Wir lebten in einem eigenen ziemlich neuen Haus in einer Wohnsiedlung in Kalifornien. Es hatte vier Schlafzimmer und zwei Badezimmer für fünf Personen: meine Mutter, meinen Papa, meinen älteren Bruder, meine Schwester und mich. Im Inneren jedoch war es die Hölle. Mein Vater war schon vor Langem in ein separates Schlafzimmer umgezogen. Im Haus war es immer schmutzig, und es roch widerlich; verkrustetes Geschirr, das sich in der Spüle stapelte, überall Ameisen, eingetrockneter Katzenkot in den Ecken und unter den Sofas. Mein krankhaft fettleibiger Bruder hortete Essen, vor allem nachdem ein Schloss an der Kühlschranktür befestigt wurde. Also kamen auch aus seinem Zimmer merkwürdige Gerüche.

Meine Mutter, die ebenfalls fettleibig war, schlug mich immer aus irgendeinem Grund. Sie konnte sich von einem Moment zum anderen von einer hilflosen, wimmernden Hypochonderin in eine gewalttätige, außer Kontrolle geratene Tyrannin verwandeln. Die kleinste Ungehorsamkeit – oder manchmal auch überhaupt nichts – brachte sie zum Toben, was oft darin ausartete, dass sie mich schlug und mir an den Kragen ging. »Satansbrut«, nannte sie mich, oder »böse Brut«, oder »gottverfluchtes Kind«, schrie sie mich an.

Sie ging auch bei meinem Bruder in die Luft. Ich kann mich nicht daran erinnern, ob sie meine Schwester jemals im Visier hatte. Aber ihre bevorzugte Zielscheibe war ich. Ich weiß nicht, warum. Vielleicht hatte es sie ausgelaugt, meine irren Füße und Beine in Ordnung zu bringen, und sie hatte die Nase voll von mir. Vielleicht war sie nur erschöpft und frustriert, Mutter von drei kleinen Kindern zu sein. Vielleicht war sie einfach nur verrückt. Ich wusste nur, dass ich, wann immer ich auch zu Hause war, Angst vor ihr hatte. Sie war die Tochter eines Schmieds und hatte eine wahnsinnige Schlagkraft.

Am Anfang flehte ich sie an aufzuhören, aber nach ein paar Jahren hörte ich auf zu protestieren, hörte sogar auf zu weinen. Ich weigerte mich, ihr die Genugtuung zu verschaffen, dass ich gebrochen war. Ich entdeckte auch eine Methode, wie ich mich vor ihren Wutausbrüchen schützen konnte. Jedes Mal, wenn meine Mutter einen Wutanfall bekam, lief ich zum Schrank in meinem Zimmer, zog mich auf ein hohes Regal hinauf und versteckte mich zitternd hinter Kleidung und Schachteln. Dort im Dunkeln schloss ich die Augen und … verschwand einfach. Ich hörte sie, wie sie in meinem Zimmer hin und her raste, meine Kleidung und Schuhe beiseitewarf, hinter Möbel guckte. Ich war nur etwa einen Meter von ihr entfernt, doch sie entdeckte nie mein Versteck. Ich fand irgendwie heraus, wie ich meine Lebenskraft ausschalten konnte, sodass sie mich nicht aufspüren konnte. Es funktionierte jedes Mal.

Die Schule bot genug Sicherheit – in der Klasse. Aber dorthin zu gelangen und wieder nach Hause war ein Albtraum. Ein kleinwüchsiges, blasses, kränklich aussehendes Kind mit blau geschlagenen Augen und komisch aussehenden, klobigen Schuhen – es war klar, dass ich in der Schusslinie stand. Die Kinder kreisten mich ein und warfen mir seltsame Namen an den Kopf, wie »Judenhure mit Niggersocken«. (Ich hatte keine Ahnung, wo sie das herhatten oder was es bedeutete.) Die schlimmste Tyrannin war meine Nachbarin. Ich hätte ihr nicht aus dem Weg gehen können; wir wohnten in einer Sackgasse, und ich musste an ihrem Haus vorbeigehen, um zur Schule zu kommen. Eines Tages zerrte sie mich in den Hinterhof, hob ein Brett auf, das mit Nägeln beschlagen war, schwang es in Richtung meines Kopfes und lachte, während mich ihr knurrender Deutscher Schäferhund mit fletschenden Zähnen bedrohte.

Meine wachen Stunden verbrachte ich in Angst, aber auch der Schlaf war keine Erleichterung. Das war die Zeit, in der mich Haie und andere Schattenmonster verfolgten. Die Menschen sagen, dass man in seinen Träumen nicht sterben kann, doch ich starb Tausende Tode, von Haien und Dämonen in Stücke zerrissen, langsam von

Steinen zermalmt, von Tsunamis überrollt und ertrunken. Immer wenn mich endlich der Schlaf übermannte, lag ich wie auf mein Bett genagelt da, wie gelähmt von den entsetzlichen Horrorerscheinungen. Am nächsten Tag wachte ich mit Schmerzen auf, voller blauer Flecken, manchmal mit reißenden Schmerzen in meinen Eingeweiden und meinem Hintern. Der Schmerz kam so plötzlich, mit solcher Heftigkeit, dass ich nach Luft schnappen musste. Manchmal zwang ich mich, tagelang wach zu bleiben, statt mich solch grausamen Träumen zu ergeben.

Aber ich war ein kreatives Kind, und als ich ungefähr vier Jahre alt war, fand ich eine Möglichkeit, wie ich mich vor dieser ständigen Angst betäuben konnte: mit der Plünderung des Likörschranks. Ich erinnere mich, wie ich auf meinen mickrigen Beinen dorthin gelangte. Ich schlich mich in die Küche und hockte mich neben den Schrank. Ich schraubte die Verschlüsse auf und stahl Schlucke aus den karamellbraunen Flaschen, die voll waren mit etwas, das ekelhaft süß war; dann gab es noch den hübschen smaragdgrünen Likör, die durchsichtigen Flaschen mit dem Zeug, das beim Hinunterschlucken nur so brannte, die eckigen Flaschen mit dem roten Wachssiegel und der süßen gelblichen Flüssigkeit. Es war nicht so, dass es mir wirklich schmeckte; ich mochte das merkwürdig brennende Gefühl auf meiner Zunge, das Gefühl, aus meinem Körper herauszuschweben. Ich mochte daran, dass es meine dreckige Realität sehr schnell veränderte. Die Angst war zwar noch da, aber sie war nicht mehr so stark.

Dann, ungefähr zwei Jahre später, fand ich endlich einen sicheren Zufluchtsort, ein Schlupfloch fernab von dem Grauen zu Hause und den Qualen der Tyrannen aus der Nachbarschaft: einen Pferdestall. Soweit ich mich erinnern kann, bin ich mit einem Draht zu Pferden gesegnet. Man hat mir erzählt, dass ich zu einer Parade mitgenommen wurde, als ich ein Jahr alt war, und dort hatte ich mein erstes Pferd gesehen. Ich soll darauf gezeigt und gesagt haben: »Will haben.« Ich war etwa sechs, als meine Mutter begann, mich zu einem Mietstall zu bringen, der ein paar Kilometer von zu Hause entfernt war. Ich bin mir nicht einmal sicher, warum sie mich dorthin brachte, wahrscheinlich nur, um mich loszuwerden.

Schon sehr bald wurde dieser heruntergekommene Mietstall, *Azusa Canyon Stables*, mein echtes Zuhause. Es war kein schicker Ort, nur ein Haufen Pferde, die man mieten konnte, und ein paar Bretterverschläge. Der Eigentümer, ein versiffter, beeindruckender griechischer Jude namens Nick Angelakos, war allerdings ein echt verrückter Mann. In jüngeren Jahren war er im Zirkus mit seinen Pferden durch Feuerringe gesprungen oder über eine alte Karre voll grinsender Fahrgäste. Er hatte überall in seinem Büro eingerahmte Fotos von seinen Zirkuseskapaden hängen, und ich konnte nicht aufhören, sie anzustarren. Nick war ziemlich furchtlos, und er duldete keine Angst, weder bei Tieren noch bei Kindern. Ich war mindestens einen Kopf kleiner und fünf oder sechs Jahre jünger als all die anderen, die dort arbeiteten, aber er muss etwas in mir gesehen haben, was ich in mir noch nicht sehen konnte. Schon bald hatten wir eine Abmachung: Ich würde im Stall aushelfen, und er würde mir das Reiten beibringen. Die folgenden sechs Jahre tat ich alles, um bei den Pferden sein zu können: Ställe ausmisten, Reitgruppen führen und schließlich Pferde trainieren.

Bei der Arbeit mit diesen Pferden lernte ich sehr viel über den Umgang mit meinen Ängsten. Pferde sind alles andere als sanfte Wesen, sie schikanieren einander und sie schikanieren Menschen. Sie traten mir immer wieder auf die Füße, und ich wurde immer wieder von ihnen umgestoßen oder getreten. Da ich solch ein mickriger Wicht war, musste ich wirklich lernen, wie ich diese riesigen Tiere dazu bringen konnte, aufzupassen, und ihnen zu vermitteln: »Ich mag zwar klein sein, aber ihr solltet besser kapieren, dass ich hier bin.« Wenn sie sich aufbäumten oder versuchten, mich zu treten oder zu beißen, weigerte ich mich, mich einschüchtern zu lassen. Stattdessen starrte ich sie nieder, machte meinen winzigen Körper so groß wie möglich, hielt meine Stimme tief und bestimmt: »Oh nein, das tust du nicht. Du kommst jetzt mit mir.« Ich wurde zwar zigmal beinahe zertrampelt, aber die Angst davor, zertrampelt zu werden, hörte auf. Größe hat nichts damit zu tun, sich gegenüber jemandem zu behaupten. Ich begann damit, meine Macht zu entwickeln.

Ich erinnere mich an den Moment, in dem ich genau wusste, dass ich mein Verhältnis zur Angst verändert hatte. Meine Mutter und ich trugen ein schweres Möbelstück aus Holz den Hausflur entlang, als ich mein Ende versehentlich fallen ließ. »Satansbrut!«, schrie sie mich an. »Du Teufel!« Sie hob ihren Arm, um ihrer üblichen Routine nachzugehen. Aber zu diesem Zeitpunkt war ich fast zwölf und von der Arbeit im Stall viel stärker. Ich hatte oft genug mit einer halben Tonne Pferdetemperament zu tun, sodass ich mir dachte: *Das ist bloß ein Zweibeiner, und noch dazu ein fetter.* An jenem Tag hob ich meine Hand und stoppte ihre Hammerschmiedfaust mitten im Schwung. Es gab keine Worte, nur uns beide, wie wir uns direkt in die Augen starrten, und die Erkenntnis: Das war's. Die Angst hatte mich losgelassen und sie infiziert. Ich glaube, sie war genauso überrascht wie ich. Sie wehrte sich einen Moment lang und ließ dann ihren Arm fallen. Nach diesem Tag ließ sie mich mehr oder weniger in Ruhe.

Das war ein Wendepunkt für mich. Ich lernte, meine Haltung umzukehren – statt vor meiner Angst davonzulaufen, drehte ich mich um, verfolgte sie und machte sie zu meiner Verbündeten. Auf dem Schulhof forderte ich meine härteste Gegnerin heraus, ihr Bestes zu versuchen. Ich schrie sie vor ihrer versammelten Bande an: »Los, schlag mich!«, und brachte sie so dazu, nach und nach klein beizugeben. Ich weiß nicht, ob sie Angst hatte oder nur verwirrt war, aber von da an hielt sie sich von mir fern.

Ich war fertig damit, in Angst zu leben. Ich schwor mir, nie mehr das Opfer zu sein, sondern mich umzudrehen, meiner Angst zu begegnen und sie zu verfolgen. Seitdem lebe ich das genau so.

ANGSTTRAINING

Ich begann, absichtlich Dinge zu tun, die mir schreckliche Angst bereiteten; ich nannte es Angsttraining. Als Teenager hatte ich Angst davor, draußen in der Wüste zu sein; es war so trocken dort, man war den Elementen so völlig ausgeliefert. Also fuhr ich nach Hesperia in der Mojave-Wüste in Südkalifornien, um dort meinen ersten Job als Pferdetrainerin ganz allein zu machen. Nachdem ich dort angekommen war, fühlte ich mich, als ob ich auf die unbelebte Mondoberfläche geknallt wäre: brütende Hitze und kein Wasser. Allmählich lernte ich, mich in der Hitze so zu bewegen, wie man einen Fluss durchwaten würde – beweglich, fließend. Ich entdeckte unglaublich viel Schönheit und Leben in der Wüste; es war nur subtiler, als ich es gewohnt war. Du musst genauer hinsehen, aber dann siehst du Hasen, Mäuse, Klapperschlangen, Bussarde, Falken und all das Viehzeug, das in der Wüste lebt. Ich begann den Pulsschlag der Wüste zu spüren; wie nach einem Wolkenbruch ein Blumenteppich das Land bedecken kann und dann, drei Tage später, Samen über die trockene Erde rollen. Die sehr kurze Lebensdauer dieser Blumen trägt zu diesem überwältigenden Eindruck bei. Ich begann, das zu lieben, was ich zuvor gefürchtet hatte.

Ein paar Jahre später, ich war Anfang zwanzig und lebte oben im *Santa Barbara Forest*, beschloss ich, meine Höhenangst anzugehen. Ich setzte mich auf diesen winzigen Felsvorsprung hoch über einem Fluss voller Felsbrocken. Ich stand dort mindestens sechs oder sieben Meter über dem Wasser, starr vor Schreck, und wartete darauf, dass die Angst verging. Aber sie verschwand nicht – also sprang ich trotzdem. Ich kletterte den Felsvorsprung hoch und sprang fünf- oder sechsmal hinunter, obwohl mein Herz heftig in meiner Brust pochte. Ich erkannte, dass die Angst nicht verschwinden würde. Doch das Erstarren aufgrund meiner Angst verschwand.

Manchmal zögerte ich. Ich hatte dieses Muster in meinem Kopf: *Wenn ich nur lange genug hier stehen würde, würde die Angst verschwinden, und ich würde springen und angstfrei sein.* Das passierte aber nicht. Stattdessen fand ich heraus, wie ich mich nicht von meiner Angst aufhalten lasse. Ich versuchte, meine Angst zu stillen, indem ich mich setzte und tief atmete, aber das war nicht wirklich sehr hilfreich. Nach einer Weile kletterte ich ganz nach oben und sprang sofort hinunter, sodass die Angst keine Zeit hatte, sich aufzubauen, sich die Erstarrung nicht verstärken konnte und all die verborgenen Schauergeschichten in meinem Kopf nicht hochkommen konnten. Ich wartete nicht darauf, die Angst zu nähren. Ich nahm einfach einen tiefen Atemzug, atmete aus und sprang. Die Angst war zwar da, aber sie war nicht unkontrollierbar. Ich hatte geglaubt, um das zu tun, wovor ich Angst hatte, müsste ich mich zuerst von dieser

Angst befreien. Aber es stellte sich heraus, dass das nur eine fixe Idee, aber nicht die Wahrheit war. Du musst etwas zweihundert Mal tun, bevor sich die Angst auflöst. Hast du noch immer vor etwas Angst? Dann mach es einfach noch einmal. Mach es noch einmal. Und noch einmal.

Vielleicht konnte ich nicht alle meine Ängste verbannen, aber ich traf die Entscheidung, dass ich ihnen nicht die Macht gebe, mein Leben zu beherrschen.

SICH FÜR DEN WEG DES TAPFEREN ENTSCHEIDEN

Es braucht sehr viel Mut, seine Angst zu erforschen. Mut ist nicht der abgestumpfte, hartherzige Gleichmut à la Clint Eastwood, an den wir gewöhnt sind, sondern es ist das Wagnis, unsere Gefühle mit Scharfblick und Intelligenz zu erfahren – selbst wenn es ein schmerzhaftes Erwachen erfordert. Gehe den Weg des Tapferen: Habe den Mut, zu spüren, was genau in dir vorgeht, wenn du Angst hast, und reagiere dementsprechend darauf. Das erfordert Geduld.

Gehe den Weg des Tapferen *jetzt*, indem du dich entscheidest, dass du nie mehr Angst davor haben wirst, Angst zu haben. Betrachte deine Angst mit anderen Augen; sei dazu bereit, es gründlich sattzuhaben, dass du alles gründlich satthast. Ich hatte es auch gründlich satt, von jedem »gefressen« zu werden. Mittlerweile weigere ich mich: Nicht einmal einen kleinen Snack kannst du aus mir machen!

Deshalb möchte ich dir genau jetzt dabei helfen, deiner Angst zu begegnen, indem du *Forrest-Yoga*-Positionen nutzt, um diese Angst und ihre giftigen Überreste aus deinem Körper herauszuwaschen. Ich möchte, dass du die richtigen Techniken gut beherrschst, sodass *Forrest Yoga* für dich funktionieren kann.

SPIRITUELLER FOKUS:
ÜBUNGEN, UM DURCH DIE SPUKZONE ZU GEHEN

Ein englisches Sprichwort lautet: *When in fear, or in doubt, run in circles, scream, and shout.* (*Wenn du Angst oder Zweifel hast, lauf im Kreis und schreie und brülle.*)

Wir haben eine Menge innerer Reaktionen auf Angst. Wir verdrängen sie, wir leugnen sie, wir erstarren, flüchten vor ihr oder greifen an (Kampf-oder-Flucht-Syndrom). Aber es gibt andere Möglichkeiten, auf Angst zu reagieren.

Stell dir deine Angst als eine eigene Energie vor – wie eine Katze, die in die Ecke gedrängt wurde und einen Fauchanfall hat. Du könntest zu ihr hinübergehen, dich neben sie setzen und mit deiner Hüfte diese aufgeplusterte, angespannte Katze berühren – sofort wird sich eure Beziehung verändern. Die Katze würde zwar nicht ihr eigenes Wesen ändern, aber ihre Angstreaktion in Bezug auf das, weswegen sie gerade gefaucht hat. (Ich würde dir allerdings nicht raten, sie hochzuheben und zu knuddeln, solange sie sich nicht ein wenig beruhigt hat.) Diese Angst ist ein Teil von dir, der zu Tode verängstigt ist. Hock dich zu ihr runter und sprich ihr Mut zu – sie ist ein Teil von dir. Sie ist nicht etwas, was man unterdrücken oder ausgrenzen sollte. Deine Angst zu erforschen ist eine dermaßen verrückte Tätigkeit, dass es den verängstigten Teil in dir zu verändern beginnt.

Ändere dein Verhalten gegenüber der Angst. Hör auf, dich abzustumpfen. Spüre sie auf und lerne und entwickle dich weiter. Hier sind meine fünf Schritte, um dein Verhältnis zur Angst zu verändern:

1. Erkenne die Angst

2. Dreh dich um, jage sie, pirsch dich an

3. Hör auf, angstbasierte Entscheidungen zu treffen

4. Finde Heilung in der Angst

5. Kuschle dich an deine Angst an

ERKENNE DIE ANGST

Wovor genau hast du Angst, und woher stammt diese Angst? Mach dich an die Arbeit, sie zu erforschen. Angst hat immer einen Ursprung. Immer. Menschen mit Angststörungen mögen vielleicht widersprechen, aber es stimmt trotzdem; sie wissen nur noch nicht, was die Ursache dafür ist. Sobald du die Quelle deiner Angst festgestellt hast, kannst du anfangen, dich ihr zu stellen.

Ich hatte eine Freundin, die Angst vor einer Fressattacke hatte und fürchtete, die Kontrolle zu verlieren. Sie ertappte sich dabei, wie sie die Kalorien eines einzigen M&M's gegoogelt hat. »Ich habe Angst vor einem M&M«, erzählte sie mir. »Ich komme mir so blöd vor, aber ich habe diese Angst, dass ich die Kontrolle verliere, wenn ich eines esse.« »Was würde dann passieren?«, fragte ich sie. »Ich würde die ganze Packung aufessen«, antwortete sie. »Und was würde dann passieren?« »Ich würde das Versprechen brechen, das ich mir und meiner Freundin gegeben habe; wir machen zusammen eine Diät.« Letzten Endes war meine Freundin so besorgt, dass sie eine wertvolle Freundschaft aufs Spiel setzen könnte; das wäre ein schmerzhafter Verrat. Hinter diesen Ängsten steckten jedoch andere Ängste und selbstzerstörerische Gedanken: *Ich werde nie abnehmen. Ich bin eine Bekloppte, die nicht einmal Kontrolle über ein kleines M&M hat.* Und tief hinter diesen Ängsten verborgen lag ihre Hauptangst: *Wenn ich nicht schlank und sexy bin, bin ich nichts wert. Ich bin nicht liebenswert, bin nutzlos; man wird mich fallen lassen.* Vom eigenen Stamm ausgeschlossen zu werden kann gehörig Angst machen. Was also nach einer Angst vor Fressattacken aussah, war in Wirklichkeit viel komplexer. Als meine Freundin das erkannt hatte, konnte sie an ihrem Gefühl, wertlos zu sein, zu arbeiten beginnen.

Unser Körper archiviert unsere Lebenserfahrungen und erzählt uns oft Geschichten über unsere tiefsten Ängste. Als Dr. Timothy McCall in eine meiner Yogastunden kam, stellte ich sofort fest, dass er einen merkwürdig gekrümmten Rücken hatte. Er war wie ein Komma nach vorne gebogen. Woher kam *das* denn? Ich ließ ihn einfach nur atmen und in einer Vorwärtsbeuge bleiben, und plötzlich

erinnerte er sich daran, wie er als kleiner Junge auf einen Baum ge-
klettert und dann heruntergefallen und auf seinem Kopf, Nacken
und oberen Rücken gelandet war. Er hatte sich wirklich verletzt.
Seine Familie flippte aus – *Oh mein Gott, er hätte sich das Genick brechen können, sein Leben lang gelähmt sein!* Da war also dieser kleine
Junge, verletzt, geschockt und hilflos, und seine Eltern luden ihre
panische Angst auf ihm ab. All diese lieb gemeinte Sorge versetzt mit
panischer Angst führte dazu, dass sein Körper vornüberknickte und
diesen physiologischen Stempel erhielt. Er verschlimmerte es noch,
saß er doch sein Leben lang vor dem Computer und schrieb nach
vorne gebeugt zu viele Bücher. Sein Körper wickelte sich um die Erfahrung und ließ nicht mehr los, bis er in meine Stunde kam, wo ich
ihm helfen konnte, sich wieder herauszuwickeln. Es befreite seinen
oberen Rücken, und sein Körper konnte sich seitdem grundlegend
verändern.

Obwohl ich als Teenager und junge Erwachsene so viel Zeit damit
zubrachte, an meinen Ängsten zu arbeiten, und obwohl ich mich auf
meine schreckliche Erziehung als Ursache herausreden konnte, verbrachte ich viele Jahre damit, mich ängstlich, wütend, verrückt, unkontrolliert zu fühlen – und ich verstand nicht wirklich, warum. Ich
hatte nur das Gefühl, dass ich nie an den Kern der Dinge gelangt war.
Und dann, eines Tages, befand ich mich in der Delfin-Position, den
Hintern hoch in der Luft, und plötzlich wurde ich nicht nur in der
Erinnerung von Händen geschüttelt, die mich an der Hüfte und den
Oberschenkeln packten, um brutal vergewaltigt zu werden, sondern
auch von realen schmerzhaften Empfindungen. Plötzlich drängten
all diese furchtbaren Erinnerungsfetzen an die Oberfläche – die
ganze Zeit über war ich mit heftigen Schmerzen und blauen Flecken
rund um meine Genitalien und meinen Hintern aufgewacht und
hatte mich wie zugedröhnt und benebelt gefühlt. Das war nicht das
erste Mal, dass ich den Verdacht hegte, als kleines Mädchen sexuell
missbraucht worden zu sein, aber es war der Moment, in dem ich die
Entscheidung traf, vom Opfer zur Jägerin zu werden.

Ich begann nach Luft zu schnappen, zitterte unkontrolliert und
erstarrte, aber ich dachte: *Zum Teufel, nein, ich werde diesen Kin-
derschänder aus meinem Körper jagen!* Ich tobte durch mein Becken

und den Darm, auf der Suche nach jedem kleinsten Überrest von Angst – durch Hüftgelenke, Blutgefäße. Ich konnte die Angst riechen, schmecken, ihr säuerliches Brennen fühlen. Jedes Mal, wenn ich zu einem schmerzvollen Punkt in meinem Körper kam, atmete ich und füllte ihn mit meiner Essenz, trieb ihn durch schieren *Willen* ins Leben zurück. Wie ich in einem späteren Kapitel erörtern werde, habe ich sehr viele Jahre Therapie gebraucht, um den körperlichen und sexuellen Missbrauch, dem ich ausgesetzt war, zu verarbeiten, und ich will die damit einhergehende harte emotionale, physische, psychologische und spirituelle Arbeit sicher nicht kleinreden, aber es war meine Entscheidung an jenem Tag auf der Matte, mich von der Opferrolle zu lösen und zur Jägerin zu werden, die mir den Mut gab, diese Reise auf mich zu nehmen.

Als ich schließlich den Ausgangspunkt meines Missbrauchs zurückverfolgte, verstand ich plötzlich, warum ich mich immer so verstört und verrückt gefühlt hatte. Wenn du erst einmal die Angst bis zu ihrem Ursprung zurückverfolgst, kannst du anfangen, dich damit auszusöhnen. Du wirst zwangsläufig feststellen, dass deine Angst toben wird, wenn du sie jagst – mach weiter; du bist auf dem richtigen Weg! Wenn du irgendeine Form von Missbrauch oder andere Traumata erlitten hast, arbeite bitte mit einem Therapeuten oder einem anderen vertrauenswürdigen Experten, sobald du dich auf diese Reise begibst.

DREH DICH UM, JAGE SIE, PIRSCH DICH AN

Wenn du dir noch immer nicht sicher bist, was deine Angst auslöst, ist es an der Zeit, auf die Jagd zu gehen. Angst ist ein Zeichen. Sei wachsam! Werde aufmerksam! Es ist noch nicht allzu lange her, dass uns andere Menschen oder Beutetiere gejagt haben. Das bedeutet, dass du handeln musst. Du kannst nicht einfach nur dasitzen und deine Probleme wegmeditieren. Viele Meditierende werden meine Schüler, da ihr Missbrauch oder ihre Wut nicht einfach durch Meditation allein verschwindet. Allerdings lehrt sie dich, ruhig zu werden. Also werde ruhig und geh jetzt auf die Jagd.

Verfolge deine Ängste so, wie du ein Tier verfolgen würdest. Du bemerkst vielleicht zuerst etwas aufgeworfene Erde, die du als Spur deutest, einen kleinen Biss und Kratzspuren an den Bäumen, ein winziges Büschel Fell, das an einem Busch hängen geblieben ist, ein kleines Häufchen Kot. Das alles sind Zeichen. Wenn du nah genug herankommst, wirst du den Moschus des Hirsches riechen oder dieses merkwürdige Geräusch hören, wenn er mit seinen Hufen auf die Erde schlägt, um dich abzuschrecken. Die Angst wird das Gleiche tun. Sobald du dich ihr näherst, wird sie irgendetwas tun, um dich abzuschrecken, dich in Furcht und Panik zu versetzen. Sie wird alles tun, um dein Herz wild zum Schlagen zu bringen, dich diesen stinkenden Angstschweiß verströmen zu lassen, dein Adrenalin hochzupumpen oder dich diesen widerlichen Geschmack im Mund wahrnehmen zu lassen – all das sind Zeichen, dass du dicht an die Sache herangekommen bist. Jedes Mal, wenn du mit einer neuen Welle der Angst konfrontiert bist, ist das ein nützliches Zeichen; es bringt dich dorthin, wo es deiner größten Aufmerksamkeit bedarf. Das erfordert Mut! Mach so lange weiter, bis du das einkreist, was die Angst auslöst. Im Laufe dieses Prozesses wirst du gewaltige Entdeckungen über dich selbst machen – ein unglaublicher Schatz.

Manchmal basieren unsere Ängste auf vergangenen Erlebnissen oder darauf, was rund um diese Ereignisse passiert ist. Lass die Erfahrung nicht unberücksichtigt, die deine gegenwärtige Angst verursacht, aber erkenne, dass es nur eine der vorhandenen Erfahrungen ist. Manchmal wird unsere Angst durch eine Ähnlichkeit mit etwas ausgelöst, was die Angst zuerst verursacht hat, wie zum Beispiel eine Liebesbeziehung, die ein böses Ende nahm. Also redest du dir ein: *Ich kann nicht mehr lieben, denn es würde mich umbringen.* Diese Angst mag vielleicht nur eine deiner Geschichten sein.

Wenn du die Angst in dir selbst jagst, gehst du nicht dorthin, um zu töten. Einige der großartigsten Jäger sind Fotografen, weil sie dicht herankommen müssen, um das Bild zu bekommen. Man muss sich verstohlen heranschleichen oder getarnt sein – das erfordert stundenlange Geduld. Dann gewinnst du einen Einblick in dich; was verursacht diese Spur? Sobald du zur Quelle deiner Angst kommst, beginnt die wirkliche Arbeit. Nur weil du den Hirsch siehst, heißt das nicht, dass du ein Abendessen oder das perfekte Foto hast. Du bist nur bereit für den nächsten Schritt: Und jetzt?

Dann kommt der Prozess, die Einsicht zu entwirren. Frage dich: *Woher kommt das in meinem Leben?* Verfolge die Zeit zurück. Du musst vielleicht weitere Fragen stellen, um haargenau festzustellen, was da vor sich geht – und wieder musst du mit einem Therapeuten arbeiten, um tief gehende Arbeit zu leisten. Du wirst nicht immer eine Antwort bekommen – tada, hier ist sie! –, sondern du wirst des Öfteren feststellen, wie ein Erlebnis aus der Vergangenheit deine Angst archiviert hat.

Ich war Ende der Siebzigerjahre in Nordkalifornien und raste eine Bergstraße entlang, eine gewundene Strecke entlang eines steilen Abhangs. Ich protzte mit meinem Porsche 914 vor einem potenziellen Liebhaber, war unerschrocken und abenteuerlustig und leichtsinnig. Plötzlich kam ich auf eine rutschige Stelle, geriet ins Schleudern und fuhr das Auto mit Karacho in den Berghang. Wir waren knapp davor, von der Klippe abzustürzen. Ich hatte das Auto, meinen Freund und mich im wahrsten Sinne des Wortes an die Wand gefahren – kleines Trauma, aber großes Drama. Im Nu stockte diese höchst leichtsinnige, überschwängliche Energie und verwandelte sich in Angst, Schmach und Schuldgefühl — ich hatte diesen Mann in Gefahr gebracht, weil ich so dumm war. Ich wurde mürrisch.

Später in diesem Jahr befand ich mich auf dem Beifahrersitz im Auto eines Mannes, mit dem ich zusammenlebte. Wir fuhren bei strömendem Regen wieder eine nasse Bergstraße hinunter. Meine Füße stiegen so fest auf eine imaginäre Bremse auf der Beifahrerseite, dass sich mein ganzer Körper voller Angst anspannte. *Worum geht's hier?*, fragte ich mich. *Na klar, mein Autounfall. Mann. Nasse Straße. Zu schnell fahren.* »Fahr langsamer«, sagte ich diesem Mann. »Ich habe wirklich Angst.« Aber als ich diese Angst dann jagte, musste ich erkennen, dass es überhaupt nicht um den Autounfall ging. Es ging mehr um das Verlangen nach diesen höchst überschwänglichen, leichtsinnigen Empfindungen, die ich in dieser anderen Beziehung hatte und die alle mit diesem Unfall verflochten waren. Ich brauchte einige Jagdausflüge, bis ich erkannte, was wirklich abging. Ich vermisste das *Vergnügen* dieser anderen Beziehung, diese Aufregung und Ausgelassenheit, was mir in der jetzigen Beziehung fehlte. Das größte Geschenk für das Durchhalten der Jagd war, dass ich meine verlorene Lebensfreude wiedererlangte.

HÖR AUF, ANGSTBASIERTE ENTSCHEIDUNGEN ZU TREFFEN

Sobald du deine Angst ausgemacht hast, schau dir an, wie sie deine Lebensqualität mindert. Wie sehr verletzt es dich, wenn du aus Angst handelst? Wenn du das herausfindest, bist du offener dafür, andere Entscheidungen zu treffen.

Zum Beispiel habe ich mit vielen Frauen gearbeitet, die in sich selbst verleugnenden Beziehungen bleiben, weil sie Angst davor haben, finanziell auf sich allein gestellt zu sein. Sie sind zu dem geworden, was ich als Opferhuren bezeichne – jemand, der zu viel gibt und auch nicht davonkommt, ohne alles gegeben zu haben, und dessen Belohnung für die Freigiebigkeit ist, bis aufs Mark ausgesaugt zu werden. Diese Frauen sabotieren ihre eigenen Chancen auf erfüllendere Beziehungen, weil sie Angst davor haben, ihren eigenen Weg zu gehen.

Meist stammt unsere Angst von Auslösern, die sich in einer früheren unangenehmen Situation entwickelt haben. Ich habe einen Aspekt in mir, den ich die »Feuerwehrfrau« nenne – all ihre Auslöser haben sich während intensiver schrecklicher Situationen entwickelt. Befinde ich mich in einer Situation, die intensiv, aber nicht furchteinflößend ist – vielleicht habe ich einen Streit mit einem Freund oder ich bin besorgt um die Gesundheit von jemandem –, dann taucht die Feuerwehrfrau auf und überschwemmt mich mit Angst oder Wut oder irgendeinem anderen eindringlichen Gefühl. Wenn ich aus dieser angsterfüllten oder überängstlichen Situation heraus reagiere, treffe ich in 99 Prozent aller Fälle fürchterliche Entscheidungen.

Den Weg des Tapferen zu gehen bedeutet, angstbasierten Entscheidungen abzuschwören.

Wenn du mit dem arbeitest, was ich als das »Herz eines Kriegers« bezeichne, dann stell dich erst mal mit beiden Füßen auf den Boden, wenn du diese Energie aufkommen fühlst; nimm dir einen Moment Zeit, um die Signale anzuschauen, die du dir selbst sendest, und dann frage dich: *Was ist die heilsamste Reaktion, eine, die mich zu einer Lösung bringen wird, auf die ich stolz sein kann?* Wenn ich aus Angst handle, schlage ich wie wild um mich. Am meisten verwirrt bin ich, wenn ich mit Menschen zu tun habe, die ich sehr, sehr liebe; ich werde vom Gefühl weggeschwemmt und vergesse dabei, dass es einen Weg gibt, den ich hier gerade zu gehen habe. Andererseits möchte ich die Feuerwehrfrau nicht töten oder in einen feuersicheren Raum sperren; ich möchte, dass sie Widerstandsfähigkeit und Scharfblick entwickelt. Ich weiß, die Alarmglocken läuten; was ist die heilsamste, hilfreichste Maßnahme, insbesondere in einer heiklen Situation wie einem Streit? Um zu einer heilsamen Lösung zu gelangen, triff deine Entscheidungen und fälle deine Urteile auf der Basis weiser Einschätzungen erst dann, wenn du sie mit Kopf, Herz, Bauch und Becken geprüft hast – deinen Chakren, den Weisheits- und Informationszentren, die deinem endokrinen System entsprechen.

Einige von uns verstecken ihre Ängste hinter noblen Ausreden, sodass wir nicht sehen, wie sie uns behindern. Ich hatte mal eine Klientin, die Bankerin war. Ihr geheimer, leidenschaftlicher Wunsch war, Malerin zu sein, aber sie wählte den sicheren Beruf, um ihre Familie zu unterstützen und die Angst zu vermeiden, eine hungernde Künstlerin zu sein. Ich ließ sie eine Zeit lang in die Camel-Position gehen. Das war eine absolut unbequeme Position für sie und brachte viele Ängste hervor: *Ich kann das nicht. Ich habe Angst.* Es dauerte lange, bis sie ihren Herzenswunsch »Ich möchte Malerin sein« aussprechen konnte. Sie nannte mir erst mal viele Gründe, warum sie es nicht sein konnte. Das kaufte ich ihr nicht ab. »Zeichne oder male mir bis nächste Woche ein Bild und wage es ja nicht, die Stunde abzusagen.« Sie brachte mir ein wirklich gutes, detailgetreues Bild. Es war das erste Mal, dass sie etwas gezeichnet hatte, seit sie sich von der Kunst abgewandt hatte. Der Akt des Zeichnens brachte schmerzliche und dramatische Erkenntnisse an die Oberfläche. Sie musste erkennen, dass sie sich von ihrem Herzenswunsch und der Sehnsucht ihres Spirits abgewandt hatte. Schließlich fragte sie sich: *Wie wäre es, wenn ich einmal pro Woche in die Waschküche gehe und zwanzig Minuten male?* Sie begann, im Familienurlaub Kunstkurse zu belegen, und kam somit den Bedürfnissen ihrer Familie sowie ihren eigenen als Künstlerin nach. Ihr gelangen zunächst kleine Durchbrüche, aber bald hatte ihre alte Programmierung sie wieder im Griff, und sie wurde krank. Aber je mehr sie sich mit ihrer Angst anfreundete, umso gesünder wurde sie wieder, und umso öfter kam ihr Spirit zurück.

FINDE HEILUNG IN DER ANGST

Sobald du deinem Drachen erst einmal gegenübergestanden hast, ist deine nächste Aufgabe, dich mit ihm zu verbünden. Bring das Biest nicht um, du Idiot, denn es stellt deine Macht dar! Das ist die archetypische Suche des Helden: Du wirst den Drachen und Dämonen begegnen und sie bekämpfen und bekämpfen und bekämpfen, bis du schließlich den Schatz bekommst. Dann gehst du unwiderruflich verändert aus dieser Suche hervor, mit dem Schatz als einem Teil von dir. Jedes Mal, wenn du deine Angst verfolgst und dich für das Leben statt die Verleugnung entscheidest, gewinnst du die Teile, die von dir abgetrennt waren, zurück.

Wenn du schließlich an den Punkt gelangst, an dem die Angst ihre Quelle hat – *ich trauere immer noch diesem Traum oder dieser Hoffnung hinterher; ich habe immer noch Angst wegen dieses Unfalls* –, kannst du die Entscheidung eines Helden treffen, um in diesem Moment einen heilsamen Schritt zu tun. Dieser heilsame Schritt mag vielleicht sehr klein sein; vielleicht entscheidest du dich nur dazu, einen tiefen Atemzug zu nehmen, oder dagegen, dich mit diesem Stück Käsekuchen zu betäuben, oder eine Massage zu buchen, statt dich mit einer Stunde im Fitnessklub zu bestrafen, oder ein Nickerchen zu machen, weil dein Körper nach Schlaf ruft. Aber jeder kleine Schritt bringt dich näher an dein Ziel der Heilung.

Die Entscheidung des Helden besteht darin, den Befehlen der Angst nicht zu gehorchen. Deine Angst sagt dir vielleicht, dass du wegrennen sollst, aber tu es nicht. Du kannst 25-mal gegen die Wand der Angst rennen. Wenn du 24-mal weggelaufen bist, heißt das nicht, dass du versagt hast – wenn du dich ihr nur einmal entgegenstellst, hast du es geschafft.

Ich hatte eine Zeit lang wiederkehrende Albträume. Wenn ich mich in einer wirklich großen Veränderung in meinem Leben befand, träumte ich oft vom Tyrannosaurus Rex. Was kann fürchterlicher sein als etwas so Schnelles, so Großes, mit so vielen Zähnen? Der Tyrannosaurus Rex wütete durch ein kleines Dorf (ich habe kein Problem damit, die Zeitalter zu vermischen), so schnell, dass man ihn kaum verfolgen konnte, wobei er Köpfe abbiss und unglückselige Menschen aus dem Weg fegte. Manchmal lief ich davon, manchmal blickte ich auf das Gemetzel hinunter und war traurig, dass ich den Bewohnern in meinem Dorf nicht helfen konnte. Ich wachte auf und schrieb jedes Detail meines Traumes auf – die Schmach, das Schuldgefühl. Dieses Aufschreiben half mir, diese Konditionierung aufzubrechen, die sich in mein Wachleben übertrug: Angst zu bekommen und nicht zu handeln, sondern mich in Scham- oder Schuldgefühlen zu suhlen. Aber meine Träume wollten, dass ich eine bessere Entscheidung treffe.

Dann begann ich, einen anderen Tyrannosaurus-Rex-Traum zu haben. Er stampfte zwischen den Bäumen hinter mir her, als ich plötzlich geerdet und ruhig war und rief: »Halt!« Er blieb stehen. Das war merkwürdig. Dann kam er wieder näher. »Nein, halt!«, befahl ich ihm. Er blieb stehen. Dann begann ich mit ihm zu spielen, ging unter seinen Beinen durch, kitzelte ihn am Bauch und seinen Eiern (mein Humor ist schon manchmal schräg). Ich verbündete mich mit diesem Drachen. Die Angst war zwar noch riesig, aber dennoch konnte ich herausfinden, wie ich mich mit ihm verbinden konnte. Alle Legenden besagen: »Töte den Drachen«, aber es waren die Drachen, die die ersten Worte gesprochen hatten, die Hüter der ältesten Magie, mit dem längsten Gedächtnis – warum solltest du sie töten, nur weil sie mächtiger und größer sind als du? Du kannst auch anders reagieren. Habe ich den Tyrannosaurus jemals gezähmt? Nein, aber ich begann, ein ungewöhnliches Bündnis mit ihm einzugehen.

Also wie verbündest du dich mit deiner Angst? Wie begegnest du dem Monster und kitzelst es am Bauch? Aufgrund meiner Vergangenheit war eine meiner größten Ängste, ein Krüppel zu sein. Wie sich herausstellte, lag die Lösung direkt auf der Hand. Meine Angst sagte mir, *wenn ich verkrüppelt bin, sollte ich sterben. Ich bin nichts wert.* Dann fing ich an nachzudenken: *Ich habe einen echt guten Verstand – er ist gut beim Lösen von Problemen.* Was könnte ich sonst noch tun, um ein wertvoller Mensch zu sein, der anderen hilft? Mein erster heilsamer Schritt war, die Antwort auf diese Frage zu finden.

Ich begann eine Ausbildung zur Therapeutin. Man kann auch ohne Beine ein Heiler sein. Meine Angst veränderte sich radikal, weil ich etwas anderes gefunden hatte, was ich tun konnte und was äußerst befriedigend war – Energiearbeit, Hände auflegen. Ich fand die Therapietechniken ausgesprochen faszinierend. Yoga hat seine *Asanas* oder Positionen. Und so auch die Psyche; die Therapie hat mir auch diese Asanas beigebracht. Ich begann mit Dingen zu arbeiten, die mich früher verunsichert hatten – warum zum Beispiel Menschen plötzlich in Tränen ausbrechen, wenn ich sie lange Zeit in einer Position lasse. Dort liegt die Wurzel der Heilung. Bei meiner Arbeit mit Pferden hatte ich bereits begriffen, dass schmerzhafte Erfahrungen, die sich in meinem Muskelgewebe abgelagert hatten, wieder an die Oberfläche kommen können. Wenn ein Pferd Angst beim Sprung über ein bestimmtes Hindernis gehabt und sich dabei schlimm verletzt hatte, beginnt es schon zu hinken, sobald es diesen besonderen Sprung auch nur kommen sieht, verdreht die Augen und wirft den Kopf zurück. Pferde sind so intelligent, dass sie ihre eigenen Neurosen entwickeln können. (Kommt dir das irgendwie bekannt vor?)

Ich hatte große Angst davor, fettleibig oder ein Krüppel zu werden, aber meine größte Angst war, wie meine Mutter zu werden: ein Monster. Der Weg zur Heilerin war eine revolutionäre Möglichkeit, diese Ängste zu nutzen. Als Therapeutin in Ausbildung konnte ich als Katalysator für die Befreiung von Ängsten im Körper anderer Menschen fungieren, aber zuerst musste ich mit meinen eigenen fertigwerden. Der Therapeut, bei dem ich lernte, war fettleibig – verkrüppelt auf seine Art und Weise. Er war aber auch brillant, mit dem Talent, der Fähigkeit und der Bereitschaft, mit mir zu arbeiten und mir durch die Aufarbeitung meines Missbrauchs zu helfen. Aufgrund seiner Betreuung und seiner Kompetenz war ich in der Lage, über meinen anfänglichen Ekel und meine Abscheu hinsichtlich seiner Fettleibigkeit hinwegzusehen – die negative Konditionierung, die von der Beziehung zu meiner Mutter stammte. Meine Angst begann ihren klammernden Griff etwas zu lösen. Das machte mich frei dafür, selbst sowohl dreister und gleichzeitig mitfühlender zu unterrichten. Ich lernte, wie ich nach innen gehen konnte, um die gewohnheitsmäßige innere Reaktion auf etwas zu spüren, was mir Angst machte – und dann innezuhalten und zu schauen, was noch da drin war. Dann musste ich eine kreative Lösung finden, die mir das Gefühl gab, wertvoll zu sein, und die mich faszinieren konnte.

Sobald du eine Lösung findest, um dich mit deiner Angst zu verbünden – mit ihr zu interagieren und zu taktieren –, gib dir selbst eine anständige Probezeit, um zu sehen, ob es funktioniert. Kannst du von dieser Angst fasziniert sein und akzeptieren, dass sie einmal einen Zweck hatte?

KUSCHLE DICH AN DEINE ANGST AN

Ich empfehle dir, ein Angsttagebuch zu führen, um dich an deine Angst anzukuscheln. Ein Tagebuch hilft dir, deiner Angst eine Stimme zu geben; du lässt sie sprechen, bis sie sich entladen hat. Ein Angsttagebuch lehrt dich, deine Angst zu untersuchen, was sich grundlegend von unserer natürlichen Neigung unterscheidet, wie verrückt davonzurennen.

Schreib jedes Mal auf, wenn du auf eine Angst triffst, egal, ob groß oder klein. Wann ist sie aufgetaucht? Was hat sie ausgelöst? Was hast du gefühlt? Wie hast du darauf reagiert? Welchen heilenden Schritt hast du unternommen? Welche Lösung funktioniert eventuell besser? Je öfter du deine Ängste aufspürst und sie aufschreibst, umso besser kannst du dich darauf konzentrieren, was funktioniert und was nicht.

Wie oft verdreht deine Angst deine Reaktion auf das Leben? Ein Tagebuch zu führen hilft dir, Klarheit über deine Angst zu bekommen und selektive Erinnerungen zu vermeiden. Manchmal erkenne ich meine eigene Angst nicht sofort, aber wenn ich die wahren Empfindungen aufschreibe – metallischer Geschmack im Mund, übel riechender Schweiß, feuchte Hände –, bin ich in der Lage zu sagen: »Oh, das ist Angst.« Das nächste Mal, wenn sie auftaucht, kann ich nachlesen, was ich damals gefühlt habe. Meine Angst ist hinterlistig; sie lässt mich vergessen, was sie ausgelöst hat. Es aufzuschreiben macht es offensichtlich – *Oh, als diese Person diese Worte gesagt hatte, erstarrte ich, weil ich Angst bekam und zornig wurde.* Also halte ich inne, nehme ein paar tiefe Atemzüge, und dann bin ich in der Lage, stattdessen von einer Position der *Wahrheit* heraus zu reagieren.

Die Angst mancher Menschen ist offensichtlicher. Stell dir vor, du kommst in eine meiner Stunden und sagst mir: »Ich habe Angst, in den Handstand zu gehen, weil ich umfallen und mir mein Rückgrat brechen könnte.« Ein beängstigender Gedanke – da ist etwas Wahres dran. Dann passiert noch etwas Beängstigendes: Jemand bietet dir Hilfe an, oder du musst um Hilfe bitten. Angenommen, du akzeptierst die Hilfe der Lehrerin, und sie wappnet sich für jede Art Angsttanz von dir – einknickende Arme, die Beine werden zu Gummi – aber egal, was passiert, sie hält dich, und du kannst den Handstand erleben. Das ist ein Erfolg! Du wirst ein vollkommen anderes Gefühl in deinem Körper erleben, eine völlig andere chemische Reaktion.

Nimm am Ende der Stunde dein Tagebuch heraus und schreib alles auf – wie schwierig es für dich war, um Hilfe zu bitten oder Hilfe anzunehmen. Jedes kleine Detail, das du aufspüren konntest. Vielleicht hattest du einen Hoffnungsschimmer. Was ist in dir passiert? Was ist um dich herum passiert? Hast du einen Fuß hochgeschwungen und bist wieder heruntergeplumpst? Als du heruntergekommen bist, was hat sich verändert? Worin liegt der Erfolg? Manchmal besteht dieser Erfolg nicht in einer vollen Ladung Glückshormone oder einer enormen Erleuchtung, aber es wird in die Richtung gehen: *Ich habe es getan und ich habe mich nicht verletzt.* Oder: *Ich habe es getan und ich habe um Hilfe gebeten, und es war eine vertrau-*

enswürdige Person, und ich habe mich nicht verletzt. Oder: *Ich habe meine Nachbarin gebeten, mir Hilfestellung zu leisten, und sie war klein, nicht stark, und wusste nicht, wie sie mir helfen sollte, und das war ein Fehler.*

Ob du dich im Yoga energisch antreibst oder mit einer Angst bei deiner Arbeit, bei einer Verabredung, auf einer Party oder in deiner Ehe konfrontiert wirst, – sobald du anfängst, die Dinge in deinem Angsttagebuch aufzuschreiben, wirst du die Erfolge erkennen. Durch die Erforschung deiner Angst veränderst du dein Verhältnis zu ihr, und du beginnst den aufregenden, fantastischen Durchbruch zur Freiheit.

KÖRPERLICHER FOKUS:
YOGAPOSITIONEN, UM ANGST ANZUGEHEN,
ZU VERARBEITEN UND AUFZULÖSEN

Angst hat den wesentlichen Zweck, uns zu schützen. Sie lebt in unserem Zellgewebe und sagt uns, wann wir weglaufen, kämpfen oder stillhalten sollen. Es ist unsere Aufgabe zu lernen, wie wir sie für uns nutzen können.

Unsere Emotionen hinterlassen chemische Spuren, und außer Kontrolle geratene Angst sondert chemische Stoffe ab, die es anderen Jägern einfach macht, uns zu finden. Angst hat einen sehr typischen Geruch. Die meisten Tiere können sie riechen, ich auch. Unsere Vorfahren verbrannten diese chemischen Stresssubstanzen bei Kampf-oder-Flucht-Reaktionen, aber heute sind wir in einem fortdauernden Erstarrungszustand und setzen diese Substanzen nie vollkommen frei. Die Angst fordert einen großen Tribut von unserem Leben. Die chemischen Prozesse, die durch Angst ausgelöst werden, können physische und emotionale Rückstände hinterlassen, die zu chronischen Gesundheitsproblemen und, wenn sie nicht professionell behandelt werden, sogar zu bizarren Verhaltensmustern wie posttraumatischen Belastungsstörungen führen können.

Steckst du in einem Langzeitmuster angstbasierter Reaktionen, ist es, als ob du Gift durch deinen Organismus pumpst. Adrenalin ist an und für sich nichts Schlimmes, aber ohne Ventil wirkt es wie Batteriesäure im Körper. Es braucht eine Zeit, einen besseren Weg zu erlernen, aber letztlich ist es deine Entscheidung: Lebe mit der Angst und den Gesundheitsproblemen, die sie verursacht, oder geh auf die Jagd. Was klingt für dich besser? Nimm deinen Mut zusammen. Jage, was dich krank oder traurig oder verrückt oder ängstlich macht, sodass du dich von dieser lähmenden Angst befreien kannst.

Bestimmte Yogapositionen helfen, Angst anzugehen, zu verarbeiten und aufzulösen. Umkehrstellungen – also mit dem Kopf nach unten – sind zum Beispiel besonders hilfreich. Wenn Menschen in eine Position gehen und mir sagen: »Ich habe Angst davor«, entgegne ich: »Großartig! Jetzt kann ich mit dir sicher arbeiten.« Ich nenne es eine *Angst-Asana*. Für manche ist es *Camel* oder *Pigeon*. Selbst *Lunges*, die *Ausfallschritte*, die intensive Aktivität im Oberschenkel auslösen, zapfen die tief sitzenden Emotionen von Menschen an. Der Schlüssel besteht darin, mit der Angst in der Position zu arbeiten.

Nutze diese Position, um dich an deine Angst heranzupirschen, sie zu jagen und hervorzulocken, sodass du sie aus deinem Zellgewebe herausspülen kannst. Wenn du dann aus der Position herauskommst, kannst du die Kraft nutzen und deinen eigenen persönlichen Tsunami erschaffen, spring mit beiden Füßen rein und rausche durch die Situation, die dich umklammert gehalten und vor Angst gelähmt hat.

DIE VIER BASICS VON FORREST YOGA

Bevor ich spezielle Positionen beschreibe, die deine Angst knacken können, möchte ich die vier *Basics*, Grundprinzipien, von *Forrest Yoga* vorstellen: *Tiefes Atmen, Gefühlen nachspüren, aktive Füße und Hände* sowie ein *entspannter Nacken*. Wenn du in eine *Forrest-Yoga*-Stunde kommst, wirst du sofort sehen, dass die Art, wie wir mit diesen vier Grundlagen arbeiten, sich von der typischen Yogastunde unterscheidet. Wenn du dich darin übst, auf diese neue Weise sowohl auf als auch abseits der Matte zu arbeiten, wird dies Wunder bewirken, sobald du von Angst ergriffen wirst oder erstarrst.

Tiefes Atmen

Atmen – das klingt so einfach, so automatisch. Aber Tatsache ist, dass wir den Atem anhalten, wenn wir Angst haben. Wir schnappen buchstäblich nach Luft. Wenn wir Angst haben, behalten wir keinen klaren Kopf, sind nicht in unserer Mitte. Tiefes Atmen wird deine physiologischen Reaktionen auf Angst verändern, da es frischen Sauerstoff in jede Zelle bringt. Du wirst in der Lage sein, klarer zu denken und Situationen zu beurteilen, ohne vor Angst gelähmt, geblendet oder betäubt zu sein. Richtiges Atmen hilft dir, Schmerzen loszuwerden, lässt dich erstrahlen und verschafft dir ein besseres Denkvermögen. Klingt das verlockend? Du musst nur die automatischste Gewohnheit deines Lebens verändern – deine Atmung.

Ich lernte durch Zufall atmen, als ich ein Teenager war. Ich kam zu einer Freundin in einem Pflegezentrum für wild lebende Tiere auf Besuch, und sie begrüßte mich in Begleitung eines Wolfs an der Leine. Ich hatte wirklich Angst vor diesem Wolf. Er war riesig, mit einem völlig wilden Blick in seinen Augen, die zu fragen schienen: *Bist du mein Mittagessen?* Ein Blick und ich hatte – von Angst überwältigt – zu atmen aufgehört. Dann schlenderte ich umher und kam zu einem wirklich großen Käfig mit einem Tiger darin. Ich hatte niemals zuvor einen echten Tiger gesehen, obwohl ich von ihnen geträumt hatte, seit ich denken kann. Ich verbrachte viel Zeit bei diesem Tiger. Und dann machte ich etwas wirklich Dummes.

Ich schlich mich an den Käfig heran und begann, diesen Tiger zu streicheln. Schon bald kraulte ich ihn unter seinem Kinn und Hals, und er drückte seinen suppentopfgroßen Kopf in meine Hand, bis sie auf den Boden gedrückt war, seine Augen schlossen sich, seine Ohren zuckten leicht, und seine Tigerzähne schauten an der Seite heraus. Er schnurrte. Ich hatte gelesen, dass Großkatzen nicht schnurren. Ich beobachtete diesen Tiger, jedes Zucken seines Schwanzes, das Ein- und Ausfahren seiner Krallen in seinen gigantischen samtigen Pranken. Als diese Katze atmete, dehnte sich ihr gesamter Brustkorb seitlich aus und zog sich wieder zusammen. Aus einem genialen, mir unbekannten Grund begann ich, wie dieser Tiger zu atmen – wenn ich meine Träume von Macht hatte, war ich ein Tiger. Es war erstaunlich. Meine Angst verschwand; ich wurde von Energie durchflutet. Diese Großkatze lehrte mich, wie man richtig atmet, also kann ich das jetzt auch dir beibringen.

Fang damit an, dass du dich gerade hinstellst, Füße parallel und hüftbreit auseinander. Zieh nun dein Steißbein nach unten. Hast du jemals bemerkt, dass du deinen Beckenraum nicht mehr spüren kannst, wenn du Angst hast? Dein Steißbein nach unten zu ziehen regt deine Gesäßmuskulatur an, was wiederum das Becken aktiviert und deine Wirbelsäule verlängert, sodass du eine bessere Durchblutung in Gehirn und Rückenmark erzielst. Dieses wiederum verschafft dir mehr Energie und hilft dir, dich in deiner Wurzelkraft zu verankern. Unsere ersten zwei Chakren oder Energiezentren – die Flammen unserer Lebenskraft – befinden sich genau da unten im Becken.

Jetzt zieh vom Nabel abwärts die unteren Bauchmuskeln nach innen. Sie sind träger; sie sollten den unteren Rücken stützen, tun es aber meist nicht. Deshalb müssen wir es ihnen beibringen. Die Aktivierung dieser unteren Bauchmuskeln stärkt und stimuliert auch unsere Eingeweide.

Atme jetzt tief ein, wobei du deine Rippen zur Seite weitest. Beim Ausatmen zieh den Bauch nach innen und bewege das Schambein Richtung Nabel, sodass dein Steißbein nach unten Richtung Fersen zieht und deine Gesäßmuskeln dabei helfen, die Beckenknochen in diese neue Position zu bringen. Ja, du musst lernen, deinen Arsch einzusetzen, um dein Steißbein nach unten zu ziehen, was den Rücken entlastet. Da wir eine sitzende Gesellschaft sind, entsteht dort sehr viel Druck, vor allem im unteren Rücken, was zu Rückenschmerzen, Ischiasproblemen, Trägheit und verminderter Darmtätigkeit führt.

Wenn du dein Steißbein nach unten schiebst und deinen Bauch einziehst, löst das Angstmomente auf, indem du die Energie zwingst, sich auf anderen Wegen durch deinen Körper zu bewegen. Außerdem wird auch die Kraft in deinen Gesäßmuskeln und Beinen genutzt.

Als Nächstes hebe deinen Brustkorb. Anders gesagt, hebe deine Rippen aus der Taille, dem unteren Rücken und dem Zwerchfell heraus nach oben, um ihnen mehr Raum zu geben, was bedeutet, dass du tiefere Atemzüge nehmen kannst, die dir Ausdauer verschaffen und dein Energielevel steigern.

Arbeite jetzt daran, deinen Brustkorb zu weiten. Das ist am einfachsten, wenn du die Hände links und rechts auf deinen Brustkorb legst, die ganze Luft ausatmest und spürst, wie sich die Rippen zusammenziehen. Jetzt atme ganz langsam und bewusst durch die Nase ein und fühle, wie sich die Rippen beim Ausdehnen gegen deine Hände drücken. Statt nach unten in deinen Bauch oder nach oben in deine Brust zu atmen, atme *nach außen*! Fühle die Ausweitung deiner Rippen beim Einatmen und das Zusammenziehen beim Ausatmen. Spüre in dich hinein, um so viele Rippen wie möglich auszubreiten.

Es braucht viel Übung, um bewusst und aufmerksam bei deinem Atem zu bleiben. Später werde ich dir beibringen, wie du diese Praxis durch die *Ujjayi*-Atmung vertiefst.

Gefühlen nachspüren

Wir sind ziemlich taub in unseren Körpern geworden. Wir sind sehr hart arbeitende Denker, haben aber die Weisheit verloren, die wir durch unseren Körper erlangen können. Damit haben wir uns von den meisten unserer Chakren, unseren Informationszentren, abgeschnitten. Um diese Weisheit wiederherzustellen, müssen wir unser Gehirn auf höhere Weise nutzen. Doch das Denken ist nicht das einzige Werkzeug, das wir zur Wiederherstellung unserer Weisheit haben. Wir haben auch Gefühle, Signale, die uns etwas sagen wollen. Wir müssen lernen, wie wir die Empfindungen in unserem Körper deuten können.

Auf welche Weise spürst du deinen Gefühlen nach? Es gibt zwei Hauptkomponenten: intuitiv und emotional. Der Träger ist das *Windpferd*, dein Atem. *Pigeon* (siehe Seite 54 für ein Beispiel einer

Pigeon-Position) ist eine großartige Position, um das zu lernen. In *Pigeon* (der Taube) fühlen wir uns für gewöhnlich in unseren Hüften und Beinen angespannt.

Um deinen Gefühlen nachzuspüren, beginne, in den unteren Rücken zu atmen. Atme ein und schicke deinen Atem in den unteren Rücken, sodass sich die Rückenmuskeln nach außen ausbreiten. Selbst die winzigste Bewegung bedeutet, dass du auf dem richtigen Weg bist. Entspanne dich beim Ausatmen.

Mach ein paar Atemzüge in der Position, um deine Verbindung zum Fühlen zu verstärken. Jetzt geh beim Einatmen mit deinen tiefen Atemzügen nach unten in den Bereich, wo du die Dehnung spürst. Halte für einen Moment deinen Atem an, spanne deine Gesäß- und Beinmuskeln an, atme dann wieder aus und lass diese Muskeln wieder los. Spanne nun diese Muskeln noch einmal an und lass locker. Spürst du es? So fühlt sich die intuitive Empfindung von Loslassen an. Bleib mit dem Gefühl für deinen Atem in Verbindung, bewege deinen unteren Rücken und spüre, wie ein Teil von dir in dieser Position gedehnt wird. Atme ein, und zwar immer weiter nach unten, sodass der Atem über den unteren Rücken bis in das Becken reicht. Halte deinen Atem an, spanne deine Beckenmuskeln an, atme aus und lass locker. Entspanne mit der Ausatmung bewusst die angespannten Stellen.

Atme auf diese Weise weiter. Sei aufmerksam, wie die Empfindung zu pulsieren und sich zu verändern beginnt. Und an diesem Punkt kann auch die emotionale Komponente hinzukommen. Atme tief nach unten, während du die Wellen der Emotion aufkommen und durch dich hindurchströmen lässt. Eine solche emotionale Lösung kann sich durch ein Zittern, Angst, Tränen, Wut oder durch das Verlangen zeigen, dass du aufstehen und dich aus dem Staub machen möchtest. Sei neugierig, was sich in diesem Teil von dir befindet.

Wenn sich das intuitive Gefühl verändert, bleib ruhig. Bleib dran, dich mit deinem intuitiven und deinem emotionalen Gefühl zu verbinden. Lauf nicht weg! Gib dir die Erlaubnis, diese Emotion zu spüren. Atme weiter in die Dehnung und entspanne mit jeder Ausatmung eine Schicht nach der anderen. Sei mutig genug, zu spüren, was da feststeckt, und lass es raus. Das befreit diesen Teil deines Körpers. Diese neue Freiheit ist großartig.

Aktive Füße und Hände

Wenn du in eine *Forrest-Yoga*-Stunde kommst, ist eines der ersten Dinge, die du sehen wirst, dass die Teilnehmer aktive Füße und Hände haben. Sie verteilen das Gewicht mehr auf den ganzen Fuß, indem sie möglichst viel des Fußballens und die ganze Ferse so fest wie es geht auf den Boden drücken und dann ihre Zehen so weit wie möglich vom Boden abheben und spreizen.

Immer wenn wir ängstlich werden, verspannen wir uns in der Brust, im Nacken und im Kiefer. Durch aktive Füße fließt die Energie in einige deiner größten Knochen und Muskeln und hilft dir so, geerdet und mit dem Boden verwurzelt zu sein. Es hilft dir auch, aufmerksamer zu werden, da du eine gewohnte Haltung durchbrichst. Wenn deine Füße aktiv sind, kannst du nicht abheben – es bedarf ständiger bewusster Willenskraft, sie so zu halten. Es wird niemals eine automatische Bewegung werden, du wirst also niemals teilnahmslos werden.

Aktive Füße sind sowohl auf als auch abseits der Matte wichtig. Die Füße aktiv zu halten ist besonders wichtig, wenn du am Schreibtisch sitzt, was es schwieriger macht, die Balance gleichmäßig auf deine Füße zu verteilen. Frauen, vor allem jene, die es gewöhnt sind, Schuhe mit hohen Absätzen zu tragen, haben anfangs mehr Probleme mit aktiven Füßen. Hohe Absätze quetschen die Zehen zusammen und bringen den Körper aus dem Gleichgewicht, da das Gewicht nach vorne verlagert wird. Das macht die Knöchel instabil, was weiter zu Anspannungen in den Waden, im Po und Rücken führt – und in der Folge auch im oberen Rücken und Nacken. Es ist eine wacklige, furchtbare Körperhaltung. Aktive Füße können übrigens auch helfen, Schmerzen eines Fersensporns, oft recht hartnäckige Beschwerden, zu mindern.

Wenn du mit aktiven Füßen arbeitest, fängst du an zu spüren, wie du durch dein Leben gehst. Dieses Level an Bewusstheit in deine

Schritte zu bringen hat unglaubliche Auswirkungen. Wenn du im wahrsten Sinne des Wortes durch eine Veränderung gehst – was für gewöhnlich eine äußerst unangenehme Zeit ist –, hast du nun die Möglichkeit, mit mehr Integrität und Würde zu gehen, auf eine Weise, die dich stolz macht. Anstatt zu Problemen beizutragen, wirst du sie jetzt effektiver lösen.

Mach dir dieses Verlangen, bewusst zu bleiben, wirklich schmackhaft, sodass du dich entfalten kannst. Entfaltung ist das Beste überhaupt, und es gibt kein höheres Gefühl als eine Erleuchtung.

Wir verwenden unsere Hände, um sie Menschen entgegenzustrecken oder diese wegzuschieben. Unsere Hände sind eng mit unserem Herz verbunden, folglich haben aktive Hände unmittelbare wunderbare Auswirkungen auf das Herz.

Das gilt insbesondere, wenn uns bewusst ist, dass wir, wenn wir jemandem unsere Hände reichen, ihm gleichzeitig unser Herz öffnen. Wenn du sie zur Tastatur ausstreckst, möchtest du sicher, dass das, was dabei herauskommt, von Bedeutung ist. Mach dir bewusst, wie du die Hände in deiner Umgebung, deinem Leben bewegst – was fassen sie an? Häufig teilen uns unsere Hände mit, wenn wir vor etwas zurückweichen – sie krümmen sich, ziehen sich zusammen, werden arthritisch oder kalt und schmerzen – alles Zeichen für schwache Durchblutung. Wir bringen buchstäblich nicht genug Energie durch sie hindurch. Und deshalb brauchen wir aktive Hände.

Bringe deine Handflächen auf den Boden oder die Matte. Breite die Handwurzelknochen so gut wie möglich auf dem Boden aus. Spanne die Haut und Muskeln straff über die Handinnenflächen. Spreize alle Finger, indem du die Daumen und kleinen Finger so weit wie möglich voneinander wegbewegst. Stell dir fünf Energielinien vor,

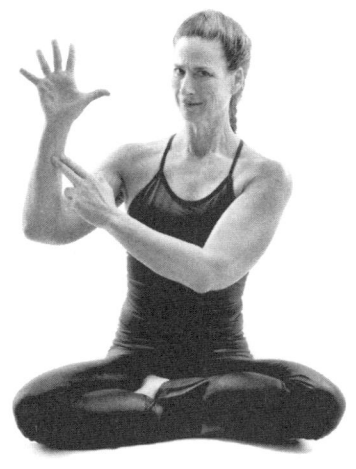

Aktive Hände und Füße

die aus deinen Fingerspitzen strömen, so als ob sie Licht ausstrahlen würden. Strecke jetzt die Fingerknochen von den Handgelenken weg. Das schafft Raum und stärkt die Knochen, Bänder, Sehnen und Muskeln der Hand und des Handgelenks. Vergewissere dich, dass der Mittelfinger gerade nach vorne zeigt.

Übe Druck über das Dreieck zwischen deinen Daumen und Zeigefingern aus. Wenn du deine Hände nach unten drückst, pass auf, dass du nicht zu viel Gewicht auf die Handwurzeln bringst. Drücke mehr mit dem oberen Teil der Handinnenfläche, dort, wo die Finger ansetzen; das hilft, die Handgelenke zu dehnen.

Drücke dich hoch, sodass die Energie und das Gewicht der Arme und des Körpers nicht auf den Handgelenken lasten. Es ist, als ob du auf deinen Händen gehen würdest und dich so wegdrückst, als würdest du Schritte machen.

Aktive Hände helfen mehr als nur bei einem Karpaltunnelsyndrom, das durch das Zusammenstauchen im Handgelenk und den Handknochen verursacht wird, also bei nahezu jedem Greifen. Ich arbeite mit einigen professionellen Golfspielern, die einen eisernen Griff an diesen Schlägern haben. Baseballspieler, Computerfreaks, die ihre Hände um die Maus wölben, Köche, die nach ihren Utensilien greifen – wir greifen alle so hart zu, dass wir unsere Hände kaputt machen; sie aktiv zu halten löst Schmerzen und bringt uns gleichzeitig bei, lockerer zuzugreifen.

Entspannter Nacken

Den Nacken zu entspannen ist enorm wichtig, um deine Reaktion auf Angst zu verändern.

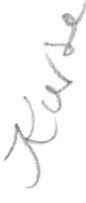

Stell dich gerade hin, Füße aktiv, nimm einen tiefen Atemzug und hebe und weite deinen Brustkorb. Atme aus.

Bewege nun dein rechtes Ohr zur rechten Schulter, aber lass die Schulter unten. Zieh den Kopf nicht mit Kraft nach unten – *entspanne* ihn. All ihr Kontrollfreaks und Perfektionisten, *bitte lest diese Zeile noch einmal:* Den Nacken *entspannen*, nicht ziehen! Spüre die Dehnung auf der linken Seite deines Nackens. Atme in die Dehnung, spüre nach, wie du den Nacken mit jedem Atemzug noch mehr entspannst. Mach drei bis fünf Atemzüge.

Leg dann die rechte Seite des Kopfes in die rechte Handinnenfläche, um dem Kopf wieder zur Mitte hochzuhelfen. Ja, ich weiß, du kannst mit deinem Nacken den Kopf hochheben – *aber mach es nicht.*

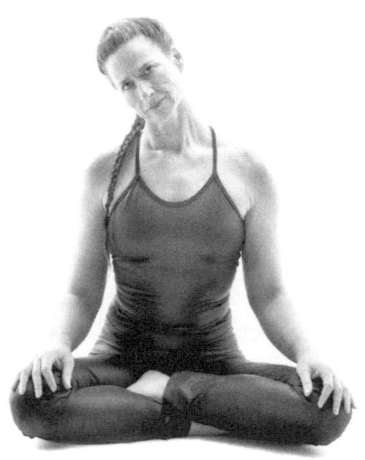

Entspannter Nacken

Wiederhole das Ganze nun auf der anderen Seite.

Diejenigen unter uns, die ein stressiges Leben führen, haben immer Verspannungen im Nacken und Kiefer. Dadurch werden Angstsignale durch den ganzen Körper gesendet, die ständig ein hohes Level an Aufregung verursachen, was unser Körper wiederum als Angst deutet. Diese ständige Angst führt zu Nebennierenstörungen, Erschöpfung, Reizbarkeit, Unkonzentriertheit, empfindlichem oder gereiztem Magen, Verstopfung oder Durchfall. Den Nacken zu entspannen hilft, die Umklammerung durch die Angst zu lockern, und sendet dem Nervensystem ein Signal der Lösung und Entspannung. Die Intelligenz unseres Gehirns kann jetzt mit der Weisheit des restlichen Körpers kommunizieren. Das Gehirn wird von Sauerstoff und Hirn-Rückenmarks-Flüssigkeit genährt, was bedeutet, dass ein entspannter Nacken es dir ermöglicht, überlegtere Entscheidungen zu treffen und nicht mehr aus Trägheit, Ängstlichkeit und Verwirrung heraus zu reagieren.

VORBEREITUNG AUF DIE POSITIONEN

Sobald du diese vier Grundprinzipien von *Forrest Yoga* erlernt hast, bist du bereit, bestimmte Positionen anzuwenden, um Ängste angehen und lösen zu können. Das braucht Zeit und Geduld. Einfach nur in eine Position zu gehen, ein Ziehen zu spüren und wieder herauszukommen, genügt nicht, dass sie sich aufbauen, einwirken und lösen können. Gib ihnen ein kleines Vorspiel, ein wenig Zeit. Bleib länger in der Yogaposition, denn das ist so, als würdest du einen Scheinwerfer auf die Spur deiner Angst richten. Wenn du sofort wieder herauskommst, hast du vielleicht einen kurzen Geistesblitz oder eine Eingebung gehabt. Viel eher aber wird das Gefühl abklingen und dich mit der Feststellung zurücklassen: »Das war schrecklich – das werde ich nicht noch mal machen«, obwohl du doch einfach nur bis zum Schluss hättest gehen müssen. Gib den Muskeln Zeit, sich zu entspannen, zu lösen.

Nächster Schritt: Sei bereit zu atmen und zu fühlen und stimuliere das Zellgewebe so, dass das alte festsitzende Zeug abfließen kann. Fünf Atemzüge sind nicht genug, auch wenn sie ganz nett sind. Nimm mindestens zehn Atemzüge. Verfolge die Empfindung: Wenn du einen Anflug von Hitze spürst oder das Gefühl hast, dass du schreien, zusammenbrechen oder weinen musst, sind all das Zeichen des Lösens. Nehmen wir an, du befindest dich in *Bridge*. Dein Hintern ist hoch oben in der Luft, deine Beine zittern, dein Schritt hat sich nach oben in Richtung Decke geschoben. Diese Position könnte nun eine Erinnerung in deinem Zellgewebe anzapfen. Eine Menge Angst kommt auf, wenn wir tief in die Oberschenkel gehen. Bemerkst du, wie deine Beine zu Gummi werden, wenn du wirklich Angst hast? Wir haben kein physisches Ventil für diese chemische Reaktion der Angst. Wenn wir uns also in *Bridge* befinden, beginnt die Position ungefähr beim zehnten Atemzug den Bereich zu stimulieren, in dem diese besondere Erfahrung eingelagert ist. Es ist sehr eigenartig – hier bist du also, auf deiner Yogamatte, und plötzlich bleibt dir vor Angst die Spucke weg. Solange du nicht in dieser Form des Aufspürens geübt bist, macht dies überhaupt keinen Sinn. Also bleib dran!

Vielleicht fühlt es sich an, als ob Lava durch deine Oberschenkel strömt, hinunter bis zu deinen Schienbeinen und durch die Füße. Wenn dieses Brennen anfängt, ist es beängstigend und intensiv. Mach dir klar: Das ist nichts Schlechtes, du wirst dich nicht verletzen. Es geht darum, dein Zellgewebe von der Vergangenheit zu reinigen. Sei bereit, das Aufwallen von Gefühlen entstehen zu lassen, um auf dieser Welle mitzureiten. Manchmal wirst du die Welle reiten, und dann musst du von ihr wieder herunter – sie ist zu intensiv. Das ist in Ordnung; du hast sie ein paar Sekunden geritten, das ist lobenswert. Das nächste Mal reitest du sie vielleicht vier Sekunden lang. Wenn diese Angst oder Wut oder andere Gefühle auftauchen, bist du auf dem richtigen Weg. Bleib noch ein paar Atemzüge dabei. Kannst du mit deiner Angst ein bisschen verhandeln? Kannst du zwei weitere Atemzüge nehmen und dabei wirklich präsent bleiben? Dein Ziel ist, vom Abmühen und Kämpfen wegzukommen.

Kämpfen ist das Dümmste, was wir tun können. Wir verlieren den Kontakt zu unserem tiefen Atem, wir vergessen all unser Potenzial, wir machen verzweifelte Bewegungen, die uns verletzen können, und dann geben wir auf – nichts davon ist für unser Vorwärtskommen hilfreich. Wenn deine Rückseite brennt, ist das in Ordnung, es handelt sich um keine Verletzung – es ist eine Energie, die darauf wartet, freigesetzt zu werden. Manchmal ist es Wut. Wenn unsere Kraft aufgehalten oder unterbrochen wurde, fühlen wir eine Wut darüber, dass unsere Grenzen überschritten wurden und unsere Kreativität durchkreuzt wurde. Dieser Zorn kann in den Oberschenkeln und im Becken gestoppt werden. Reite aus Liebe zu den Menschen, die dir etwas bedeuten, diese Wellen der Intensität so lange, bis sie sich aufbäumen und brechen – atme und lass sie los, bevor du die Matte verlässt. Wenn du zehn Atemzüge gebraucht hast, um diesen Gipfel der Intensität zu erreichen, wirst du vielleicht zehn weitere Atemzüge brauchen, um sie wieder loszulassen. Das ist sinnvoll genutzte Zeit.

Verfolge weiterhin die emotionalen Rückstände durch die Position. Sie wird dich schließlich zu der Geschichte in deinem Leben führen, in der du eine Reihe äußerst wichtiger Entscheidungen getroffen hast, die dich für immer beeinträchtigt haben, weil sie immer noch in deinem Zellgewebe festsitzen. Mit jeder verfolgten Emotion reinigst du eine kleine Schicht, aber du erforschst auch deine eigene Angstgrenze. Du verfolgst etwas Aufregendes, weil es dein Leben verändert hat – du weißt nur nicht, wie, solange du es nicht vollständig zurückverfolgt hast. Du fängst an, die Entscheidungen zu hinterfragen, die du damals getroffen hast. Du kannst dich dafür entscheiden, ab jetzt anders zu leben.

LUNGE

Wenn du in den *Lunge* (Ausfallschritt) gehst, hast du mit wichtigen Muskeln zu tun – den Quadrizepsen –, also dauert es eine Weile, bis die Position ihre Wirkung zeigt. Diese Position ist so simpel und geht doch so tief. Anatomisch ist sie unkompliziert, aber energetisch, physiologisch hat sie eine mächtige und einflussreiche Kraft.

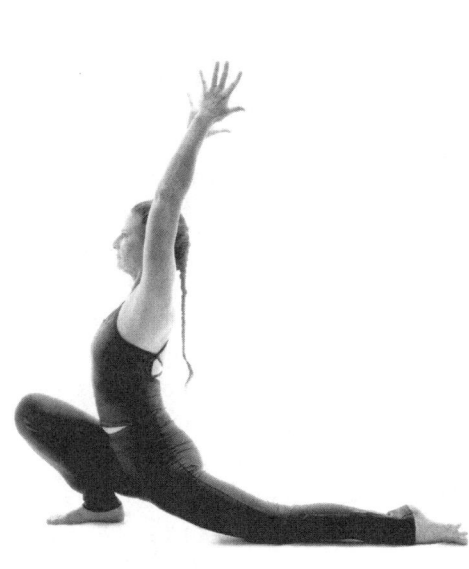

Lunge

Atme ein und mach mit dem linken Bein einen Schritt zurück in den *Lunge*. Senke die Hüften in Richtung der vorderen Ferse, indem du das Knie tief beugst. Halte die vordere Ferse flach am Boden und hebe die Rippen und Arme, dabei Hände und Füße aktiv halten. Spreize die Finger und zieh das Steißbein nach unten.

Nimm zehn tiefe Atemzüge und wechsle dann zur anderen Seite. Achte mal auf die Vitalität in den Beinen und im Becken, die sich echt gut anfühlt. Es ist viel einfacher, dich mit deiner Energie zu verbinden, nachdem du *Lunges* gemacht hast, da sie diese Barrieren, die deine Vitalität behindern, aus dem Weg räumt.

Wenn du Knieschmerzen hast, korrigiere die Position. Wenn dich das vordere Knie plagt, stell sicher, dass sich der Knöchel direkt unter dem Knie befindet. Wenn dich das hintere Knie drückt, leg etwas Weiches darunter.

CAMEL

Camel (das Kamel) ist eine gute Position, um sich von giftigen Überresten der Angst zu reinigen. Wenn wir Angst haben, verengt sich der Brustraum, und wir schirmen unser Herz ab, aber *Camel* kann dabei helfen, diesen Schutzschild wegzuschmelzen. Außerdem kräftigt es den Rücken, streckt die Bauchdecke und öffnet die Vorderseite des Beckens.

Um dich für Camel richtig aufzuwärmen, mach zuerst acht *Sun Salutations* (Sonnengrüße, siehe Seite 301).

Knie dich so hin, dass die Knie und Füße 5 bis 10 cm voneinander entfernt sind. Schiebe das Steißbein nach unten und verlängere die Wirbelsäule nach oben, um so den Druck aus dem unteren Rücken zu nehmen. Senke das Kinn nach vorne in Richtung Brust. Leg die Hände auf das Kreuzbein, und zwar mit den Daumen in Richtung Wirbelsäule und den Fingern an den Hüften. Atme ein und weite so den Brustkorb. Öffne dein Herz nach oben, während du die

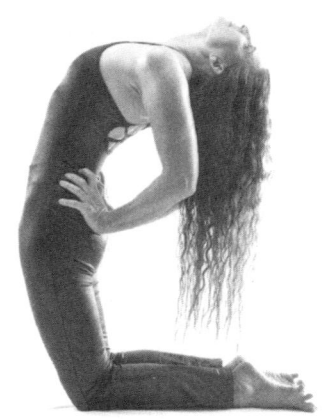

Camel

Gesäßmuskeln einsetzt, um das Becken nach vorne hochzukippen.

Falls du keine Nackenprobleme hast, wäre eine andere Möglichkeit, den Kopf nach hinten zu entspannen, um den Halsbereich zu öffnen – dadurch wird er zu einer sehr verwundbaren Position.

Drücke durch die Schienbeine nach unten, um dadurch Länge im Oberkörper zu gewinnen, und zieh das Brustbein nach oben, um so die Energie direkt durch das Herz fließen zu lassen. Schwimm auf dieser Welle der Intensität. Mach zehn Atemzüge. Je länger du in der Position bleibst, umso mehr bekommst du zurück.

Solltest du Rückenschmerzen verspüren, vergewissere dich, dass du das Schambein zum Nabel rollst, die Rippen hochziehst und dich so aus dem unteren Rücken heraus hochhebst. *Camel* ist ein echter Hammer für die Oberschenkelmuskeln. Ein Ziehen auf der Vorderseite der Oberschenkel ist okay, doch wenn du Schmerzen in den Knien spürst, stell sie etwas weiter auseinander.

Um aus der Position wieder herauszukommen, richte den Oberkörper vollständig auf, setz dich dann auf die Fersen, leg die Hände auf den unteren Rücken und atme auch dort hinein.

PIGEON

Pigeon (die Taube) ist ein wunderbares Mittel zur Beruhigung des Nervensystems. Wenn du etwas wirklich Erschreckendes erlebt hast – vielleicht einen bösen Sturz –, spült *Pigeon* deine Angst wie Regenwasser weg. Da sie die Hüften, das Kreuzbein und den unteren Rücken lockert und öffnet, eignet sich *Pigeon* hervorragend bei Hüftschmerzen und einer Verkürzung der hinteren Oberschenkelmuskeln. Am Abend eines anstrengenden Tages wirkt *Pigeon* entspannend. Folglich ist sie eine feine Position vor dem Schlafengehen, wenn man erst einmal damit vertraut ist. Sie wird dir helfen, dich zu entspannen und zu öffnen und abzuschalten.

Beginne mit der Position, indem du dich so hinsetzt, dass das linke Bein vorne liegt, wobei sich der linke Fuß bei der rechten Hüfte befindet und das rechte Bein nach hinten ausgestreckt ist. (Falls du schon Fortgeschrittener bist, kannst du das Schienbein parallel zum vorderen Ende der Matte bringen.)

Beuge dich über das vordere Schienbein, während du die Hüfte waagerecht hältst. Anfänger können die Unterarme mit den Ellbogen

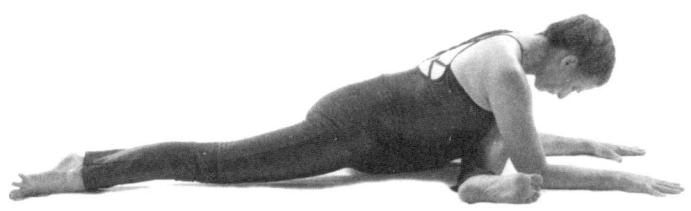

Pigeon

unter den Schultern auf dem Boden abstützen, Fortgeschrittenere können den Rumpf auf das vordere Bein legen. Zieh die Schultern weg von den Ohren. Strecke dich über das hintere Bein, indem du die Füße aktiv hältst. Atme in den unteren Rücken und die linke Hüfte. Halte die Position zehn Atemzüge lang und wiederhole sie dann auf der anderen Seite.

Da du hier mit sehr massiven Becken- und Oberschenkelmuskeln arbeitest, wird dir diese Öffnung möglicherweise einen netten Kick bescheren, der ziemlich aufregend sein kann, wenn du dort sehr blockiert bist. Diese große Freisetzung von Energie kann jedoch auch ziemlich beängstigend sein. Wenn eine emotionale Welle aufkommt – Angst, Wut, was auch immer –, atme weiter und reite auf ihr. Mit zunehmender Intensität atme tiefer und stell dich ihr, damit die Welle weiter anschwellen, sich auftürmen und brechen kann. Wenn du die Welle so lange reitest, bis sie bricht, ist das Loslassen wie eine Erleichterung; eine Woge der Entspannung wird dich durchfluten, und du wirst wirklich sanft schlafen.

DOWN DOG ON THE WALL

Down Dog (der Herabschauende Hund) und *Down Dog on the Wall* (der Herabschauende Hund an der Wand) sind wichtige Schritte, um sich an das Halten im *Handstand* heranzuarbeiten. Sie helfen deinem Körper, sich an die Umkehrstellung zu gewöhnen. Wenn du den *Down Dog* acht Atemzüge lang halten kannst, gehe über zum

Down Dog on the Wall. Wenn du diesen zehn Atemzüge lang halten kannst, ist es an der Zeit, den Handstand auszuprobieren.

Für den Down Dog gehe mit den Händen und Füßen in den Vierfüßlerstand, von der Wand weggedreht, die Füße ca. 20 bis 30 cm von der Wand entfernt. Stell die Zehen auf, strecke die Knie durch, sodass sich die Füße nach hinten senken, und drück dich in ein *umgekehrtes V*, wobei du mit den Fersen die Wand berührst. Drück die Brust in Richtung der Beine.

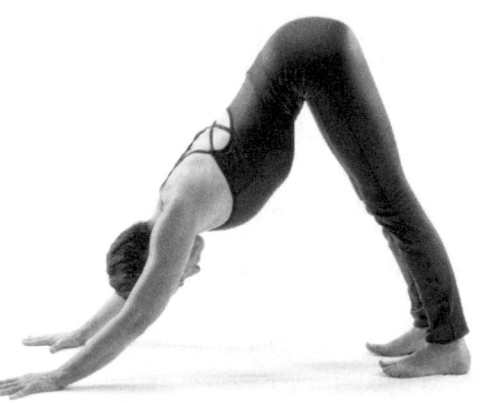

Down Dog

Für den Down Dog on the Wall atme tief ein und stell die Beine nacheinander ungefähr einen Meter hoch an die Wand.

Die Beine sollten parallel zum Boden und der Rumpf sollte senkrecht sein.

Arbeite darauf hin, dies zehn Atemzüge lang zu halten, und stell dann wieder ein Bein nach dem anderen unmittelbar auf den Boden.

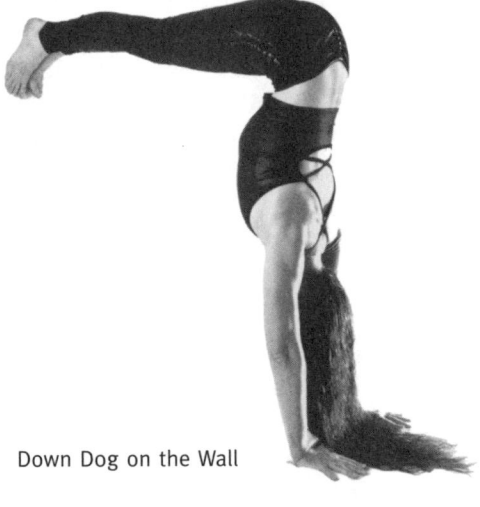

Down Dog on the Wall

HANDSTAND

Viele Menschen haben richtiggehend Angst davor, kopfüber zu stehen; dabei kann vieles an die Oberfläche kommen. Nach meiner Theorie rührt das daher, wie die meisten von uns üblicherweise auf die Welt kommen: Wir werden geboren, frierend, nass, kopfüber, mit grellem Licht bombardiert – und dann werden wir noch geschlagen, bis wir schreien! Ich erinnere mich daran, wie ich mit meinem Freund Janos gearbeitet habe, eine 1,90 m große, 90 kg schwere, verängstigte Person – Angst ist schwer! –, um ihm zu helfen, seine panische Angst vor dem Handstand zu überwinden. Als er es geschafft hatte, war er auch in der Lage, die anderen Ängste in seinem Leben in Angriff zu nehmen.

Der *Handstand* ist berauschend. Da er deine Endorphine aktiviert, hebt und erneuert er dein Energielevel in nur einer Minute. Du wirst Dinge anders wahrnehmen, weil du die Schlieren von deinen Augen weggewaschen und dein Gehirn durchgespült, erfrischt und aktiviert hast. Der *Handstand* fegt negative und zwanghafte Denkmuster weg: Du kannst nicht zwanghaft denken, wenn du in dieser Position bist – du würdest sofort umkippen. Diese Position ist um so vieles besser als Kaffee, um eine depressive Stimmung aufzuheben oder ein niedriges Energielevel wieder anzukurbeln – und auch ohne die extremen Stimmungsschwankungen. Wenn du also einen Kick brauchst, entscheide dich für diese Position statt für eine Tasse Kaffee, eine Zigarette, ein Glas Wein oder Cola (ganz egal, was davon). Er ist auch großartig für die Eingeweide, da die Schwerkraft auf deine inneren Organe anders herum wirkt. Er baut Kraft in den Armen, Beinen, der Brust und dem oberen Rücken auf.

Er ist auch hervorragend geeignet, um dein Selbstwertgefühl aufzubauen; wenn du wieder herunterkommst, fühlst du dich stark, weil du dich der Herausforderung gestellt hast. Sobald du es geschafft hast, die Balance zu halten – wenn auch nur für einen Moment –, ist das echt eine Offenbarung. Sich eine Weile darin zu halten bedarf schon einiger Übung. Dass wir so herrlich balancieren können, selbst in diesem intensiven Moment, ist eine prima Lektion, die uns das Leben lehrt … und was für ein Triumph, wenn du es schaffst!

Vermeide den Handstand, wenn du Verletzungen an den Handgelenken oder Schultern oder eine Netzhautablösung hast. Wenn du schwanger bist oder Osteoporose hast, sprich mit deiner Yogalehrerin oder deinem Yogalehrer und deinem Arzt. Wenn du grünes Licht bekommst, muss dich dein Yogalehrer dabei beobachten, wie du in die Stellung gehst und *wieder herauskommst.*

Der *Handstand* bedarf einiger Vorbereitung, du solltest dich nicht einfach hochwuchten, ohne dich vorher aufgewärmt zu haben. Um dich auf den Handstand vorzubereiten, empfehle ich sechsmal die *Asana Elbow to Knee* (siehe Seite 89), sechs bis zwölf *Sonnengrüße* (siehe Seite 301) und dann entweder acht Atemzüge im *Herabschauenden Hund* oder fünf bis zehn Atemzüge im *Herabschauenden Hund an der Wand* (siehe Seite 55).

Such dir für den Anfang eine Wand aus, die möglichst weit weg ist von irgendwelchen Fenstern, und räume den Platz ringsherum frei, damit du nicht auf irgendetwas fällst. Ihr Frauen, das ist eine sehr gute Übung! Gewöhnt euch an, Hindernisse aus dem Weg zu räumen, anstatt euch selbst um die Hindernisse herum zu bewegen.

Übe das Hochkicken an die Wand. Physiologisch ist es einfacher, aus dem Stand zu springen, aber psychologisch ist es einfacher, in den *Handstand* zu gelangen, wenn du deine Hände auf dem Boden hast. Hier kommt die *Angst-Asana* hinzu, es kann beängstigend sein, kopfüber zu stehen. Idealerweise hast du jemanden, der aufpasst, dass du nicht umfällst, aber wir haben nicht immer Menschen um uns, die uns genau diese Sicherheit bieten, also lass die Wand als dein Sicherheitsnetz fungieren.

Platziere die Fingerspitzen etwa 15 cm von der Wand entfernt, die Finger in Richtung Wand gespreizt. Konzentriere dich auf dein starkes Bein. (Wenn du Rechtshänder bist, ist wahrscheinlich das rechte Bein dein starkes Bein und umgekehrt.) Tippe mit den Zehen des starken Beins etwa 8 bis 10 cm hinter dem anderen Fuß auf den Boden. Atme tief ein. Beim Ausatmen schwing dein starkes Bein so kraftvoll wie möglich nach oben und lass das andere Bein folgen.

(Pass auf, dass du nicht den Atem anhältst; das macht dich sonst steif und lässt dich gefühlte 180 kg wiegen.) Lass die Energie wie starke Linien durch die Arme fließen, sodass sie nicht einknicken. Halte die Beine so gerade wie möglich, sobald sie beide die Wand berühren. Stemme dich mit den Händen gegen den Boden, drücke dich aus den Schultern heraus und lass den Kopf entspannt nach unten hängen. Schieb das Steißbein in Richtung Fersen, press die inneren Oberschenkel und die Knöchel zusammen, streck dich über die Fußballen auf der Innenseite nach oben, spreize die Zehen für die Balance und atme gleichmäßig. Um die Balance zu finden, fixiere deinen Blick auf einen Punkt am Boden.

Hinterher mach zur Abkühlung eine *Vorwärtsbeuge* oder *Neck Release Pose* (siehe Seite 96).

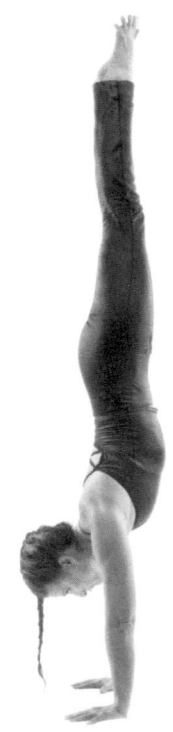

Handstand

Wenn du die ersten hundert Mal nicht nach oben kommst, lass dich davon nicht frustrieren; genieße das spielerische Üben und lerne dabei, wie du vernünftig mit Leichtigkeit und Balance landest, statt auf den Boden zu klatschen. Deine Aufgabe soll sein, nachzuspüren, wie du den ganzen Weg nach oben und wieder hinunter mit dir in Verbindung bleibst, während du dich auf unbekanntem Gebiet bewegst und neue Nervenbahnen aufbaust. Es ist spannend, das zu verfolgen!

Triff die Entscheidung, deiner Angst zu begegnen, vom Opfer zum Jäger zu werden. Wenn du zum Jagenden wirst, schaffst du neue Möglichkeiten für Anmut und Wachstum. Sobald du dich dazu entscheidest, den Weg des Tapferen zu gehen, kannst du anfangen, die alten Geschichten hinter dir zu lassen, die dich an deine Vergangenheit gekettet haben, und dich in eine spannende Ungewissheit vorwagen: das unbekannte Territorium deiner Zukunft.

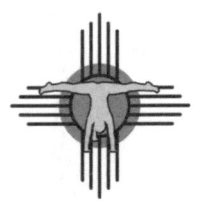

2

BEFREIE DICH VOM SCHMERZ:
LEIDEN IST OPTIONAL

SNUGGLES WAR EINE hinterhältige Stute, die immer aus ihrer Box ausriss, eine echte Befreiungskünstlerin. Eines Tages hatte sie es wieder irgendwie geschafft zu entwischen und trottete auf dem großen Reitplatz umher. Jedes Mal, wenn die anderen Stallhelfer oder ich versuchten, sie am Halfter zu fassen, sprang sie weg. Kein Wunder, Snuggles war ein absolutes Miststück, sogar dann, wenn sie nicht gerade rossig war. Und wenn doch, dann war sie eine echte Diva. An diesem Tag hatte ich genug von ihren Mätzchen. Ich rannte hinter ihr her und versuchte sie zu fassen.

Zack! Sie schlug mit einem ihrer Hinterbeine nach mir aus und traf mich mitten im Gesicht. Ich spürte, wie ihr Hufeisen meine Lippe über den Zähnen aufschnitt, und die Kraft des Tritts, der mich zu Boden warf. Die Welt um mich herum verlangsamte sich, und ich saß einfach nur da und beobachtete benommen, wie das Blut aus dieser riesigen klaffenden Wunde in meinem Gesicht Tropfen für Tropfen eine Lache auf der Erde vor mir bildete. Ich steckte vorsichtig die Zunge durch das neue Loch in meinem Gesicht. »Ach du Scheiße! Alles okay?«, wollte eines der Stallkinder wissen. Ausnahmsweise hatte ich keine scharfzüngige Antwort parat. Snuggles hatte mein sonst schnippisches Verhalten aus mir rausgetreten.

Ich raffte mich irgendwie auf und schleppte mich in Nicks Büro, wobei ich mich fragte, ob ich mir etwas gebrochen hatte.

«Oh mein Gott, was hast du denn angestellt?" Er drückte mich auf einen Stuhl, zog mein Kinn in Richtung seines runzeligen Gesichtes und holte die Kieselsteine, den Dreck und den Pferdemist aus meiner Wunde. Jetzt tat es höllisch weh. Er wusch das Blut ab, drückte ein scheußlich riechendes violettes Flüssigdesinfektionsmittel darauf und deckte die Wunde mit Pferdesalbe ab. »Du wirst hier eine Narbe bekommen«, sagte er mir trocken, aber nicht unfreundlich. »Wie eine Trophäe. Es wird cool aussehen.«

»Sie ist hinter Snuggles hergerannt«, berichtete ihm eines der Kinder.

»Das war dumm«, sagte Nick. Als ob ich das nicht selbst gewusst hätte. Er deutete auf meine Wunde. »Das wird dich daran erinnern, nicht mehr dumm zu sein.« Inzwischen hämmerte es in meinem Kopf, und meine Augen fühlten sich vom Schmutz und den zurückgehaltenen Tränen des Schmerzes und der Demütigung ausgetrocknet an. »Komm schon, Mädchen, steh auf«, meinte er. »Das geht vorbei.«

Ich quälte mich durch meine Routinearbeiten im Stall, holte Pferde für Leute heraus, die ausreiten wollten, striegelte die Pferde, mistete die Ställe aus. Mein Gesicht war taub, brannte und pochte die ganze Zeit, und mein Körper schmerzte überall. Ein paar Stunden später war Nick auf dem Reitplatz mit ein paar Zügeln am Seilspringen. »Hey, Annie, komm, mach mit!« Ich hatte überall Schmerzen, aber wie kann man die Einladung eines 60-jährigen, seilspringenden Mannes ablehnen? Schon bald sprang ich mit ihm zusammen auf und ab. Das war Nicks Zugang zum Schmerz – komm damit klar und mach weiter.

Es hatte nicht lange gedauert, bis Nicks *Azusa Canyon Stables* mein echtes Zuhause wurden. Es war ein Mietstall – Pferde, die man zu Wanderritten mieten konnte, ein paar, die dort untergestellt waren, und ein paar Schulpferde, die Reiter für Shows trainieren konnten. Die Entfernung von meinem Zuhause war enorm – knappe 25 Kilometer. Also lernte ich nach ein oder zwei Jahren, wie man per Anhalter dorthin kam.

Nick war ein verrückter Mann, ein kleiner, o-beiniger, drahtiger Kerl mit einer kräftigen Stimme. Aus seiner Zeit beim Zirkus hatte er immer noch ein Auge für Menschen, die am Rande der Gesellschaft lebten. Mit ungefähr sechs Jahren war ich bei Weitem die Jüngste dieses zusammengewürfelten Haufens von Stallhelfern: Drogensüchtige und Trinker, Raucher und Dealer. Nick waren unsere kleinen Schwächen egal. Er nahm uns alle auf, lehrte uns, wie man sich um Pferde kümmert, wie man Leute auf Wanderritte führt. Er kläffte uns immer wie ein Terrier an, aber hinter seinem kratzbürstigen Verhalten war auch Zuneigung zu spüren.

Im Austausch zur Stallarbeit brachte mir Nick das Reiten bei. Als ich anfangs in seinen Stall kam, waren meine Knöchel so schwach, dass ich kaum auf ihnen stehen konnte. Meine Knie und mein Rücken pochten immer vor Schmerz. Diese orthopädischen Schuhe, die ich tragen musste, waren echte Folterwerkzeuge. Immer wenn ich ging, fühlte ich mich wie die kleine Meerjungfrau aus Hans Christian Andersens Märchen, jeder Schritt, als ob ich auf Messerklingen laufen würde. Als mich Nick das erste Mal auf ein Pferd setzte – auf Sunny, einen großen, dicken Palomino –, waren meine Beine so schwach, dass ich geradewegs von seinem Rücken rutschte, als er einen Schritt machte. Nick lachte und sagte mir, ich solle noch einmal aufsteigen. Als ich allmählich in der Lage war, mich zu halten, dachte ich weniger über meine kaputten Beine nach, und wenn, dann dachte ich mir: *Was soll's? Ich habe ja vier starke Beine unter mir. Das ist sogar noch besser!*

Eins war mir klar: Ich musste mich in Bewegung halten, um von den grässlichen Zuständen im Hause meiner Eltern wegzukommen. Am Anfang lief ich nur an den Eisenbahnschienen entlang. Ich folgte den Gleisen so lange, bis ich nicht mehr konnte – bis ich hinfiel –, um diesen Wahnsinn aus mir rauszubekommen. Stunden später ging ich zurück nach Hause, ein schmerzvoller Schritt nach dem anderen. Später fing ich damit an, einfach für ein paar Tage abzuhauen. Ich wusste nicht genau, wie man Freunde gewinnt, aber ich fand immer irgendeine Person, die bereit war, mich bei ihr übernachten zu lassen. Manchmal fand ich eine Bank, unter der ich schlafen konnte. Es dauerte nicht allzu lange, bis ich die Nächte im Stall verbrachte. Zuerst versuchte ich, im Stallgebäude zu schlafen, aber dort wurde ich fast zertrampelt. Also schlief ich draußen in der Kälte, zusammengekauert in einem Heuhaufen. Ich besaß zwar Mäntel, aber ich dachte irgendwie nie daran, sie in den Stall mitzunehmen. Ich schaffte es einfach nicht, für mich zu sorgen – wenn ich die Kälte oder Erschöpfung nicht mehr ertrug, kauerte ich mich einfach dort zusammen, wo ich gerade war, und versuchte zu schlafen. Nick machte es nichts aus, dass ich die ganze Zeit dort abhing, und meine Eltern wären natürlich nie gekommen, um nach mir zu suchen.

Ich wurde im Stall immer umgerannt, gebissen oder getreten. Nicks Einstellung zu Schmerzen war stets: *Ach, ist doch nicht schlimm! Flickt mich zusammen und stellt mich wieder auf die Beine.* Ich konnte mich immer noch auf den Likörschrank meiner Eltern verlassen. Ich schlich mich in der Nacht hin und nahm winzige Schlucke aus den hübschen Flaschen, um die Schmerzen zu lindern. Es half – vor allem, wenn ich aufwachte und so etwas wie einen Filmriss hatte, mit einem Kopf, der zu platzen schien. Aber die anderen Stallhelfer hatten noch härtere Methoden. Sie waren fünf oder sechs Jahre älter als ich und standen drauf, high zu werden und Pillen einzuwerfen. Sehr bald schluckte ich auch ihre Pillen und rauchte ihr Gras – alles, um mit ihnen mitzuhalten, das Gefühl zu haben, dazuzugehören – und um empfindungslos zu bleiben. Ich war dankbar für die Amphetamine, also Aufputschmittel, und Koffeintabletten, die sie mir gaben; ich mochte das heftige Zeug, das mich wach hielt, denn ich hasste die Albträume, die mich immer wieder verfolgten.

Man ist kein Ausreißer, wenn einen niemand jagt; ich war eher eine, die einfach wegging. Eines Tages fragte mich meine Mutter: »Wo bist du gewesen?« Ich antwortete wahrheitsgemäß: »Ich habe Drogen genommen. Gesoffen. Du willst es doch gar nicht wissen, also frage mich nicht.« Von da an fragte sie mich nicht mehr danach.

Als mich Nick immer mehr unter seine Fittiche nahm, brachte er mir bei, wie man Pferde verarztet. Eines Tages ging ich im Stall herum, als ich das Gefühl bekam, dass etwas nicht stimmte. Zuerst sah ich bei den Pferden im Stall nach; sie waren alle in Ordnung. Dann ging ich auf den Reitplatz, wo wir die Mietpferde hatten. Alle fraßen das Heu, das wir gerade zuvor hingeworfen hatten – außer Diamond Jim, ein Wallach, der seinen Kopf hängen ließ und sich abseits hielt. Er sah krank und traurig aus, mit einer vorstehenden Geschwulst an seinem Hals. Ich ging Nick holen. Er sah es sich an und sagte mir, dass Diamond Jim die Druse hatte, dass die Geschwulst ein Abszess war, der ihm allmählich den Atemweg abschnürte. »Hier, Annie, halte seinen Kopf fest«, befahl mir Nick. Ich fasste Diamond

Jims Halfter und Zügel, meine Zehen reichten kaum bis zum Boden. Als Nick eine Lanzette an den Abszess des Pferdes führte, bäumte sich Diamond Jim auf und riss mich komplett in die Höhe. Er warf seinen Kopf nach hinten, und übel riechender Eiter spritzte über mein ganzes Gesicht und auf meine Brust, aber ich hielt ihn noch immer fest. Nick bog sich vor Lachen, aber ich wusste, dass er beeindruckt war, dass ich nicht losgelassen hatte.

Nick meinte, dass Diamond Jim wahrscheinlich sterben würde, aber ich beschloss, ihn zu meinem ganz persönlichen Projekt zu machen. Seine Wunde musste ständig gepflegt werden; es entwickelte sich sogenanntes wildes Fleisch – verdicktes, vernarbtes Gewebe, das immer wieder sorgfältig entfernt werden musste. Das war ein schmerzlicher Prozess für Diamond Jim – um an das gesunde Gewebe zu kommen, mussten wir das wilde Fleisch wegschneiden, mit Ätzmittel reinigen und den abgestorbenen Wundschorf entfernen. Aber es war ein unvermeidbarer Schritt, das befallene und abgestorbene Zeug loszuwerden, damit Diamond Jim wieder vollständig genesen konnte. Nach und nach kehrte der Glanz in Diamond Jims Augen zurück. Es ging ihm immer besser, und ich hatte das Gefühl, dass in mir eine Heilerin steckte.

Im Gegenzug schafften es die Pferde im Laufe der Jahre, *mich* zu heilen. Sie waren so groß, schön, unberechenbar; sie standen für Freiheit, Macht. Ich konnte zwar auf meinen eigenen Füßen gehen und rennen, aber das tat immer weh. Auf einem Pferd aber war ich *groß* und konnte es zu etwas bringen. Das Reiten war auch eine Art Schmerz, aber wenn es mich weiterbringen würde, war ich bereit, es hinzunehmen. Ich *liebte* das Reiten, und der Schmerz in meinen Beinen machte mir deshalb nichts aus, weil ich nie gelernt hatte, dass Schmerz etwas zu bedeuten hat. Meine Verbindung zu den Pferden war der Beginn einer Freiheit, obwohl ich nicht genau wusste, was das überhaupt war. Da war ein so großes Verlangen in mir, wenn ich bei ihnen war; ich musste sie einfach berühren.

Und da gingen mir plötzlich die Augen auf: Es gab bestimmte Arten, wie sie berührt werden wollten, und solche, die sie nicht mochten. Ich hatte nicht gewusst, dass es verschiedene Arten des Berührens gibt. Für mich war Berührung schlimm und laut und schmerzhaft. Aber die Pferde mochten es, fest am Bauch gekratzt, sanft an ihren Nasen gestreichelt und ganz vorsichtig an ihren Ohren gekrault zu werden – es gab eine ganze Bandbreite von Gefühlen, die dadurch ausgelöst werden konnte, je nachdem, wo und wie ich sie berührte. Das haute mich vom Hocker! Es war, als ob ich eine Tür öffnete und eine Welt aus Samt vorfand. Die Pferde sprachen einen Teil von mir an, der niemals zuvor berührt oder genährt worden war.

Zur gleichen Zeit, als ich anfing, eine Verbundenheit mit den Pferden zu entwickeln, beinahe eine Art Liebe, gab es auch diese Momente der Abscheu und des Schamgefühls. Etwas Hässliches begann in mir zu brodeln. Manchmal, wenn sie mich traten oder bissen – an sich nichts Ungewöhnliches –, verwandelte ich mich wie meine Mutter in ein Monster, das die Pferde öfter trat oder schlug. Es war, als ob ich von der irrwitzigen Vorstellung von Rechtschaffenheit meiner Mutter und ihrer Brutalität infiziert worden wäre.

Es war nur ein weiteres Zeichen, wie gebrochen ich mich fühlte. Hier stand ich also, war dabei, ein Gefühl der Offenheit zu entdecken, etwas jenseits des Schmerzes und der Abstumpfung, doch mein neugieriges Entzücken war sofort mit Schamgefühl behaftet, sobald ich diese verrückten Wutanfälle hatte. Warum tat ich das? Würde ich wie meine Mutter werden? Und wie würde ich mich davon abbringen können?

Der Weg aus meinem Schmerz, oder einem Teil davon, bahnte sich an durch die Herausforderung einer Person, die ich kaum kannte. Als ich dreizehn war, kam ein Mädchen namens Robin Smith in der Schule auf mich zu. »Ich kann etwas, was du nicht kannst«, sagte sie mir.

Robin war ein kleines Mädchen, leise sprechend, sehr blass und etwas übergewichtig. Mittlerweile war ich eine ziemlich zähe Jugendliche, abgehärtet durch die ganze Arbeit im Stall, fühlte ich mich ziemlich stark. Ich musterte sie scharf und dachte: *Ja klar, sicher.* Ich holte meine Zigaretten heraus, nahm eine und klopfte sie auf meinen Handrücken, entzündete sie auf meine beste Cool-Kid-Tour in der hohlen Hand und kläffte sie an: »Aha. Und was soll das sein?«

»Yoga. Willst du mal mitkommen?«

Bis heute weiß ich nicht, was dieses Mädchen dazu veranlasst hatte, mich anzusprechen und mir diese Herausforderung zu stellen; wir kannten uns kaum. Ich glaube, es war ein Wink dessen, was die Ureinwohner Nordamerikas die *Sacred Ones*, die *Schutzgeister*, nennen. Robin nahm mich also in meine erste Yogastunde mit. Ich war völlig schockiert. Da waren all diese uralten Damen – sie waren wahrscheinlich alle so um die dreißig –, beugten sich vornüber und fassten an ihre Zehen oder rollten auf ihren Bauch in den *Bogen* mit würdevoll gebogenem Rücken, während sie ihre Fußgelenke festhielten. Das waren gewöhnliche Leute, keine Zirkusartisten, die sich fließend in diese wunderschönen Positionen hinein- und wieder herausbewegten. Das Einzige, was ich schaffte, war, mich nach vorne zu beugen und hinter meine Knie zu greifen.

Ich fing an, regelmäßig zur Yogastunde zu gehen. Robin stieg aus, aber ich war total begeistert. Shirley Pepping, meine erste Lehrerin, war erstaunlich begabt. Da war also diese Mutter mit einem schönen Körper, roten Haaren, kobaltblauen Augen – und ich fragte mich: *Wie kann sie so aussehen und doch so alt sein?* Sie warf meine Vorstellung, die ich von einer Mutter hatte, total über den Haufen. Eine Mutter konnte also mehr sein als nur eine, die Kinder gebärt und dann fürchterlich fett wird, während sie sich darüber beschwert, dass ihre Nachkommenschaft sie wie Parasiten aussaugt. Shirley war meine Rettung und formte für mich ein neues Bild des Frauseins.

Die Yogapositionen waren schmerzhaft, und ich war miserabel, aber ich machte weiter – das Leben war sowieso schmerzvoll, also was soll's? Der einzige Teil, den ich wirklich nicht ausstehen konnte, war das Ende der Stunde, als Shirley uns durch Savasana oder die Totenstellung führte. *Du möchtest, dass ich mich hinlege und mit einem Haufen fremder Menschen entspanne? Sicher nicht!* Wann immer ich das auch tat, so mit ungeschütztem Bauch, fühlte ich mich geradezu unerträglich verwundbar. Als Shirley eine geführte Reise mit uns machte – »Jetzt treiben wir einen Fluss abwärts … jetzt reiten wir auf einer Wolke« –, konnte ich mich gerade noch davon zurückhalten, aufzuspringen und »Ach leck mich!" zu schreien. Es fühlte sich alles auf unangenehme Weise so vertraut an, zu sehr wie eine Gehirnwäsche. Es dauerte Jahre, bis ich mich hinlegen und entspannen konnte; Jahre, bevor ich verstand, warum ich in dieser liegenden Position so verletzlich war.

Langsam verbesserte sich mein Yoga. Eines Tages wachte ich auf und bemerkte, dass etwas fehlte: meine Schmerzen in den Beinen und im Rücken. Und während ich mit dem emotionalen Schmerz in meinem Leben noch nicht fertigwerden konnte, begann ich zumindest zu begreifen, dass ich emotional litt. Das allein war schon ein Riesenschritt für mich.

Durch Yoga erkannte ich, dass wir Menschen unser eigenes »wildes Fleisch« haben. Der Körper sperrt unsere Traumata in uns ein und archiviert sie, um sie später entdecken und hoffentlich heilen zu können. Jedes Trauma muss entwirrt und gelindert werden, die Narben müssen geöffnet, massiert und entfernt werden. Der Körper kann wie eine Pflanze sein, die zu groß für ihren Topf geworden ist und abstirbt; die Wurzeln müssen sehr vorsichtig auseinandergezupft und nicht einfach abgehackt werden. Das ist die heilende Rolle von Yoga. Und das war es, was mir gerade widerfuhr.

DURCH DIE TÜR DES SCHMERZES

Es gibt einen Unterschied zwischen guten Schmerzen und bösen Schmerzen. Schmerz, wie auch die Angst, ist ein Warnzeichen, das besagt: *Vorsichtig weitermachen* – pass auf, sei neugierig –, aber es heißt *nicht*: *Werde empfindungslos und dumm.* Angst kann wie eine dunkle Gefängniszelle sein: Du kannst versuchen, mit dem Kopf durch die Wand zu gehen (die athletische Methode), du kannst dich von der Wand abwenden und gefangen bleiben (wie es viele tun) oder du kannst die Hand ausstrecken und die Wand genau erforschen, bis du die Tür findest, um sie zu öffnen und in die Freiheit zu treten. Das ist der Weg von *Forrest Yoga*.

Es gibt drei verschiedene Arten von Schmerz: physischen, emotionalen und spirituellen. Es kann sehr schwer sein, sie voneinander zu trennen, weil sie oft ineinander verflochten sind und sich alle Arten von Schmerz oft physisch äußern; ein gebrochenes Herz kann sich beispielsweise in verstopften Arterien, Lungenproblemen oder einem Herzleiden äußern. Warum es sich auf bestimmte Weise manifestiert, ist Teil des Mysteriums der Veranlagung jedes Menschen und wie diese Person mit dieser tiefen Wunde umgeht.

Eine Schülerin zum Beispiel, Malka, fing mit mir zu arbeiten an, nachdem sie gerade eine Eileiteroperation infolge einer gescheiterten Schwangerschaft hinter sich hatte. Sie erzählte mir, dass sie von der Taille abwärts so gut wie nichts spürte. Dennoch war sie ein wandelnder Widerspruch und sagte mir immer wieder: »Kein Gefühl; es tut weh. Kein Gefühl; es tut weh.« Sie war in einem paradoxen Zustand der Abgestumpftheit und qualvoller Schmerzen zugleich. Meine Arbeit mit Malka bestand darin, ihr bei der Verarbeitung dieses emotionalen und physischen Schmerzes zu helfen.

Zuerst ließ ich Malka ihre Augen schließen und eine besondere Bauchübung namens *Agni Sara* – die Feuerreinigung – machen. Jedes Mal, wenn sie ihren Bauch anspannte, verlangte ich, dass sie ihre Genitalien nach oben zog. Ich legte ihre Hände auf ihren Bauch und forderte sie auf, ihren Atem dorthin zu schicken und nachzuspüren, wie die Muskeln gegen ihre Fingerspitzen drückten. Allmählich begann der Schmerz sich aufzulösen, und Malka realisierte nach und nach, dass ihre emotionale Abstumpfung sie daran gehindert hatte, mit einem tiefer sitzenden Thema umzugehen: ihrer Trauer darüber, keine Kinder zu haben. Sie hatte einen ihrer größten Herzenswünsche verloren – ein mächtiger Teil ihrer kulturellen Konditionierung sagte ihr, dass sie wertlos sei, wenn sie keine Kinder bekommen könne, und ihre Reaktion darauf war, ihr Herz, ihr Becken und ihren Bauch um diese Abstumpfung herum abzukapseln. Sobald sie gelernt hatte, sich durch diese Abstumpfung zu arbeiten, konnte sie sich nicht nur vom Schmerz befreien, sondern auch zu einer viel charismatischeren, tapferen Person werden. Und all das nur, weil sie sich mit ihrem Schmerz auseinandergesetzt und mit ihrem Herzen gearbeitet hatte.

Ich werde dir zeigen, wie du mit Gewohnheiten brechen kannst, die dich in emotionalem, physischem und spirituellem Schmerz verharren lassen. Das Rezept für die Veränderung ist ein Schritt-für-Schritt-Programm, um eben diese schlechten Gewohnheiten zu durchbrechen und dir heilsamere Maßnahmen zu eigen zu machen. Die Yogapositionen können dir helfen, einen Schritt aus dem Schmerz heraus zu machen. Ich behaupte nicht, dass du niemals mehr Schmerzen haben wirst, aber du kannst deine Beziehung zu ihnen ändern. Du kannst dich von den Gedanken, die um den Schmerz kreisen und dich leiden lassen, befreien. Diese Werkzeuge und Techniken werden dir helfen, den Herausforderungen und Verletzungen in deinem Leben geschickter zu begegnen. Und wenn du dann eine physische Verletzung erlebst, kannst du lernen, wie du sie heilen kannst, was dir große Kraft verleihen wird.

SPIRITUELLER FOKUS:
HEILUNG VON SCHMERZ BEGINNT MIT DEM DURCHBRECHEN NUTZLOSER VERHALTENSMUSTER

Wir sind extreme Gewohnheitstiere, und viele unserer Gewohnheiten bringen uns nichts. Viele von uns haben Schmerzen, weil sie in negative Verhaltensmuster gefallen sind: physische, emotionale und spirituelle. Um Schmerzen zu heilen, müssen wir diese Muster aufbrechen, was erstaunlich schwierig sein kann. Du glaubst mir nicht? Probier Folgendes: Verschränke deine Hände. Schau nach, welcher Daumen und welcher Zeigefinger obenauf sind. Jetzt verschränke die Finger so ineinander, dass der *andere* Daumen und der *andere* Zeigefinger oben sind. Ist das ein merkwürdiges, unbehagliches, unbequemes Gefühl? Das nennt sich Veränderung. Und die ist *immer heftig.*

In unserem Geist läuft der gleiche Wirrwarr wie in unserem Körper ab. Wir glauben, wenn wir uns zu einer Veränderung entschließen, sollten wir in der Lage sein, das sofort zu tun. Weit gefehlt! Wir brauchen Zeit, um alte Muster aufzubrechen, neue neurologische Verbindungen herzustellen, Pfade zu finden und zu beschreiten und damit eine anhaltende Veränderung zu erzielen.

Das wichtigste Muster, das wir aufbrechen und neu einstellen müssen, ist die Art, wie wir atmen. Wenn ich meine Schüler frage: »Worauf kannst du in deinem Leben nicht verzichten?«, bombardieren sie mich mit den üblichen Antworten: »Oh, ich kann nicht ohne Liebe/meinen Spirit/Freundlichkeit/Schokolade/Kaffee/Kokain/meinen Partner leben.« Klar könntest du das! Was wetten wir? Es würde zwar keinen Spaß machen, nicht angenehm sein, aber du würdest es trotzdem schaffen. Aber es gibt eine Sache, ohne die du nicht leben kannst: deine Atmung.

Wir atmen die ganze Zeit, und dennoch: Wenn wir unsere Aufmerksamkeit auf etwas so Automatisches richten, können wir ein gewaltiges Wunder in uns entdecken. Ist es nicht großartig, diese grandiose Weite, dieses große Mysterium des Kosmos, unter unserer eigenen Haut zu finden?

Egal, was die Ursache deines Schmerzes ist: Wenn du deinen eigenen Atem zu reiten lernst – dein *Windpferd* –, wird dir das über deine Schmerzen hinweghelfen. Wir sind so sehr gewohnt, zu kämpfen, dass es manchmal so scheint, als ob wir damit leben müssten. Wenn wir aber direkt in unseren Schmerz hineinatmen, anstatt um uns zu schlagen, wird das Tor zur Heilung geöffnet.

Arthur war ein typischer Kämpfer. Man konnte es in seinem Atem hören, in seinen großen Muskeln sehen. Er war ein großer Verfechter von *Ohne Fleiß kein Preis*, und was immer er auch tat, es zählte nichts, wenn es nicht einen großen Preis erforderte – physisch und/oder emotional. Egal in welcher Position er gerade war, er machte sein Mister-Macho-Gegrunze. Eines Tages, als er in *Bridge* kämpfte und grunzte, entschloss er sich endlich dazu, das Kämpfen aufzugeben und einfach auf der Welle seines Atems in dieser Position zu reiten. Diese Freiheit des Atems mündete in einer Erkenntnis, die ihn in Tränen ausbrechen ließ: Sein ganzes Leben lang ging es ums Kämpfen. In dem Moment, als er zu kämpfen aufhörte und in seinen Atem hineinging, stürzte sein ganzes Paradigma ein. Diese eine aus dem Bauch heraus entstandene Offenbarung veränderte eine schädliche Gewohnheit, die ihm sehr viel Schmerz in seinem Leben beschert hatte.

Fang an, deinen Atem zu spüren. Wenn du gestresst oder wütend bist oder Schmerzen hast, hältst du ihn dann an? Keuchst und stöhnst und grunzt du beim Kämpfen? Nimm vier oder fünf lange, tiefe Atemzüge. Spüre, wie sie dich mit Energie füllen. Kannst du

deine gewohnte Art zu atmen verändern, dich mit dem Gefühl für
deinen Atem wieder verbinden und ihn dann vertiefen, egal in welcher Situation?

WIE MAN EINE SCHLECHTE GEWOHNHEIT DURCHBRICHT: DAS REZEPT FÜR VERÄNDERUNG

Es erfordert sehr viel Einsatz, um ein schlechtes Muster aufzubrechen, selbst eines, das dir Schmerzen verursacht. Triff die Entscheidung jetzt: Bist du bereit, dich zu verändern? Wenn du erfolgreich
diese schädlichen Muster durchbrechen und einen gesünderen Weg
gehen möchtest, sei bereit, das anzunehmen, was ich ein Gelübde
gegenüber meiner Seele nenne – ja, so ernst ist es! –, bleib wachsam,
bewusst, präsent. Ich bin mir selbst gegenüber viele Verpflichtungen
eingegangen und habe viele Vorsätze gefasst und gebrochen; wenn
ich aber mein Seelengelübde ablege, ist das ein unzerstörbarer
Schwur mir selbst gegenüber, an den ich mich halte, egal was passiert. Du musst sehr tief gehen, um das jagen zu können, was deinen
Schmerz auf physischer, emotionaler und spiritueller Ebene verursacht. Übe, wachsam zu sein, sodass du ablegen kannst, was dir von
außen diktiert wird und dich in diesen schmerzvollen Zustand versetzt hat.

Sobald du dieses Gelübde abgelegt hast, bist du bereit für das *Rezept für Veränderung*, einen Plan in vier Schritten, der dir helfen soll,
Schmerz verursachende Verhaltensweisen abzulegen, damit du sie
durch heilsame Maßnahmen ersetzen kannst. Zusammenfassend
hier die Schritte:

1. **Erkenne, dass dein Verhalten an dir liegt**

2. **Nimm zehn tiefe Atemzüge und mach einen Neustart**

3. **Belohne dich großzügig für das Erkennen deines Verhaltens**

4. **Mach einen Schritt in Richtung Heilung**

Schauen wir uns im Folgenden im Detail an, wie du jeden dieser Schritte angehen kannst.

Erkenne, dass dein Verhalten an dir liegt

Spiele in der nächsten Woche mal Detektiv, um die Gewohnheiten aufzuspüren, die deine körperlichen Schmerzen oder Verletzungen verschlimmern. Sei motiviert: Du bist auf einer Mission.

Nimm eine problemlösende Haltung ein: Um ein Muster durchbrechen zu können, musst du es erst einmal erkennen. Richte außerdem deine Aufmerksamkeit darauf, was deinen emotionalen Schmerz verschlimmert. Wie reagiert dein Körper darauf? Wie kannst du das ändern?

Mancher körperliche Schmerz hat eine einfache Ursache. Suche zuerst nach unbewussten körperlichen Faktoren; sie sind am einfachsten auszumachen. Schläfst du vielleicht so, dass du einen steifen Nacken bekommst? Wusstest du, dass deine Körperhaltung beim Autofahren oder beim Sitzen vor dem Computer zu Kopfschmerzen oder Migräne führen kann? Männer neigen dazu, ihre Rücken- und Hüftschmerzen zu verschlimmern, indem sie ihr Portemonnaie immer auf der gleichen Seite in der Gesäßtasche tragen – sie sitzen also im Auto, auf dem Stuhl bei der Arbeit usw. auf dieser Geldtasche, die die Hüften und das Kreuzbein verschiebt. Wie sitzt du am Computer? Wenn du in dich zusammensackst, wirst du mit vernebeltem Gehirn, Nacken- und Rückenschmerzen sowie Schmerzen, die über die Brachialnerven in deine Arme und Hände ausstrahlen, enden.

Bleib während dieser höchst langweiligen, unbewussten Momente deines Tages wachsam – zum Beispiel wie du deinen Kopf drehst, wenn du beim Autofahren die Spur wechselst –, denn es sind diese ausgeblendeten Momente, in denen du selbst den Schmerz verursachen kannst. Wenn du deinen Nacken beim Wechseln der Spur stark verdrehst, kann das die Nerven und Bandscheiben im Nacken belasten, vor allem wenn du ein angespannter Fahrer bist.

Wanda hatte eine Schulterverletzung. Der Zustand ihrer linken Schulter verbesserte sich immer, wenn wir zusammen Yoga machten, aber ein paar Tage später kam sie wieder mit Schmerzen zurück. Sie war völlig verzweifelt. Eines Tages begleitete ich Wanda nach der Stunde zu ihrem Auto und beobachtete sie, wie sie nach ihrem Sicherheitsgurt griff. Sie langte mit ihrer linken Hand, Handfläche nach vorne, auf eine Art und Weise an ihren Gurt, dass sie sich die Schulter völlig verdrehte – *das* war genau die problematische Bewegung, die sie erkennen musste. Ich zeigte ihr, wie man mit der rechten Hand nach dem Sicherheitsgurt greift und ihn vorne über den Körper zieht. Das Ablegen dieser Gewohnheit hat ihre Schulter zwar nicht geheilt, aber jetzt konnte Wanda damit aufhören, sich immer wieder aufs Neue zu verletzen; und so wirkte unsere Arbeit schließlich heilend auf die Schulter. Nach und nach verschwand ihr chronischer Schmerz.

Emotionaler Schmerz kann sehr viel schwerer aufzuspüren sein. Er kann sich körperlich zeigen, aber nicht unbedingt in dem Teil des Körpers, den du erwartest. Doch manchmal spricht der Körper sehr deutlich. Du könntest Sodbrennen bekommen, da ein Konflikt mit jemandem gravierender sein könnte, als du dir eingestehst – der Konflikt stößt dir sauer auf. Vielleicht hast du einen steifen Nacken aufgrund einer miserablen Körperhaltung – oder weil deine Nackenmuskeln sich zum Schutz verhärtet haben, da du Angst davor hast, deine *Wahrheit auszusprechen.*

Wenn du eine schwere Operation hattest, könnte die betroffene Stelle sensibilisiert worden sein, damit sie als Frühwarnsystem fungieren kann. Achte darauf: Diese Stelle spricht zu dir.

Wenn dir etwas wehtut und du keinen physiologischen Grund dafür siehst, frage dich: *Was halte ich hier fest, wo ich durchmuss?* Betrachte Schmerz als ein Barometer anstatt als Grund dafür, in den Opfermodus zu schalten. Er ist ein Signal; achte darauf und widme dich ihm. Tauche ein. So etwas wie eine Dickdarmentzündung könnte ausgelöst worden sein durch eine ständige Stressreaktion auf deinen Scheißchef, zu viel Kaffeekonsum (ein häufiger Reizstoff, der die Nerven blank legt und überreagieren lässt), nicht genug Schlaf oder eine Kombination aus mehreren Ursachen. Wie reagierst du auf Herausforderungen und Stress in deinem Leben? Spüre, wo sie deinen Körper beeinträchtigen, und sei auf der Hut. Sobald du erst einmal das Verhalten erkannt hast, das dir Schmerzen bereitet oder diese verschlimmert, halte danach Ausschau, pack es an und stoppe es! Triff stattdessen die Entscheidung, dich anders zu verhalten.

Nimm zehn tiefe Atemzüge und mach einen Neustart

Der nächste Schritt, nachdem du dein Verhalten erkannt hast, besteht darin, zehn tiefe Atemzüge zu nehmen. Dann verändere deine Körperhaltung.

Unser gewohntes Verhalten hat eine gewohnte Körperhaltung, ein gewohntes Atemmuster und einen gewohnten inneren Dialog, also kannst du, wenn du deine Körperhaltung veränderst, auch alles andere verändern. Das wird dein Energielevel anheben und dich unterstützen und dir einen klaren Kopf verschaffen für die Frage: *Was ist der heilsamste Schritt, den ich im Moment machen kann? Zum Arzt gehen? Eine Therapie machen? In eine Yogastunde gehen?*

Diese Atemzüge und die Änderung deiner Haltung machen einen großen Unterschied aus, wie du durch das Leben gehst.

Belohne dich großzügig für das Erkennen deines Verhaltens

Nehmen wir einmal an, du findest dich dabei wieder, wie du in diese schlechte Gewohnheit fällst, die dir Schmerzen bereitet. Vielleicht sackst du immer noch vor deinem Computer zusammen und fügst dir damit selbst körperlichen Schmerz zu. Oder du hast selbstverletzende Gedanken wie *Mein Bauch ist so schwabbelig; ich bin so hässlich,* und fügst dir so emotionalen Schmerz zu.

Hör auf damit und nimm ein paar tiefe Atemzüge, um dich wieder zu zentrieren.

Du wirst in die Versuchung kommen, dich selbst fertigzumachen, wenn du dich dabei ertappst, dass du diese verdammte Verhaltensweise ständig wiederholst – *Ich bin so ein Idiot! Warum tue ich mir das immer wieder an? Warum kann ich nichts daraus lernen?* Doch das wird diese eingefahrene Spur nur noch vertiefen und zur Abschottung und Abstumpfung führen und dich noch träger und weniger effektiv machen. *Bestraf dich nicht!* Es bedarf einer gewissen Disziplin, nicht in diesen schroffen inneren Monolog zu gehen, denn wir glauben, wenn wir uns selbst verletzen, sei das lediglich ein Ausdruck eiserner Selbstbeherrschung, aber das funktioniert so nicht. Ich sage nicht, dass jede Form von nachsichtigem, abweichendem Verhalten in Ordnung ist; ist es nicht. Aber es hat nichts mit Nachsicht zu tun, wenn du damit aufhörst, dich selbst herunterzumachen, nur weil du dich dazu entschieden hast, dich zu entwickeln.

Belohne dich stattdessen. Wenn du dich dabei ertappst, wie du vor deinem Computer zusammensackst, registriere es einfach und sag Aha!, nimm ein paar tiefe Atemzüge und verändere deine Körperhaltung; genieße das Gefühl, wenn du deine Wirbelsäule streckst und mehr Sauerstoff in deine Lungen bringst.

Wenn du dich dabei ertappst, wie du dich in einer Yogastunde bewertest – *Alle anderen sind so fit; ich bin eine fette Kuh –*, könnte deine Belohnung ganz einfach darin bestehen, dass du dein Shirt hochziehst und die Luft auf deinem Bauch spürst. Das ist ein schönes Gefühl. Und es ist ein winziger machbarer Schritt – spüre einfach die Luft. Entscheide dich weiterhin dafür, nicht diesem verurteilenden Verhalten zu frönen, denn das ist es nämlich: deinem inneren Leiden frönen. Kannst du zehn Sekunden lang bei deinem Bauch bleiben, ohne dich dafür fertigzumachen, dass du keinen Sixpack hast?

Belohne dich nicht auf eine Weise, die dir Schaden zufügt, wie etwa einen Schokoladenkuchen zu verschlingen oder eine Flasche Wein zu vernichten. Mach stattdessen etwas, was dir eine kurze

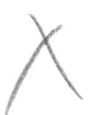

Pause verschafft. Geh zum Trinkwasserspender und zurück. Du musst nicht in eine Yogaposition gehen, obwohl das schon eine tolle Aktion wäre. Statt nach dieser einen Zigarette zu greifen, nimm lieber zehn tiefe Atemzüge. Spüre, dass sich da noch etwas ganz anderes einstellen kann, wenn du dich von deiner gewohnten schmerzvollen Reaktionsweise lösen kannst. Was fühlst du wirklich unter diesem oberflächlichen Gefühl?

Vermeide Verhalten, das dich betäubt; du suchst nach einer Belohnung, die dich für Gefühle öffnet. Ganz im Ernst, sag dir selbst: *Das war echt gut! Gratulation! Das war wirklich geschickt!* Schenke dir selbst Anerkennung für den beachtlichen Schritt, dich bei einem schlechten Verhaltensmuster zu ertappen, aber schwäche es nicht ab durch so etwas wie *Warum habe ich das nicht schon vor zehn Jahren gemacht?* Du warst vor zehn Jahren noch nicht dazu bereit. Jetzt ist der Zeitpunkt gekommen. Derartige Abschwächungen schaden uns nur und rauben uns Energie.

Du könntest dich auch mit einer fünfminütigen Massage deines Fußes, deiner Hand, deines Bauches oder wo auch immer belohnen. Geh weg vom Computer und mach einen Spaziergang um den Häuserblock und tanke frische Luft. Vereinbare einen Massagetermin. Tue etwas, was positive Auswirkungen auf deinen Körper hat.

Erkenne immer und immer wieder dein unbewusstes Verhalten, sodass du immer weniger Zeit damit verbringst. Wenn du es von zehn Malen nur einmal erkennst, ist das schon besser als vorher. Es braucht Zeit, ein komplettes neuronales Reaktionsmuster umzustrukturieren. Wenn du dich dafür belohnst, wird der Prozess beschleunigt.

Mach einen Schritt in Richtung Heilung

Auch ein noch so winziger Schritt kann einen enormen Unterschied ausmachen, wenn du den befreienden Schritt aus dem Leiden heraus machst. Worin besteht dieser eine kleine Schritt, den du machen kannst, um ein nutzloses Muster zu verändern? Wenn die Antwort »Nichts« ist, bist du nicht kreativ genug.

Schick deinen Atem in die Stelle, die schmerzt, und frage dich: *Wen oder was trage ich hier in mir? Welcher Teil meines Lebens steckt hier fest?* Spüre, ob deine Schultern schmerzen. Schultern haben viel mit dem Tragen von Verantwortung zu tun – oft eine Verantwortung, die nicht du auf deine Schulter nehmen solltest.

Das habe ich bei Wanda festgestellt. Der Zustand ihrer Schulter verbesserte sich zwar bis zu einem gewissen Punkt, stagnierte dann aber. Wir mussten also herausfinden, was Wanda noch emotional und psychisch mit sich herumtrug. Ich forderte sie auf, fünf oder sechs tiefe Atemzüge in ihre Schulter zu machen und sich zu fragen: *Was trage ich noch hier mit mir herum?* Es dauerte eine Weile, aber schließlich fanden wir heraus, dass sie sich für die Rückenschmerzen ihres Mannes verantwortlich fühlte. (Frauen neigen dazu, ihre Bedürfnisse hintanzustellen, wenn sie also ein Ziehen oder einen Schmerz verspüren, ignorieren sie das oft und kümmern sich weiterhin um andere.) Sie versuchte immer, sich um ihn zu kümmern auf eine pingelige, hausfrauliche Art und Weise, die ihn total aufbrachte, und daher stieß er sie verbal zurück, was nur noch mehr zur Verletzung beitrug. Deshalb musste sie nun ein neues Verhalten finden; jedes Mal, wenn sie das Verlangen verspürte, sich um ihn zu kümmern, sollte sie innehalten und in ihre Schultern atmen. Wanda musste die gesamte Verhaltensdynamik zwischen sich und ihrem Mann ändern. Ihr heilender Schritt bestand darin, nachzugeben und ihn nicht mit ihren kleinlichen, besorgten Äußerungen zu reizen; das führte dazu, dass er weniger nörgelte und sie sich von ihrem aufopfernden Muster gegenseitiger Abhängigkeit befreite.

Kommst du dir dumm vor, wenn du deinen Körper fragst, was er will? Wir sind zwar nicht darauf programmiert, auf die Weisheit unseres Körpers zurückzugreifen, aber genau das müssen wir unbedingt tun. Nach einer Weile wird der Körper antworten. Manchmal müssen wir eine jahrelange Taubheit und Abgestumpftheit gegenüber unserem Körper wegsprengen, bevor wir etwas von ihm hören. Vielleicht werden wir hören: *Übertreib nicht so*, oder: *Diese Beziehung macht dich krank*, oder: *Aua! Was du tust, tut weh!* Wenn wir darauf mit Schmerzmittel reagiert haben, kann es eine Weile dauern, bis die Kommunikation zu uns durchdringt.

Leg deine Hand auf die betroffene Stelle, nimm ein paar Atemzüge, während die Hand warm wird, und bitte um Fokussierung: *Was brauchst du jetzt von mir? Welchen Schritt kann ich machen, um dir zu helfen?* Lass den Schmerz sprechen. Vielleicht hast du eine kleine Eingebung: *Mach eine Pause. Streck dich. Sitz nicht mit überkreuzten Beinen.*

Als ich das das erste Mal gemacht habe, kamen mir meine Selbstgespräche in die Quere – *Ich kann das nicht; es sind wahnhafte Selbstgespräche* –, aber als ich den Mund hielt und horchte, hörte ich für gewöhnlich etwas.

Frage weiter: *Was brauchst du?* Werde still und höre auf eine Antwort. Es könnte eine oder zwei Minuten dauern oder fünf oder sechs Tage, aber wenn du mit Fragen beginnst, kannst du diese natürliche, gesunde innere Kommunikation zurückgewinnen.

Sei neugierig darauf, was du aus deinen Schmerzen lernen kannst. Eine Pflanze hat eine Pfahlwurzel – eine primäre, große, tiefe Wurzel – und viele sekundäre Wurzeln. Du brauchst nicht all diese kleinen Wurzeln zu finden, aber du musst die Hauptwurzel deines Schmerzes ausfindig machen. Geh auf Entdeckungsreise, geh in die Tiefe und verändere etwas. Was braucht die schmerzende Stelle? Wie kannst du deinem Schmerz eine Stimme geben und ihm dann das anbieten, was er braucht?

Automatisches Schreiben könnte dir helfen, einige Dinge herauszufinden. Setz dich an dein Tagebuch oder an deine Tastatur und lass die Gedanken einfach fließen. Anfangs wirst du nur langweilige Sachen schreiben, etwa: *Ich muss aufs Klo,* oder: *Ich muss das Geschirr spülen.* Mach weiter. Dann lies dir selbst laut vor, was du aufgeschrieben hast. Leg auch noch das letzte bisschen Gefühl in deine Stimme; lass es durch deinen ganzen Körper schwingen. Es kann sein, dass du während des Schreibens oder lauten Lesens auch körperliche Symptome spürst.

Angenommen, ich schreibe über jemanden, den ich geliebt und verloren habe; ich spüre vielleicht eine Beengtheit in meinem Herzen, meiner Kehle und meiner Brust. Während ich lese, was ich geschrieben habe, würde ich meine Hand auf die beengte Stelle legen und mit ihrer wohligen Wärme mein Gefühl dazu ermutigen, aus diesem Bereich herauszukommen. Ich kann auch meine Stimme aus dieser Stelle schwingen lassen. Das ist doch etwas ganz anderes, als den Sturm einfach toben zu lassen!

HEILEN VON EMOTIONALEM SCHMERZ

An Wut, Angst oder Groll festzuhalten kann körperliche Schmerzen verursachen, doch wenn wir unseren emotionalen Schmerz heilen, lässt oft auch unser körperlicher Schmerz nach. Emotionen müssen in Bewegung bleiben, damit wir gesund sein können. Wir müssen sie bewegen und fühlen und zulassen, dass sie sich ausdrücken können.

Das trifft vor allem auf Trauer zu. In unserer Kultur wissen wir nicht, wie man richtig trauert; wir werden krank, weil uns die Trauer fehlt. Jerusalem hat die Klagemauer, einen Ort, an dem man Trauer ausdrückt. Auch wir brauchen einen Ort, an dem wir die Trauer zulassen können, denn sie sitzt in unserem Zellgewebe fest und schwächt unser Immunsystem, wenn wir ihr keine Stimme geben. Trauern wird bei uns als etwas Negatives gesehen. Du kannst zwar bei einem Begräbnis durchdrehen, aber danach wird erwartet, dass du mit dem Trauern fertig bist. Und diejenigen, die sich unter Kontrolle zu haben scheinen und jedem die Hand schütteln, werden als bewundernswert angesehen, selbst wenn sie innerlich zusammenbrechen.

Beschreite daher einen mutigen Pfad: Spüre deine Trauer und verleih ihr Ausdruck. Vielleicht erscheint es jemandem, der dir nahesteht, als ob du dich darin suhlst oder ertrinkst, aber du musst in deine Trauer eintauchen, um sie aus dem Körper zu bekommen. Das ist ein Zeichen des Respekts. Vielleicht ist ein Elternteil gestorben, ein Freund weggegangen oder ein Kind hat das Nest verlassen. Wenn du um einen geliebten Menschen trauerst, den du verloren hast, so ist es ein Zeichen der Anerkennung für diese Person, dass du ein tiefes Gefühl des Verlustes wie auch Wut und Verrat – *Wie konntest du mich nur verlassen?* – emporsteigen und dich durchfluten lässt. Manchmal, wenn wir um einen Menschen trauern, trauern wir auch um den Verlust eines Teils unseres Selbst. Nicht verarbeitete Trauer verhält sich wie kleine Glasscherben, um die der Körper Narbengewebe bildet, und das kann dazu führen, dass du krank wirst. Trauer zeigt sich im Allgemeinen in den Lungen in Form von Blutstauungen, Asthma oder anderen Formen von Verengungen. (In der Akupunktur wird der Bereich von den Brustwarzen bis zu den Schlüsselbeinen »Brunnen des Kummers« genannt.) Wenn diese Bereiche nicht in Bewegung sind, kannst du in deinem eigenen Kummer ertrinken.

Zeremonien – formelle Rituale, vielleicht mit Kerzen, Tabak oder Salbei – können für manche Menschen hilfreich sein, um ihre Trauer auszudrücken; für andere bedeutet es einfach nur noch mehr blödsinniges Zeug, eine Äußerlichkeit, die das Innere nicht berührt. Für Menschen, die in der Zeremonie völlig in ihre inneren Vorgänge eintauchen können, ist das sehr wirkungsvoll. Eine Zeremonie mag vielleicht schön sein, aber um heilend zu wirken, muss sie die blockierten Emotionen lösen. Wenn es dann passiert, ist es offensichtlich: Dann gibt es viel Rotz und Wasser, viele starke Gefühle. Du hast vielleicht den beschämenden Gedanken: *Oh, ich suhle mich gerade in meinem armen, bemitleidenswerten Ich,* aber wenn es das ist, was du gerade brauchst, dann tu es.

Wie lange dauert es, um Trauer zu bewältigen? Das hängt sehr von der Person ab. Als ich an meinen eigenen Themen arbeitete, wünschten sich meine Freunde sehnlichst, dass ich damit endlich fertig werden würde, da es für sie unangenehm war. Manche Freunde können deine Trauer besser tolerieren als andere; deshalb kann eine Therapie eine feine Sache sein, denn diese Person wird dafür bezahlt, dass sie mit dir durch den Schmerz und die Wut geht. – »Hier ist ein Scheck. Gehen Sie mit mir da durch.« Freunde haben nicht immer die Toleranz und Fähigkeit, dich durch diese tiefen Gewässer zu navigieren. Jeder hat seine eigene Grenze, wo es ihm zu viel wird. Sollten Freunde dir das zu verstehen gegeben haben, betrachte das nicht als eine Verurteilung und erlaube dir keine selbstverletzenden Gedanken wie *Ich sollte das Trauern bereits abgeschlossen haben* oder *Ich bin widerwärtig*. Das heißt nur, dass sie eine Pause brauchen.

Als ein guter Freund starb, kämpfte ich, denn ich trauerte zusammen mit einer Frau, die ihm viel näherstand, und ich hatte das Gefühl, dass ich gar nicht das Recht zu trauern hätte, weil sie ihn um so vieles besser gekannt hatte. Als ich in der Lage war, das ihr gegenüber anzusprechen, weinten wir beide und teilten einen Augenblick der Schönheit, einen *Beauty-Moment,* der sowohl den Schmerz als auch dessen Linderung zuließ und uns beide zur Heilung führte. Während wir diese offene Aussprache führten, kam ein Hirsch zu uns, ohne Angst zu zeigen. Es war offensichtlich das, was die Ureinwohner Nordamerikas einen *Medicine-Moment* nennen – ein sehr wichtiger Augenblick höchster Aufmerksamkeit. Du weißt nie, wann du eine Tür öffnest, die zur Heilung eines anderen führt … oder deiner eigenen.

SPIRITUELLEN SCHMERZ HEILEN

Hast du jemals die Suche nach etwas aufgegeben, was du dir lange gewünscht hast – und hast nicht einmal genau gewusst, was das war? Vielleicht hatte der bewusste Teil von dir, der mit dem Alltag beschäftigt ist, keine Zeit, weiterzusuchen, aber ein Teil von dir protestierte stumm weiter, bis du dich selbst taub dafür machen musstest, weil es zu schmerzvoll und lästig war. Das war deine eigene tiefe Weisheit, die nach einer Verbindung zu deinem Spirit rief.

Hast du unstillbare Sehnsüchte? Du bist heißhungrig, egal, wie viel du isst. Egal mit wie vielen Leuten du Sex hast, du fühlst dich immer noch einsam. Egal wie viel Nahrung du zu dir nimmst, du bist nie zufrieden. Spirituelles Unbehagen oder spirituelle Leere sind verbreitete Zustände, und der Schmerz, von unserem Spirit abgeschnitten zu sein, zeigt sich oft in einem undefinierbaren Verlangen, das wir üblicherweise mit Sex, Alkohol, Essen, Einkaufen oder anderem Suchtverhalten zu stillen versuchen.

Weißt du, wie es sich anfühlt, mit seinem Spirit verbunden zu sein? Wenn du diese Art von Verlangen hast, ist es oft so wahnsinnig schmerzhaft, dass du es nicht einmal erkennen kannst. Du hast es verdrängt, da es so wenig fassbar ist. Dieses Verlangen ist schon so lange in dir, dass du es scheinbar vergessen musst, um damit fertigwerden zu können. Das kann manchmal gnädigerweise sogar betäubend wirken, aber wenn es darum geht, dem Spirit nachzuspüren, müssen wir diese seidene Membran zwischen unseren Wahrnehmungen und dem Verlust und der Leere zerreißen. Der erste Schritt zur Heilung vom Schmerz deines Suchtverhaltens ist die Erkenntnis, dass das Verlangen nicht nach Alkohol oder einer Person oder was auch immer besteht. Entscheide dich für den Schritt des Kriegers und jage das, was das Verlangen wirklich ausmacht – höchstwahrscheinlich nämlich dein verzweifeltes Verlangen, dich mit deinem Spirit zu verbinden.

KÖRPERLICHER FOKUS:
ÜBUNGEN FÜR DEN BEFREIENDEN SCHRITT
AUS DEM SCHMERZ

Das *Rezept für Veränderung* wird dir helfen, schlechte Gewohnheiten festzustellen, die körperliche Schmerzen verursachen oder verschlimmern. Ich möchte dir jetzt ein paar spezielle Yogapositionen vorstellen, die bei allgemeinen Problemen hilfreich sind. Das wird dir helfen, dich von den Schmerzen zu befreien *und* weiterhin schmerzfrei zu arbeiten. Indem du lernst, schmerzfrei zu sein, lenkst du die Aufmerksamkeit darauf, wie du dich bewegst und in deinem Körper lebst. Es wird dir helfen, schmerzfrei zu bleiben, wenn du zum Beispiel deine Wirbelsäule im Auge behältst und streckst und mindestens einmal jede Stunde, die du am Computer sitzt, *Shoulder Shrugs* machst. Während du in einer Yogaposition bist, bleib präsent und wachsam und bewusst und richte dabei die Aufmerksamkeit auf deine persönliche Grenze – also auf das, wozu du im Moment in der Lage bist –, anstatt deinen Körper zu verbiegen, weil du glaubst, dass eine Position ein bestimmtes Aussehen haben muss.

Schmerzfrei zu arbeiten bedeutet, eine intelligente Wahl zu treffen. Sagen wir, du bist jung und naiv und triffst einen Neujahrsvor-
satz: *Ich möchte in Topform kommen.* Du hockst eigentlich ständig
auf dem Sofa herum, doch von nun an entscheidest du dich, jeden
Tag laufen zu gehen. Am ersten Tag läufst du acht Kilometer, danach
bist du erledigt: und ab auf die Couch für den Rest des Jahres. Geh
stattdessen für ein paar Tage ein, zwei Kilometer und steigere dich
allmählich zum Laufen, ohne zu sehr zu drängen und dich zu überfordern, denn das kann zu einer Verletzung führen. Oder vielleicht
erholst du dich gerade von einer Bauchoperation und du möchtest
diese Bauchmuskeln schleunigst wieder in Form bringen. Folglich
entschließt du dich dazu, ein paar Dutzend *Elbow to Knee* (siehe
Seite 89) zu machen. Dann wirst du plötzlich wimmernd feststellen,
dass du es übertrieben hast. Beginne stattdessen langsam, indem du
jedes Mal, wenn du während des Tages ausatmest, deinen Bauch einziehst. Dann arbeite dich langsam hoch, bis du vielleicht vier Wie-
derholungen von *Elbow to Knee* machen kannst.

Schmerz ist ein Signal. Manchmal muss er brüllen: *Pass auf und
verändere das, was du tust!* Es heißt nicht unbedingt, dass du aufhören musst, aber es bedeutet, dass du deine Atmung vertiefen und
dein Gewicht verlagern solltest, um den Bereich etwas zu öffnen,
damit sich der Schmerz lösen kann. Ausruhen allein wird für gewöhnlich nicht den Schmerz auflösen. Wenn ich mit professionellen
Sportlern arbeite, wissen sie oft nicht, wie sie Schmerz als ein Signal
nutzen können, denn ihnen wird beigebracht, dass sie den Schmerz
ignorieren sollen oder durch ihn durchmüssen, um zu Spitzensport-
lern zu werden.

SECHS SCHRITTE FÜR EINEN SCHMERZFREIEN RÜCKEN

Ich möchte besondere Aufmerksamkeit auf Rückenschmerzen richten, da 80 Prozent der Amerikaner berichten, dass sie täglich davon
betroffen sind. Hier bediene ich mich eines anderen Zugangs als
viele andere Yogalehrer. Wenn du ein Problem im Rücken hast –
sagen wir einen Bandscheibenvorfall –, neigen die Muskeln dazu,

diese Stelle zu stützen oder sich darum herum zu verhärten, um so den Bereich ruhigzustellen. Es ist die Intelligenz des Körpers, die versucht, den unteren Rücken vor weiteren Schäden zu schützen, doch es gibt einen wirksameren Zugang. Du musst diese Stütze durch eine entsprechende Handlung ersetzen, die Stärke schafft und intelligenter und lebendiger ist. Mach zum Beispiel Positionen wie *Elbow to Knee* oder Bewegungen wie das Steißbein einrollen und den Brustkorb weiten sowie Länge in der Wirbelsäule gewinnen, um dem verletzten Bereich Raum zu verschaffen und ihn zu unterstützen. Du musst verstehen, was der Körper tut, sodass du mit ihm umgehen kannst, ohne dabei eine Blockade zu erzeugen.

Übe diese sechs Schritte, die dich von Rückenschmerzen befreien werden:

1. **Stell fest, wo genau die Rückenschmerzen liegen**

2. **Atme in diesen Ausgangspunkt hinein**

3. **Schaffe Raum in diesem Ausgangspunkt**

4. **Stärke deine Mitte**

5. **Setz die Beine ein, um dich besser zu stützen**

6. **Verschaff deinem Innern mehr Raum**

Hier nun die Schritte im Detail.

Stell fest, wo genau die Rückenschmerzen liegen

Das klingt offensichtlich, aber dein Körper kann dich in die Irre führen. Schmerzen im unteren Rücken könnten von einem zusammengekrümmten oberen Rücken herrühren. Viele Rückenschmerzen haben ihre Ursache in eingequetschten Eingeweiden. Hier nun ein paar Möglichkeiten, wie du deinen Rücken deuten kannst.

Viele von uns haben Schmerzen im unteren Rücken aufgrund des ständigen Zusammenstauchens der Wirbelsäule. Wir sitzen oder stehen nicht richtig, da wir eine schlechte Körperhaltung haben, und wir setzen unsere Bauchmuskeln nicht zur Stützung des unteren Rückens ein. Wenn unsere Bauchmuskeln für uns eine Tabuzone sind – ein Bereich, den wir vermeiden, weil wir denken, dass er dick und fett ist –, hat der Rücken immer weniger Stütze. Wenn du deine Bauchmuskeln hingegen stark und reaktionsfähig machst, hat dein Rücken mehr Unterstützung.

Um herauszufinden, ob deine Rückenschmerzen von einer Zusammenstauchung herrühren, mach die *Back Traction Pose* (Rückenstreckungsposition). Leg dich auf den Rücken mit angewinkelten Beinen, Füße flach am Boden unter den Knien. Dann leg die Hände auf die Quadrizepse, also dorthin, wo die Vorderseite der Oberschenkel auf die Hüften treffen. Drücke gegen die Oberschenkel, strecke dabei die Arme durch und zieh die Brust weg vom Bauch, wobei du den Rücken durchstreckst. Bleib fünf Atemzüge in der Position. Wenn das deine Rückenschmerzen lindert, kommt dein Problem vom Zusammenstauchen. Es wird dir helfen, mindestens einmal pro Tag *Back Traction* zu machen. Wenn du das regelmäßig tust, wirst du schmerzfrei werden bzw. bleiben.

Jetzt leg dich mit dem Bauch über eine zusammengerollte Matte/ ein Badetuch mit 15 bis 25 cm Durchmesser, das du direkt unter deinen Nabel legst. Wenn der Rücken in dieser Position schmerzt, kommen die Schmerzen von den Eingeweiden, dem Dickdarm, der Gebärmutter oder von anderen inneren Organen oder verkrampften Spannungen in diesem Teil des Körpers.

Häufig können Rückenschmerzen auch durch Verstopfung verschlimmert werden. Wie oft hast du Stuhlgang? Du solltest so oft zur Toilette gehen, wie du isst. Wenn du einmal pro Tag gehst, aber drei Mal pro Tag isst, läuft etwas falsch. Wenn du dich schlecht ernährst, nicht genug Wasser trinkst, die Hälfte deines Lebens sitzt oder eine schlechte Durchblutung hast, kann sich die Kacke in den Gedärmen stauen und diese verengen; ich nenne das den »Kackepfropfen«. Das kann sich in Form von Rückenschmerzen manifestieren. Wenn du deine Ernährungsgewohnheiten veränderst, wirst du ihn sicher irgendwann loswerden. Und wenn du auch noch Bauchmuskelübungen machst, beginnt sich der Pfropfen ziemlich schnell aufzulösen. Saftfasten oder Darmspülungen können zwar kurzfristig hilfreich sein, aber wenn du sie zu oft machst, verliert dein Dickdarm die Fähigkeit, seine Kontraktionsvorgänge richtig auszuüben, und du bekommst eine ganze Reihe neuer Probleme. Ernähre dich stattdessen gesund mit vielen Vollkornprodukten und ballaststoffreichen Lebensmitteln. Flohsamenschalen (Metamucil) können den Pfropfen herausspülen, und es wird Wunder bewirken, wenn du deine Atmung und Körperhaltung verbesserst.

Ischiasschmerzen ziehen sich direkt durch die Gesäßmuskeln und/oder den hinteren Teil des Beins. Wenn du denkst, dass du Ischiasprobleme hast, versuch folgenden Test:

Stell dich hin, zieh das Steißbein nach unten, indem du die Gesäß- und Bauchmuskeln einsetzt, und zieh die Brust nach oben. Wenn das den Schmerz und das Brennen in deinem Bein lindert, dann hast du wahrscheinlich Ischiasprobleme. Vorwärtsbeugen bei gestreckten Beinen, um sie zu dehnen, sind schlecht. Leg dich stattdessen auf den Rücken und bring die Knie zur Brust.

Bauchmuskelübungen werden dir helfen sowie *Bridge* (siehe Seite 92) und *Elbow to Knee* (siehe Seite 89), bei denen die Gesäßmuskeln, die Rückseite der Oberschenkel und der Rücken angespannt und neu trainiert werden. Das verändert die Stellung des Kreuzbeins im Körper, was den Druck von den Ischiasnerven nimmt und somit den Schmerz abbaut.

Wenn du Ischiasprobleme oder Schmerzen im hinteren Oberschenkel oder unteren Rücken hast, wandle Elbow to Knee etwas ab: Spanne bei gebeugtem linkem Bein und ausgestrecktem rechtem Bein die Muskeln um das rechte Sitzbein – den spitzen Knochen ganz unten an deinem Po, auf dem du sitzt – in Richtung Steißbein an. Mach diese heilsame Variation jedes Mal, wenn du bei *Elbow to Knee* das Bein ausstreckst.

Atme in diesen Ausgangspunkt hinein

Sobald du festgestellt hast, wo deine Rückenschmerzen herkommen, schließ die Augen und nimm mehrere tiefe Atemzüge, wobei du dich darauf konzentrierst, sauerstoffhaltigen, reinigenden Atem in den Bereich zu bringen, wie ich bei *Pigeon* erklärt habe (siehe Seite 54). Der Atem ist eine magische Kraft.

Schaffe Raum in diesem Ausgangspunkt

Roll dein Schambein Richtung Nabel, um den unteren Rücken langzumachen. Dann zieh die Rippen von der Taille weg nach oben; schick den Atem in diesen Bereich, sodass du spürst, wie er sich weitet und dadurch Platz schafft. Das nimmt den Druck von den Nerven und Bandscheiben. Wenn du während des Atmens die Hände an die Seiten der Rippen legst, kannst du tatsächlich spüren, wie sie sich bei jeder Einatmung weiten.

Stärke deine Mitte

Mach es dir zum Ziel, deine Mitte so zu trainieren, dass sie deinen unteren Rücken stützt. Mit »Mitte« meine ich nicht nur die Bauchmuskeln (die zu oft der einzige Fokus sind), sondern auch die Brust und den oberen, mittleren und unteren Rücken wie auch die Gesäßmuskeln.

Die Bauchmuskelübungen Elbow to Knee (siehe Seite 89), *Lunge* (siehe Seite 52), *Bridge* (siehe Seite 92) und *Cross-Legged Side Bend* (Seitwärtsbeuge im Schneidersitz) (siehe Seite 93) sind großartig, um die Mitte zu stärken und in Form zu bringen. Wenn du allerdings schwanger bist, mach keine Bauchmuskelübungen.

Setz die Beine ein, um dich besser zu stützen

Trainiere die Beine so, dass sie die gesamte Struktur deines Körpers stützen, um seine Funktion zu optimieren und deinem Leben Raum zu verschaffen. Wenn du den gesamten Körper durch deine Beine stützt, wirst du außerdem nur eine minimale Abnutzung an deinen Gelenken feststellen. Das ist eine kraftvollere Art und Weise, den Herausforderungen des Lebens zu begegnen.

Bridge (siehe Seite 92) und stehende Positionen wie *Warrior I*, *Warrior II* und *Extended Warrior Variation* (Erweiterte Kriegervariation) (siehe Seite 94ff.) stärken die Beine, da sie dich auf deinem Lebensweg tragen.

Verschaff deinem Innern mehr Raum

Wie beengt dein Wohnraum auch ist, deine Wirbelsäule und deine Mitte können dir immer Raum verschaffen. Lerne tief zu atmen. Lerne zu sitzen und aufzustehen, ohne dabei den Rücken einsacken zu lassen und zusammenzustauchen – eine besondere Herausforderung für Großraumbürohocker und Tastatur-Jockeys. Wenn du viel am Computer arbeitest, verspannen sich dein Rücken und dein Nacken, und du wirst häufig Schmerzen in diesen Bereichen haben.

Neck Release Pose, *Shoulder Shrugs* und *Spinal Twist* (siehe Seiten 97–99) können die Blockaden und den Schmerz in diesem Bereich lösen, und du kannst sie auch machen, während du auf einem Stuhl sitzt.

YOGAPOSITIONEN BEI SCHMERZENDEM RÜCKEN

Die folgenden Übungen wie auch der *Lunge* (siehe Seite 52) funktionieren sehr gut, um Schmerzen im Rücken zu lindern. Es ist verblüffend, wie wirkungsvoll der *Lunge* die Mitte wie auch die Hüfte öffnet.

ELBOW TO KNEE

Elbow to Knee (Ellbogen zum Knie) ist eine wunderbare Übung, um deine Mitte zu stärken. Mach die Übung g a a a n z langsam und richte die Aufmerksamkeit auf deinen Atem.

Leg dich auf den Rücken, die Knie etwas weniger als neunzig Grad gebeugt, Füße aktiv und weg vom Boden. Verschränke die Hände am unteren Hinterkopf und zieh die Unterarme seitlich neben dem

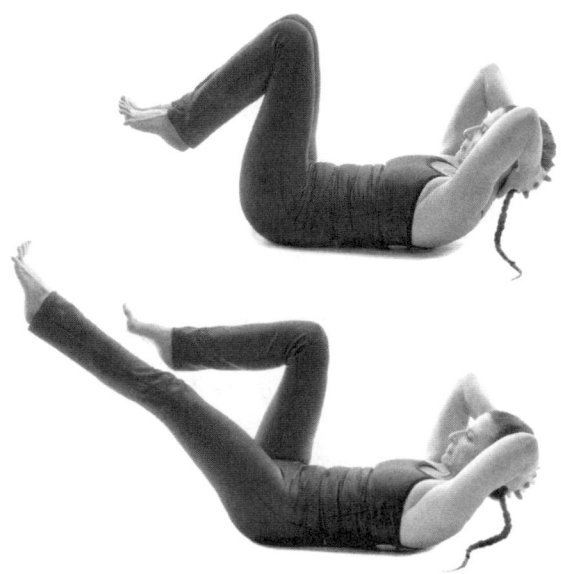

Elbow to Knee

Kopf zusammen und nach oben. Drück den unteren Rücken während der gesamten Übung in den Boden. Atme ein und hebe Kopf und Schultern hoch. Halte den Atem an und roll das Steißbein ein.

Jetzt atme aus und bring die beiden Ellbogen in Richtung des rechten Knies. Strecke das linke Bein aus und zieh den Bauch ein. (Das ist eine gute Gelegenheit, diese heilsame Variante einzuführen, bei der wir die Muskeln um das linke Sitzbein in Richtung Steißbein anspannen.) Atme auf dem Weg zurück zur Mitte wieder ein, halte Kopf und Schultern weiterhin hoch, halte den Atem an und roll das Steißbein ein.

Atme aus und zieh mit beiden Ellbogen Richtung linkes Knie. Strecke das rechte Bein aus (dabei jetzt die Muskeln um das rechte Sitzbein anspannen) und zieh den Bauch ein. Atme auf dem Weg zurück zur Mitte ein – halte Kopf und Schultern weiterhin hoch und roll das Steißbein ein.

Wiederhole das Ganze drei- bis achtmal.

ABS WITH A ROLL

Für *Abs with a Roll* (Übung zur Stärkung des Zentrums mit aufgerollter Matte) benötigst du eine zusammengerollte Matte/Badetuch. Du profitierst am meisten davon, wenn du die Übung wirklich langsam ausführst, die Aufmerksamkeit auf deinen Atem richtest und die Bauchmuskeln anspannst.

Leg dich auf den Rücken, die Rolle zwischen den Oberschenkeln, sodass sie auf dem Schambein aufliegt. Verschränke die Hände hinter dem Kopf, Unterarme an den Kopf angelegt, und strecke die Beine gerade nach oben. Atme ein, drück den unteren Rücken in den Boden, halte den Atem an, roll das Steißbein ein und drück die Matte zwischen den Oberschenkeln zusammen.

Atme dann aus, hebe Kopf und Schultern weg vom Boden, roll das Steißbein ein zweites Mal ein, drück die Matte zusammen und zieh den Bauch ein. Dann atme ein, leg Schultern, Nacken und Kopf wieder nach unten auf den Boden.

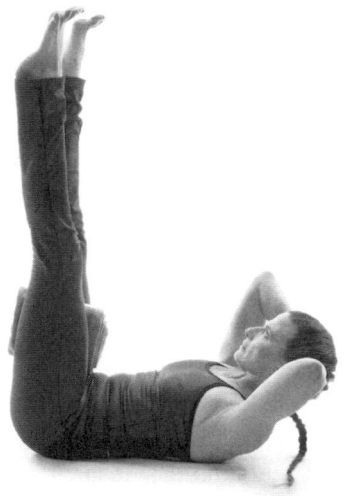

Wiederhole das Ganze drei- bis achtmal.

Abs with a Roll

FROG LIFTING THROUGH

Frog Lifting Through (Übung zur Stärkung des Zentrums mit ange-winkelten Beinen) geht wirklich in die Tiefe.

Leg dich auf den Rücken und verschränke die Hände hinter dem Kopf, während du den unteren Rücken auf den Boden drückst.

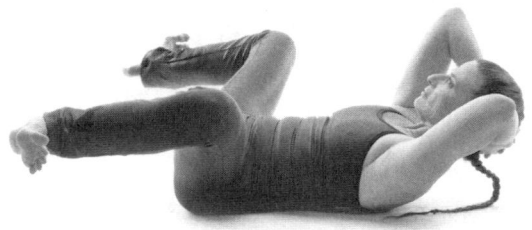

Frog Lifting Through

Bring die Knie in einen Neunzig-Grad-Winkel, hebe deine Füße, öffne dann die Beine zur Seite und dreh die Knöchel in die *Frog*-Position (Frosch-Position), indem du die Fersen auf gleicher Höhe mit den Knien hältst. Atme ein und hebe Kopf und Schultern hoch.

Atme aus und roll das Schambein in Richtung Nabel. Zieh den Bauch ein. Halte Kopf und Schultern oben, atme ein und entspanne das Becken.

Mach fünf bis acht Runden.

BRIDGE

Ich liebe *Bridge* (die Brücke), weil sie die Beine stärkt und die Eingeweide lockert, während die Rückseite des Nackens gedehnt wird. Die Dehnung der Nackenrückseite und das Ausbreiten der Schädelknochen geben mir das Gefühl, dass mein Gehirn mehr Platz bekommt.

Leg dich auf den Rücken, Knie angewinkelt, Füße ungefähr 30 cm voneinander entfernt flach auf dem Boden, Fersen direkt unter den Knien. Atme aus und roll das Steißbein ein. Hebe dann das Becken und den Rumpf hoch, während du Schultern, Nacken und Kopf auf dem Boden lässt. Atme ein, zieh das Brustbein Richtung Gesicht und weite den Brustkorb.

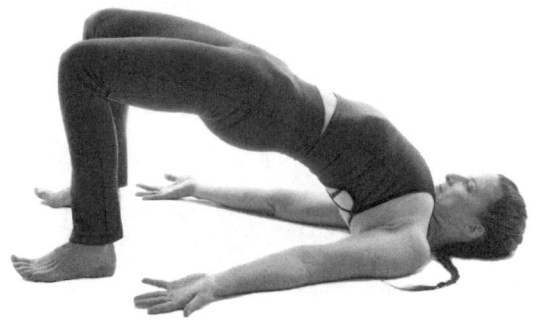

Bridge

Atme aus, drück die Füße fest in den Boden und roll das Steißbein noch mehr ein. Nimm fünf bis acht tiefe Atemzüge. Komm mit eingerolltem Steißbein wieder aus der Position heraus.

CROSS-LEGGED SIDE BEND

Cross-Legged Side Bend (die Seitwärtsbeuge im Schneidersitz) dehnt die Zwischenrippenmuskeln und verbessert so die Fähigkeit, tiefe Atemzüge zu machen. Das verändert jeden Aspekt unseres Lebens. Und das ist nur der Anfang!

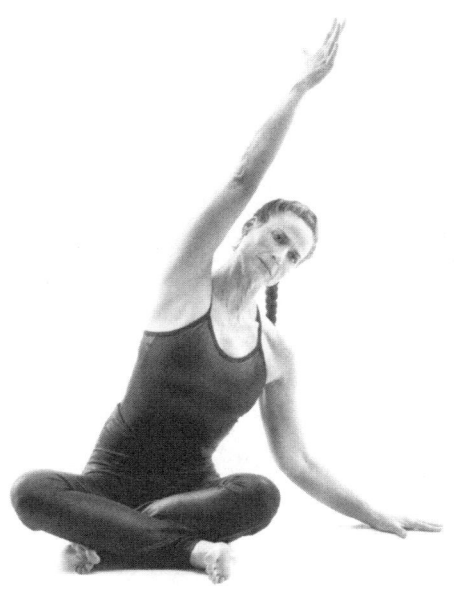

Cross-Legged Side Bend

Setz dich in einem bequemen Schneidersitz auf den Boden. Leg die linke Hand gerade zur Seite ungefähr 45 cm von der linken Hüfte entfernt. Atme ein, hebe den rechten Arm und zieh ihn über das rechte Ohr mit der Handfläche in Richtung Boden. Atme aus und strecke dich nach links. Entspanne den Nacken. Atme und spüre die Dehnung auf der rechten Seite. Atme aus, zieh die linke Schulter weg vom linken Ohr nach unten.

Die zweite Stufe verstärkt die Nackenentspannung. Für die zweite Stufe strecke deinen rechten Arm nach rechts, bis die Fingerspitzen etwa 30 cm über dem Boden sind. Bring das linke Ohr direkt über die linke Schulter. Atme tief und langsam, entspanne mit jeder Ausatmung Nacken und Kiefer.

Zum Herausgehen aus der Position zieh den rechten Arm nach rechts, um deinen Rumpf hochzubringen. Senke nun die rechte Hand ab, während dein Kopf weiterhin hängt. Leg die linke Hand an den Kopf und hilf ihm so hoch. Bleib in jeder Stufe vier Atemzüge lang.

Wiederhole das Ganze auf der anderen Seite.

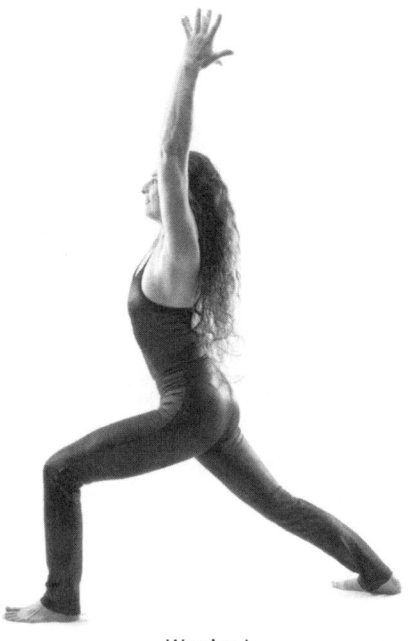

Warrior I

WARRIOR I

Warrior-Positionen (die Krieger-Positionen) sind starke Positionen, du kannst dich nicht einfach durchmogeln.

Stell die Füße etwa 1,20 m auseinander. Drehe den linken Fuß nach außen, den rechten Fuß etwa in einem Sechzig-Grad-Winkel zum Bein, wobei die Fersen in einer Linie sind. Atme ein und strecke die Arme seitlich vom Kopf nach oben, Finger aktiv, und schaffe Länge im Rücken, indem du den Brustkorb weitest. Atme aus, beuge das linke Bein in einen Neunzig-Grad-Winkel und roll das Steißbein ein. Jetzt dreh die Hüften frontal zum vorderen Knie. Nimm fünf tiefe Atemzüge.

Wiederhole das Ganze auf der anderen Seite.

WARRIOR II

Stell die Füße etwa 1,20 m auseinander. Dreh den linken Fuß nach
außen und den rechten Fuß leicht nach innen. Dann bring die linke
Ferse in eine Linie mit dem Gewölbe des rechten Fußes. Atme ein
und streck die Arme gerade zur Seite, Füße und Hände aktiv, Steißbein nach unten gezogen. Atme aus und beuge das linke Knie in
einen Neunzig-Grad-Winkel. Bring das Kinn in eine Linie mit dem
Brustbein. Nimm fünf tiefe Atemzüge.

Wiederhole das Ganze auf der anderen Seite.

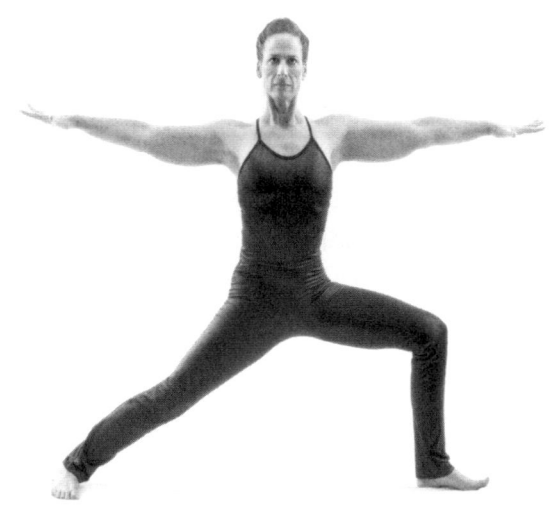

Warrior II

EXTENDED WARRIOR VARIATION

Für Extended Warrior Variation (die Erweiterte Kriegervariation) geh
in den *Warrior II*, stütze den linken Unterarm auf den linken Oberschenkel. Atme aus und leg den rechten Arm um den unteren
Rücken und greif mit der Hand an den linken Oberschenkel oder
pack deinen Hosenbund. Zieh die untere Schulter weg vom Nacken.

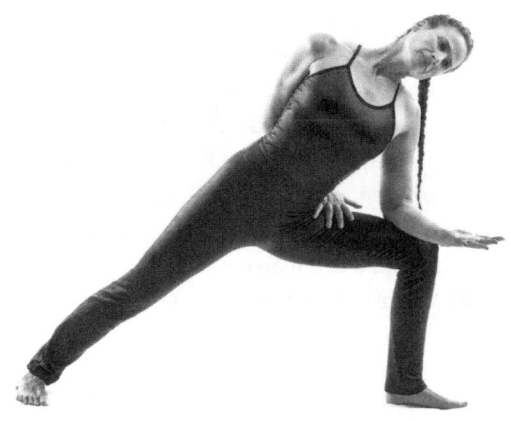

Extended Warrior Variation

Hebe die Rippen weg vom linken Oberschenkel, indem du dich aus dem linken Unterarm herausdrückst. Entspanne den Nacken, Füße aktiv. Nimm fünf tiefe Atemzüge.

Zum Herausgehen aus der Position strecke den rechten Arm zur rechten Seite und zieh so deinen Oberkörper hoch. Hebe den Kopf erst zum Schluss.

Wiederhole das Ganze auf der anderen Seite.

YOGAPOSITIONEN ZUR LINDERUNG VON NACKEN- UND SCHULTERSCHMERZEN

NECK RELEASE POSE

Für Neck Release Pose (die Nackenentspannungsposition) setz dich in einen bequemen Schneidersitz. Leg die rechte Hand unter den rechten Sitzknochen mit der Handfläche nach unten und den Fingerspitzen in Richtung Steißbein. Senk den Kopf zur linken Seite und nimm einen Atemzug. Leg den linken Arm über und um den

Kopf, sodass die Fingerspitzen an der rechten Kieferlinie liegen. Halte die Brust nach oben gezogen. (Falls diese Haltung zu intensiv ist, lass einfach die linke Hand am Boden.)

Lehn dich mit dem Oberkörper ein wenig nach links und nimm zwei Atemzüge, während du den Nacken entspannst. Senk den Kopf ein paar Zentimeter und schicke zwei weitere Atemzüge in diesen neuen Bereich der Dehnung im Nacken. Senk den Kopf noch ein paar Zentimeter weiter, atme in die neue Dehnung im Nacken und nimm zwei weitere Atemzüge. Löse den oberen Arm wieder und senke ihn ab. Roll das Kinn in Richtung Brust und bring den Rumpf wieder zur Mitte hoch. Löse die Hand, auf der du sitzt, lass den Kopf hängen und schicke einen Atemzug in die Rückseite des Nackens. Leg die Hand auf die Stirn, atme ein und hebe den Kopf hoch.

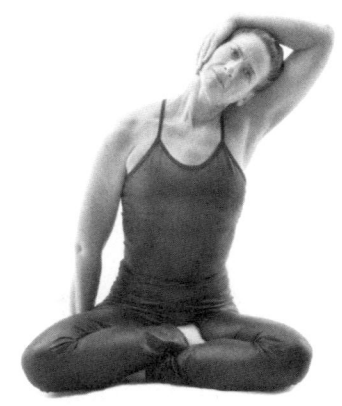

Neck Release Pose

Wiederhole das Ganze auf der anderen Seite.

SHOULDER SHRUGS IN WARRIOR II

Für Shoulder Shrugs in Warrior II (Schulterübung im Krieger II) stell die Füße etwa 1,20 m auseinander. Dreh den linken Fuß nach außen und den rechten Fuß leicht nach innen. Dann bring die linke Ferse in eine Linie mit dem Gewölbe des rechten Fußes. Strecke die Arme gerade zur Seite, Finger aktiv. Atme aus und beuge das linke Knie in einen Neunzig-Grad-Winkel und roll das Steißbein ein. Bring das Kinn in eine Linie mit der Brust. Nun befindest du dich im *Warrior II*.

Lass die Arme hängen und entspanne dich. Atme ein, wobei du mit dem Atem den oberen Rücken weitest. Halte den Atem an, während du die Schultern nach oben und gerade nach hinten ziehst. Atme aus und drück die oberen Schulterblätter zusammen. Zieh sie

nach unten. Dann lass locker. Atme ein und mach den oberen Rücken breit. Atme aus, drück die mittleren Schulterblätter zusammen
und zieh sie nach unten. Lass locker und atme in den oberen Rücken. Atme aus, drück die unteren Schulterblätter zusammen und
zieh sie nach unten. Lass locker und atme dann wieder ein.

Wiederhole das Ganze noch zweimal.

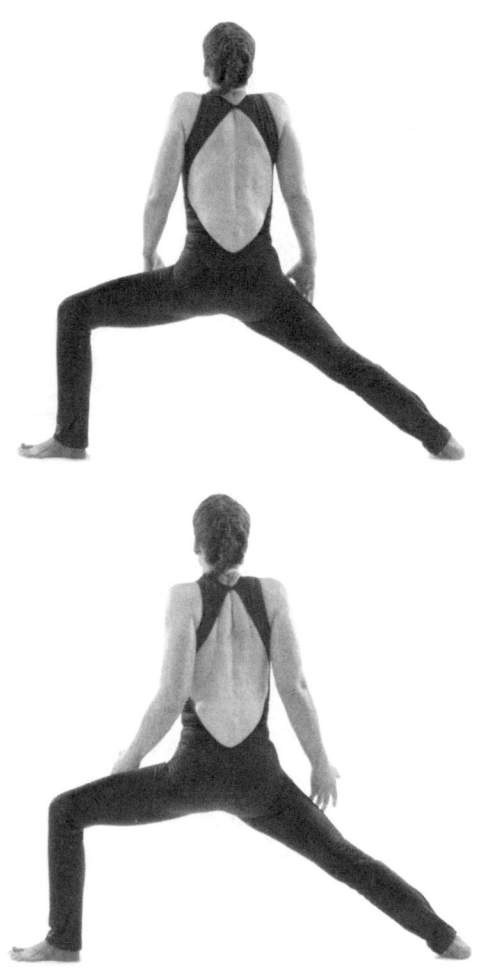

Shoulder Shrugs in Warrior II

SPINAL TWIST

Für den Spinal Twist (Drehsitz) setz dich in den Schneidersitz. Leg die rechte Hand auf das linke Knie und die linke Hand hinter das Kreuzbein mit den Fingerspitzen auf dem Boden, und zwar so, dass sie vom Kreuzbein wegzeigen. Atme ein und hebe die Rippen von der Taille weg nach oben und weite den Brustkorb. Bleib gestreckt, atme aus und dreh dich nach links, wobei du das Kinn in eine Linie mit der Brust bringst. Geh mit jeder Ausatmung weiter in die Drehung, wie es deine Beweglichkeit erlaubt. Halte die Position für fünf Atemzüge.

Überkreuze die Beine nun anders herum und wiederhole das Ganze auf der anderen Seite.

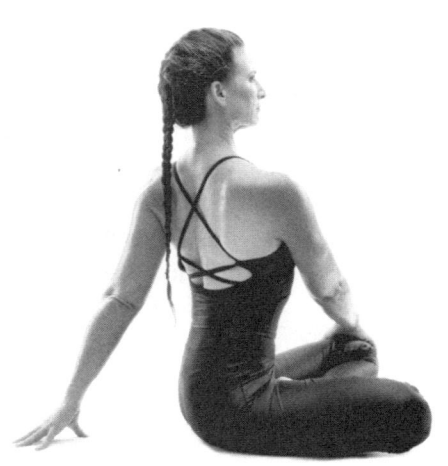

Spinal Twist

Schmerzen, ob physische, emotionale oder spirituelle, müssen keine Konstante in deinem Leben sein.

Du kannst dich jederzeit dazu entscheiden, eine andere Beziehung zu ihnen aufzubauen, sodass du sogar dann, wenn du dich nicht vollständig von den Schmerzen an sich befreien kannst, dich sehr wohl von dem Leiden befreist, das du damit verbindest. Das ist ein befreiender Schritt aus dem Leiden heraus.

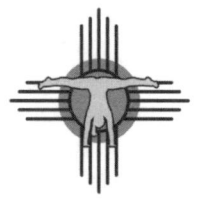

3

SPRICH DIE WAHRHEIT:
ENTWICKLE DAS HERZ
EINES KRIEGERS

MAYA NAHM EINEN meditativen Zug an ihrer Zigarette und zündete dann eine für mich an. Wir standen zusammen im Garten hinter dem Haus, diese Haushälterin und ich, und wir rauchten und unterhielten uns. »Weißt du, was deine Mutter ist?«, fragte sie mich. »Sie ist das Wildschwein, das seine Jungen gefressen hat. Was zum Teufel stimmt nicht mit diesen Menschen, dass sie nicht sehen können, was sie für Monster sind? Und dein Vater? Er ist ein Arschloch.«

Ich konnte kaum atmen; ich war schockiert und begeistert zugleich. Mit sechs Jahren hatte ich bereits die Nase voll von Leuten, die mir sagten, wie wunderbar meine Mutter sei und was für eine hart arbeitende Lehrerin sie doch sei. Einmal hat sie sogar einen *Golden Apple Award*, eine Auszeichnung für Pädagogen, für ihre Bemühungen gewonnen. Immer wenn ich im Büro des Direktors zusammengestaucht wurde, weil ich meine Klappe zu weit aufgerissen hatte, warnte dieser mich vor den »Auswirkungen meines Verhaltens auf den Ruf meiner Mutter«. Sie unterrichtete Kinder in meinem Alter, und ich konnte mir ausmalen, wie sie gar so nett zu ihnen war, aber wenn sie nach Hause kam, war es, als ob sie das bisschen, was sie aufbieten konnte, bei der Arbeit gelassen hätte und für mich nur noch Drohungen und Prügel übrig hatte. Ich konnte es nicht mehr hören, dass mein Vater für seine Verdienste als Sozialarbeiter gepriesen wurde, Kindern zu helfen, in Pflegefamilien zu kommen, so engagiert das Schicksal anderer zu verbessern. Hinter verschlossenen Türen schritt er niemals ein, wenn meine Mutter ihre Tobsuchtsanfälle bekam oder hinter mir her war. Das Leben zu Hause war insgeheim eine Hölle – so kam es mir zumindest vor.

Maya war eine stille, aber machtvolle Zeugin all dessen. Als schlanke Afroamerikanerin mit kurz geschorenem Haar stand Maya nicht darauf, Zuneigung zu zeigen, obwohl sie hin und wieder ihren Arm um meine Schulter legte. Meistens stand sie einfach nur mit mir in der Küche, mit eiskalter Miene und ausdruckslos, während meine Eltern im Nebenzimmer einen ihrer lautstarken Kämpfe ausfochten. Sie konnte nicht dazwischentreten und mich verteidigen, wenn mich meine Mutter angriff, aber was sie davon hielt, sagte sie mir hinterher, indem sie meine Mutter einen tollwütigen Hund und ein Miststück nannte.

Sicher, einige mögen jetzt denken, dass es keine gute Idee war, einer Sechsjährigen Zigaretten zu geben, aber für diese Rauchpausen mit Maya hätte ich alles gegeben. Sie waren die einzigen ehrlichen Diskussionen, die ich je als Kind hatte, und Maya war die einzige Erwachsene, die mir ein Gefühl der Sicherheit gab. Während sie dabei zusah, wie sich der Schmutz immer zwischen ihren Putzbesuchen anhäufte, wie die Streitereien meiner Eltern zunehmend bösartiger wurden und der allgemeine Grad des Wahnsinns in meinem Zuhause immer schlimmer wurde, runzelte Maya die Stirn ihres runden Gesichts und flüsterte: »Du bist nicht verrückt; *die* sind verrückt.« Vielleicht war ich doch keine böse Satansbrut, wie meine Mama immer sagte. Maya gab mir Ratschläge, wie ich mit dem Leben zu Hause fertigwerden konnte, aber wichtiger noch, sie hörte mir einfach nur zu. Ich erinnere mich noch an den Nikotinrausch, den ich immer damit in Verbindung brachte, wie ich meine Schutzschilde herunterließ. Nach all diesen Lügen war es eine herrliche Erlösung zu hören, wie Maya die Wahrheit aussprach. Jahre später, als ich das erste Mal mit der Medizin der Ureinwohner Nordamerikas zu tun hatte und lernte, wie man Tabak für das Beten, für das aufrichtige Miteinandersprechen, verwendet, musste ich lachen: Maya mit ihren Zigaretten war meine erste Medizinlehrerin gewesen.

Maya war meine erste *Wahrheitssprecherin*, sie war eine Frau, die ganz aus ihrem Herzen sprach und mit großem Mitgefühl die Wahrheit sagte. Ich fragte mich, ob mir das, was ich von Maya gelernt hatte, bei den Kids im Stall helfen würde. Ich sehnte mich nicht unbedingt nach Freundschaften, einfach nur nach einer Art Interaktion. Die anderen Stallhelfer – Außenseiter der Gesellschaft wie ich – waren alle im Teenageralter und um die zwanzig, randalierten, verprügelten einander, knackten Schlösser und schlossen Autos kurz, galoppierten mit den Mietpferden hinaus auf einen nahe gelegenen Golfplatz und zertrampelten den Rasen. Ich war sechs Jahre jünger als das nächstältere Kind und daher war ich immer eine verlässliche Zielscheibe für ihre üblen Scherze. Die älteren Kinder stahlen Alkohol und Drogen und fanden es amüsant, sie mir zu geben. Ich war für sie ihr Maskottchen, ein Wegwerfspielzeug – etwas, was man in den scharfkantigen Pferdetrog werfen oder vom Heuhaufen runterschubsen konnte. Aber sie waren alles, was ich hatte. Ich versuchte, mir einen Platz in der Bande zu sichern, indem ich noch wilder und unberechenbarer wurde als sie, eine Art irrer Harlekin, der die größten Wagnisse einging und niemals eine Herausforderung scheute.

Aus irgendeinem Grund jedoch spürten diese viel älteren Jugendlichen etwas unter meiner Cool-Kid-Tour. Allmählich kamen sie mit ihren Problemen zu mir, die meistens nicht meine Liga waren. Ich war zehn oder elf. Was wusste ich schon darüber, wer mit wem schlief oder warum? Wenn sie mir etwas erzählten, was ich nicht aufgrund meiner Lebenserfahrung zuordnen konnte, musste ich anders zuhören. Es war, als ob ihre Worte in einen Brunnen hinuntertropfen würden. Dann gab es einen stillen, geistreichen Moment, und dann tauchte eine Antwort aus einem Ort tief in meinem Inneren auf. Ich dachte nicht darüber nach; ich sagte es einfach. Es war komisch – und es machte mir Spaß. Ratschläge zu geben war besser, als herumgestoßen zu werden. Bald schon kamen auch jene zu mir, die mich am übelsten zugerichtet hatten, um meine weisen Worte zu hören.

Renee zum Beispiel hatte Probleme mit ihrem Freund. Sie war ein komischer Vogel für einen Stall: ein tussenhaftes Girlie, das Tonnen von Eyeliner trug, ihre Haare hochtoupierte und sich immer in die neueste Mode zwängte. Sie beschwerte sich bei mir darüber, wie oft sie und ihr Freund stritten. Was sollte sie tun? Die Antwort kam aus dem Brunnen: »Frage ihn, was er braucht.« Wie seltsam war das denn? Es war Ende der Sechziger. Niemand fragte Teenager, welche Bedürfnisse sie hätten; und sicher hat auch niemand Ray gefragt. Aber es funktionierte: Bald holte sich auch Ray bei mir Rat.

Gleichzeitig waren meine Schutzschilde undurchdringlich.
ren so sehr ein Teil von mir, dass ich dachte, dass *ich sie* wäre.
nem Mund war die Wahrheit eine wirklich scharfe Waffe, etwas, mit
dem ich jeden austricksen konnte, der mir gegenüber aggressiv war
oder mir überlegen schien. Wie Harry, der nur ein kleines bisschen
schwächlicher war als der Rest unserer Bande, ein bisschen »begü-
terter«. Vielleicht hat ihn sogar jemand geliebt. Ich nahm ihn ins Visier. Als ich herausfand, dass er Angst vor Poncho, diesem graubrau-
nen Pferd, hatte, das ihm ständig einen Schrecken einjagte, warf ich
Harrys Ängstlichkeit und seinen Mangel an Erfahrung in die ganze
Gruppe wie einen verwundeten Fisch, den man an die Haie ver-
füttert: »Du hast Angst vor Poncho? Du bist acht Jahre älter als ich,
und ich kann ihn reiten. Er kann dich jederzeit abwerfen.« Ängstlichkeit rund um die Pferde war der Todesstoß im Stall. Die Bande
liebte meine scharfe Zunge – und zwar so lange, bis sie selbst an der
Reihe waren, auseinandergenommen zu werden. Wenn mich jemand
ärgerte, nahm ich das Geheimnis, das er oder sie mir anvertraut hatte,
und schleuderte es ihnen vor die Füße, vor allen anderen. Ich be-
nutzte die Wahrheit rücksichtslos, verschoss sie wie einen Pfeil mit
der Absicht zu verletzen, aber auch die emotionalen Infektionsherde
anzustechen, die wir alle mit uns trugen – sogar hier versuchte ich zu
heilen. Ich konnte niemandem vertrauen, und sie konnten mir nicht
vertrauen.

Mit Ausnahme von Maya und Nick waren die Pferde die Einzigen,
die mir die Wahrheit sagten. Wenn ein Pferd auf dich sauer ist, wird
es wie verrückt versuchen, dich zu treten oder zu beißen. Wenn dich
ein Pferd mag, kannst du die Zuneigung spüren, die es ausstrahlt.
Die Pferde waren die einzigen Lebewesen, die ich bedingungslos
liebte – und sie wiederum akzeptierten mich. Ich konnte Stunden
in ihrer friedlichen Umgebung verbringen. Die Hackordnung der
Pferde auf der Koppel machte Sinn. Einige Pferde freundeten sich
an, standen Kopf an Schweif, rieben ihre Zähne am Rücken des anderen und wedelten die Fliegen voneinander weg. Dieses soziale
System der Pferde war das erste Beziehungsmodell für mich. In der
Bande war ich immer aufgedreht oder betrunken oder high oder
kämpfte mit Fäusten oder Worten um mein Leben. Die Pferde hin-

gegen schienen das alles ganz leicht kapiert zu haben. Und wenn eines aus der Reihe tanzte, stellte ein schneller Biss die Ordnung wieder her. Pferde faszinierten mich.

Nick ließ jeden von uns Gehilfen eines der Mietpferde als sein spezielles Lieblingstier aussuchen, eines, dem er besondere Aufmerksamkeit schenkte und mit dem er, wenn es nicht zu viel Arbeit gab, ausreiten konnte. Ich wählte Span, das hässlichste Pferd im Stall. Span war alt mit einem Hohlkreuz und Geschwüren an ihren Beinen, einem lustigen, knubbelig höckernasigen Kopf und einer völlig unausgeglichenen Gangart. Sie war eine sichere Wahl, da sie sonst niemand wollte. Ich hatte bereits gelernt, dass mir weggenommen wurde, was immer ich auch haben wollte. Aber niemand würde Span nehmen; sie war Schrott, wie ich auch.

Span brachte mir sogar noch mehr über Beziehungen bei. Ich dachte mir, vielleicht würde sie mich mögen, wenn ich sie mögen würde. Zuerst, als ich Span zu striegeln anfing, ihr Karotten gab und ihr Medizin auf die Beine strich, war sie ein ziemlich geknicktes Ding – sie war kurz davor, zu Hundefutter verarbeitet zu werden. (Die anderen Kids nannten sie *Spam*, wie das Dosenfleisch). Sie hatte diesen toten Blick in den Augen; mit ihr abzuhängen war, als würde man mit einer stinkenden Statue voller wunder Stellen spielen. Dann kam ganz langsam das Leuchten in ihre Augen zurück. Eines Tages striegelte ich sie, als sie sich mir zuwandte und mich sanft mit ihrer Nase anstupste, als ob sie sagen wollte: *Hey, ich habe bemerkt, dass du da bist.* Ich konnte es damals noch nicht in Worte fassen, aber ich spürte, dass ich ihren Spirit zurückbrachte. Vielleicht würde das auch mit mir passieren können. Ich hatte Angst, mich um Span zu kümmern, denn ich war mir sicher, dass man sie mir wegnehmen würde, aber ich fing trotzdem damit an.

Ich habe das Gefühl, dass das von Anfang an Nicks Plan war. Er war einer der ersten Menschen, der mich überhaupt mit irgendeiner Art von Interesse oder Zuneigung bedachte. Ich balgte mich mit den älteren Kids, und wenn ich mich umdrehte, sah ich, wie er mich schweigend beobachtete. Er sah, dass ich lernen musste, wie man für jemanden sorgt, also überließ er mir diese alte Mähre. Und so begannen sowohl das Kind als auch das Pferd zu heilen. Wenn es dieses

Band der Zuneigung gibt, entwickelt sich noch etwas anderes im Vierbeiner *und* im Zweibeiner. Alle von uns Gehilfen hatten unsere wunden Punkte. Uns um unsere Lieblingstiere zu kümmern war Balsam für die Seele. Es linderte unsere Wunden. Es ließ auch etwas in uns wachsen, schenkte uns einen Ort der Zuneigung und Berührung – Dinge, die eigentlich Teil unserer Lebenserfahrung hätten sein sollen, es aber nie waren. Vielleicht hasste ich Harry deswegen. Jemand *hatte* ihn verhätschelt. Jemand *hatte* sich um ihn gekümmert. Dass ich mich um Span kümmerte, ließ in mir etwas wachsen, für das es zuvor keine entsprechende Umgebung gegeben hatte.

Die *Azusa Canyon Stables* waren über all die Jahre ein wahrer Zufluchtsort für mich geworden, manchmal buchstäblich das einzige Dach über meinem Kopf, der Ort, wo ich gelernt hatte, Pferde zu trainieren und mich um sie zu kümmern, das Labor für mein Studium von Beziehungen. Dann stürzte eine Reihe von kleineren Katastrophen auf uns ein – schlimme Brände und schwere Regenfälle vertrieben nach und nach die meisten unserer Kunden in andere Ställe. Schritt für Schritt starb unser Zufluchtsort. Eines Tages dann überschwemmte eine gewaltige Flut den gesamten Canyon einschließlich der Ställe und vergrub sie unter dem Schlamm, der von den nahe gelegenen kahlen, versengten Bergen heruntergespült wurde.

In einem einzigen Augenblick war der Ort, an dem ich mich selbst zum Leben zu erwecken begonnen hatte, vollkommen zerstört. Alle Straßen wurden weggespült, die Ställe versanken im Schlamm. Ich stand in einer Schlammmasse mit matschigen Felsbrocken und beobachtete Helikopter, wie sie Heuballen für die Pferde abwarfen, die auf der anderen Seite des tobenden, anschwellenden Flusses gefangen waren. Ich spürte, wie der winzige Schimmer an Lebendigkeit, der in mir gewachsen war, immer trüber wurde. Old Harry, ein älterer Mann, der in der Nachbarschaft lebte, war im Schlamm erstickt; ich hörte, dass er sich geweigert hatte, sich evakuieren zu lassen, als man die Leute zu retten versuchte. Vielleicht hatte er entschieden, dass es nichts mehr gab, wofür es sich zu leben lohnte. Ich weiß nicht, ob Span es geschafft hat. Es gab nur einen Grund, der mich davon abhielt, mich völlig aufzugeben, so wie Old Harry: Ich hatte eine Schecke namens Caprice, die in diesen Ställen gefangen war. Sie war das erste Pferd, das ich jemals wirklich besaß. Ich sagte mir, wenn ich nur auf ihren Rücken gelangen könnte, würde mir nichts mehr passieren. Und so kam ich auf die verrückte Idee, mein Pferd zu retten.

Ich durchwatete den Fluss und tauchte zerschrammt und mitgenommen am anderen Ufer auf, um mich zur Sattelkammer durchzukämpfen. Alles war vom Schlamm und Wasser zerstört worden, es war unbrauchbar. Ich schnappte ein altes, gerissenes Zaumzeug und ritt Caprice ohne Sattel. Ich trieb sie in die Strömung. Es war schrecklich, aber ich hatte das Gefühl, dass ich um unser beider Leben kämpfte. Ich schaffte es irgendwie, Caprice sicher auf die andere Seite zu bringen, doch dann realisierte ich, dass ich keine Ahnung hatte, wo ich nun hingehen sollte.

Sicher nicht zurück zur Schule. Ich hatte die Schule bereits in der zehnten oder elften Schulstufe abgebrochen. Ich erinnere mich, dass mich eines Tages ein Lehrer aufforderte, nach dem Unterricht noch zu bleiben. *Was ist denn jetzt schon wieder?*, dachte ich mir. *Weswegen werde ich denn dieses Mal zusammengestaucht?* Er gab mir ein Beurteilungsformular, sodass ich bewerten konnte, was ich von diesem Unterricht für Hochbegabte hielt, an dem ich teilnahm. *Unterricht für Hochbegabte?* Ich hatte ja keine Ahnung; niemand hatte das je erwähnt. Ich saß also da, füllte diesen lächerlichen Ja-Nein-Fragebogen aus, als ich durch das Fenster einen Baum betrachtete. Während ich raussah, löste sich ein Blatt und flatterte zu Boden. Als es landete, hatte ich eine starke Eingebung: *Ich vergeude mein Leben. Die Zeit vom Stamm zum Boden ist die Zeit, die ich noch habe.*

Ich stand von meinem Stuhl auf und verließ das Gebäude; ich ging nie mehr zur High School zurück. Ich kämpfte gegen den gesamten Schulbezirk und bekam die Berechtigung, eine experimentelle Schule für Erwachsene zu besuchen, die mich meinen High-School-Anforderungen nachkommen ließ. Das war gigantisch. Das war eine andere Art von Kampf; ich kämpfte nicht dagegen an, in einen Trog geworfen zu werden, und ich schrie auch keinen dummen Lehrer an; ich machte mich für etwas stark, was für mich bedeutsam war, und die Tatsache, dass ich bekam, was ich wollte, veränderte etwas in mir.

Nach Caprice kaufte ich mir ein Halbblut-Araber-Fohlen, eines
der ältesten und besten Pferdegeschlechter der Welt. Er war zu jung,
um geritten zu werden, also brachte ich ihm bei, einen Sattel zu tragen, ein bisschen zu gehorchen, Stimmsignalen zu folgen und einen
Karren zu ziehen, also war er teilweise trainiert. Schließlich ver-
schaffte ich mir den Job, in einem Showstall für einen Typen namens
Mike Nielson zu arbeiten, der ein international anerkannter Trainer
von Jagd- und Sprungpferden war. Ich verkaufte meinen Halbaraber,
um ein verwahrlostes Pferd zu kaufen, das ich in einem Außenstall
fand. Sie war eine blauäugige, cremefarbene Stute mit rosa Haut, die
mit Wundschorf (engl.: *scabs*) bedeckt war; daher ihr Spitzname
»Scabby«. Sie sah aus wie ein Einhorn, das sein Horn abgeworfen
hat. Ich taufte sie Chelsey Morning nach dem Joni-Mitchell-Lied
»Chelsea Morning«. Sie ließ mich sogar bei sich im Stall schlafen; ich
konnte mich an ihr Vorderbein und ihren Hals kuscheln.

Man sagte mir, dass es in der Showwelt keinen Platz für ein rosa-
farbenes Pferd wie mein magisches hornloses Einhorn gäbe; dennoch führte ich sie oft vor und siegte. Mike sagte mir, dass ich mit ihr
nicht weiterkommen würde. »Sie ist ein gutes Mädchen, aber hat
eben die falsche Farbe.« Ich hasste es, Chelsey zu verkaufen, aber ich
brauchte ein Pferd mit einer normalen Farbe, wenn ich größere na-
tionale Wettbewerbe gewinnen wollte. Also kaufte ich den kupfer-
farbenen Hengst Squirrel und gab ihm den Shownamen *Wo Tut Es
Weh*? (In der Pferdewelt haben die Pferde für gewöhnlich einen
Spitznamen und einen längeren, imposanteren Shownamen. Squirrels Showname stammte von einem Kinofilm, dessen Titel mir besonders treffend schien.) Er war ein junger Vollblüter, der total wild,
agil und schön war. Ich bekam ihn günstig, da ihn niemand sonst
reiten konnte. Es war mein Traum, ein Pferdetrainer so wie Mike zu
werden. Mein Plan war, Squirrel zu trainieren und so Mike meine Fähigkeiten zu beweisen und mich zu seiner anerkannten Assistentin
hochzuarbeiten.

Unterdessen war meine offizielle Bezeichnung bei Pferdeshows jedoch »Stallmädchen«. Ich schlief in der Sattelkammer und wachte
um drei Uhr morgens auf, um die Pferde sauber zu machen und zu
füttern und die Ställe auszumisten. Ich bereitete die Pferde für die

Show vor und ritt sie, wenn es nötig war. Doch wenn ich zu einem Festessen eingeladen wurde, nachdem jemand eine Siegerschleife gewonnen hatte, riskierte ich, Mike in Verlegenheit zu bringen – ich war allzu seltsam und feindselig; ich wusste nicht, wie man bei Tisch mit Silberbesteck isst. Einmal, als ich versuchte, ein Steak durchzusägen, landete es auf dem Schoß einer Frau, die den Titel »Bestgekleidete Frau von Covina« trug, und Mike scherzte hinterher: »Oh Gott, ich kann dich nirgendwohin mitnehmen.« Ich wusste, es würde lange dauern, seine Assistentin zu werden.

Ich schaffte es irgendwie, mir einen Job auf einer Ranch draußen in der Wüste in Hesperia zu erkämpfen, wo sie *Morgan*-Pferde züchteten, eine besonders kinderfreundliche Rasse. Ich bekam das erste Mal eine Arbeit als Trainerin. Der Ranchbesitzer bot mir Bedingungen an, die so scheußlich waren, dass das sogar mir klar war: 25 Dollar pro Woche und einen Platz, wo ich mit meinen Pferden und einem Hund, der sich irgendwie an mich drangehängt hatte, leben konnte. Ich nahm den Job an; sobald ich achtzehn würde, wäre ich nicht mehr in der Juniorenklasse, und daher musste ich mich so schnell wie möglich als anerkannte Pferdetrainerin beweisen. Ich machte mir nicht einmal die Mühe, es meinen Eltern zu erzählen, und lud meinen ramponierten, alten Vista Cruiser voll und flitzte damit hinaus in die Wüste, mit Squirrel im Schlepptau.

Pferde in der Wüste sauber zu machen und zu füttern und zu trainieren war eine extrem anstrengende Knochenarbeit. Erzähl mir nichts über die Arbeit mit Pferden! Versuch du mal, ganz allein mitten in der Nacht Fohlen aus ihren Müttern herauszuziehen. Ich half auch bei der Zucht. Zwei Pferden beim Paaren zuzusehen war, als ob man sich inmitten eines Sturms befindet. Der Besitzer und seine Freundin kamen einmal pro Monat zur Kontrolle auf die Ranch, und da war noch ein junger Leiharbeiter aus einem furchtbaren Jugendgefängnis in der Nähe, der sehr selten mal vorbeikam. Aber im Prinzip war ich ganz allein. Die Bezahlung war so beschissen, dass ich es mir nicht einmal leisten konnte, jeden Tag zu essen. Irgendwie – ich kann mich nicht einmal mehr daran erinnern, wie – schaffte ich es, Zigaretten und Alkohol abzustauben. Manchmal aß ich vom Futter der Pferde, einfach nur, um etwas in meinen Bauch zu bekommen. Ich fühlte mich schuldig, den Pferden ihr Futter wegzuessen, aber ich war am Verhungern.

Einmal pro Monat fuhr ich in die Stadt, um Vorräte zu holen. Nach meinem Einkauf ging ich in eine Gaststätte und bestellte immer das Gleiche – ein Schinken-Käse-Omelett, mein großes Festessen für den ganzen Monat. Jedes Mal, wenn ich hinkam, wurde die Portion größer und größer und größer. Manchmal kam die Kellnerin an meinem Tisch vorbei und schob noch ein paar Extrascheiben Toastbrot auf meinen Teller. Ich sah sie an, versuchte zu lächeln, war aber nicht in der Lage, meinen Dank auszudrücken, den ich in meinem Herzen empfand. Diese freiwillige Großzügigkeit prägte mich. Wie Nick und Span pflanzten diese Leute in der Gaststätte einen Samen für etwas anderes, etwas Schönes, das in mir zu wachsen begann.

Ich wechselte ab und zu ein paar Worte mit dem Leiharbeiter, aber ich hatte einfach keine Lust mehr zum Reden. Draußen in der Wüste hörte ich fast ganz auf zu sprechen und dann hörte ich auf, in Worten zu denken. Schlangen, Geier, Pferde, Kojoten und mein Hund waren meine Begleiter. Ich saß nachts draußen unter der weiten samtigen Schwärze des Weltalls und den Sternen und heulte meinen Seelenschmerz zusammen mit den Kojoten hinaus. Das war verdammt noch mal ganz eindeutig Wahrheit-Sprechen. Die Kojoten konnten immer jemanden zum Mitsingen gebrauchen. Mit den Pferden wieherte und schnaubte ich und machte all die anderen Pferdelaute, so gut ich eben konnte. Als ich ihre Sprache sprach, entfernte es mich von der Welt der Menschen – die sich gestört, verlogen und irre anfühlte, in der ich hungerte und mich ungeliebt fühlte und ewig erfolglos kämpfte. Mit den Tieren zu kommunizieren spendete mir Trost, den ich sonst nirgendwo bekommen hatte.

Ironischerweise war es das In-die-Stille-Gehen, wie ausgerechnet ich, dieses betäubte alkoholabhängige Kind, lernte, die Wahrheit zu sprechen. Ich sprach zwar mit niemandem, aber ich kommunizierte wahrhaftig – mit den Tieren. Ich weiß, das mag jetzt vielleicht verrückt klingen, aber dort gibt es einfach kein Lügen. In der Welt der Pferde und Kojoten gibt es ein umfassendes Vokabular ohne Worte; sie kommunizieren so viel mit ihren Körpern, dass Laute fast nur noch so etwas wie Ausrufezeichen sind. Indem ich ihnen Bilder aus meinem Geist und eine Art Energie aus meinem Inneren sandte, lernte ich, mit ihnen zu kommunizieren, wie auch mit Falken und Schlangen.

Während der heißesten Zeit des Tages im Freien schwere körperliche Arbeiten zu verrichten kann in der Wüste tödlich sein. Sonnenstich und Dehydratation sind die Hauptgefahren. Ich zog mich also während dieser Zeit in den Schatten eines kleinen Hügels zurück und legte mich auf flache Felsen, die mich wärmten, ohne mich zu braten.

Bald stellte ich fest, dass auch die Klapperschlangen sie mochten. Es hatte etwas wirklich Beruhigendes, mit ihnen abzuhängen; sie hatten so eine Art entspannter Hyperwachsamkeit. Ich studierte ihre Signale, wie sie ihre Zungen schnellen ließen und ihre Köpfe bei der Wahrnehmung ihrer Welt herumbewegten. Sie unterhielten sich mittels Bewegungen und Kontakt und Rasseln. Sie suchten keine Unterhaltung mit mir; ich sprach nicht dieselbe Sprache. Ich sandte immer eine stille Nachricht an sie aus – *Hallo, ich bin hier! Beiß mich nicht*. Normalerweise antworteten sie nicht. Ganz selten jedoch schaffte ich es, dass mir eine Schlange antwortete. Ich spürte dann ein Gefühl in meinem Kopf und Körper, dass ich akzeptiert wurde. Bei den Schlangen lernte ich, ganz ruhig zu werden, denn Unruhe in der Nähe einer Klapperschlange könnte tödlich sein.

Diese Schlangen faszinierten mich. Ich sah, dass sie nicht nur hübsch, sondern auch erstaunlich *schön* waren – sie hatten so etwas Funkelndes. Ich tat, was die Ureinwohner Nordamerikas »Seeing in Beauty« (in Schönheit sehen) nennen. Beauty, das sind Brände und Fluten, die brennende Sonne und die Muster auf der Haut einer Klapperschlange. Die wahre Schönheit dieser Erde zu spüren – die Mühen genauso wie die wunderbaren Oberflächen und Tiefen – ist das Fantastischste, was es gibt.

Ich war so ein fertiges Wrack zu jener Zeit. Mit den Pferden zu kommunizieren, mit den Kojoten zu heulen und in der Stille zu sein, die Gegenwart der Schlangen zu akzeptieren – das alles ließ mein eiskaltes Herz langsam auftauen. Ich war noch nicht bereit, jemand anderem meinen Schmerz zu zeigen – *Ich bin verletzt* war ein Geheimnis. Die Einsamkeit war kein Problem – die Zeiten, in denen mich meine Mutter vernachlässigte, waren traurigerweise die besten in unserer Beziehung. Es war eine Wohltat, allein zu sein, fern von den Menschen. Dennoch konnte ich auf keinen Fall zeigen, wie verletzt ich war. Wenn du in der Tierwelt Schmerzen zeigst, sagst du im Grunde genommen: *Hey, ich bin dein Mittagessen. Komm schon, hol mich.* Die Menschen haben denselben Instinkt dafür, die zu jagen, die verletzbar sind.

Manchmal konnte ich spüren, wie sich in mir ein giftiger Sturm zusammenbraute, aber ich wusste noch nicht genau, was mit mir passiert war. Ich erinnerte mich an die körperliche Gewalt durch meine Mutter, wenn sie mich mit der Rute verhaute, aber das schien nicht diese ungeheure Größe des Sturms in mir zu erklären. Ich verstand das erst später. Da war etwas passiert, was so schrecklich war, dass ich mich nicht daran erinnern konnte. Ich begann zu begreifen, dass es da eine große gepanzerte Tür gab, die vollkommen zu war – verriegelt und zugekettet –, und dahinter war etwas, was mich auslöschen würde, wenn es jemals herauskäme.

Dass ich diese Wahrheit im Bauch spüren konnte, war für mich der auslösende Moment, eine Wahrheitssprecherin zu werden.

DAS WESENTLICHE AUSSPRECHEN

Truth Speaking – das Sprechen aus einer Position der tiefen Ehrlichkeit und des Mitgefühls heraus – treibt uns in ein sehr ergiebiges Gebiet der Gefühle. Jedes Mal, wenn wir die *Wahrheit aussprechen*, bringt es die Spinnweben und die Düsterkeit in unserem Leben zum Erzittern und zapft wieder die *Schönheit* in unserer Welt, in uns selbst und in unserem Gegenüber an. Wie unglaublich erfrischend es doch ist, über das sprechen zu können, was wirklich wichtig ist, und hinter unseren Fassaden und unseren kleinen dümmlichen Unterhaltungen hervorzutreten, von denen uns immer gesagt wurde, sie seien ein notwendiges soziales Schmiermittel. Wenn wir einander die *Wahrheit* aussprechen, wird in uns das Verlangen danach geweckt, die Wahrheit zu uns zurückkommen zu lassen, sobald wir den Schock überwunden haben.

Ich möchte dich ermutigen, diesen abenteuerlichen und aufregenden Weg des *Wahrheit-Sprechens* zu gehen, weil er so unermesslich
reich ist. Er ist auch riskant. Aber was riskierst du schon? All die Fassaden, die dein Leben düster und langweilig und selbstzufrieden
machen. Durch das *Sprechen der Wahrheit* lernen wir den Unterschied zwischen unserem authentischen Selbst und unserer Fassade
kennen. Wenn wir nur unser kleines maskiertes Selbst nach außen
präsentieren, ist die schlimmste Vorstellung doch die, dass andere
Leute es akzeptieren und schließlich lieben könnten, während wir
dahinter verhungern und an dieser Vernachlässigung zerbrechen. Es
ist viel bereichernder, mit der Welt aufrichtig zu interagieren.

Wenn du die *Wahrheit* aussprichst, nährt und belebt das deinen
Spirit. Wenn du es nicht tust, trübt es deinen Spirit. Möchtest du
nicht viel lieber auf eine Weise leben, die deinen Spirit belebt? Einen
tiefen Atemzug nehmen und spüren, was in deinem Innersten ru-
mort und umherschwirrt? Was für ein Vergnügen!

BESCHREITE DEN WEG DES TAPFEREN
MIT DEM HERZEN EINES KRIEGERS

Der erste Schritt, die *Wahrheit auszusprechen*, besteht darin, unser
Herz zu öffnen. Manchmal sträuben wir uns dagegen, denn wir be-
fürchten, dies würde bedeuten, dass alles und jeder eindringen und
uns Schaden zufügen könne. Es gibt jedoch einen Unterschied zwischen einem offenen Herz, das fühlen, verarbeiten und ruhig bleiben kann, im Gegensatz zu einem Herz, das einfach sperrangelweit
offen steht und jeden Mist reinlässt.

Ich möchte dich dazu ermuntern, ein Kriegerherz zu entwickeln –
ein offenes Herz, das aufgeschlossen und reflektierend ist. Das bedeutet, wenn etwas hereinkommt und das Herz berührt, reagiert es
darauf und federt zurück. Die Herzen der meisten Menschen sind
jedoch schlaff – verkümmert und schwach. Etwas kommt herein –
Liebe, Hass –, und das schlaffe Herz faltet sich energetisch darum
herum und kapselt es ein. Wenn wir uns um den Schmerz herum
zusammenrollen, dann nistet er sich ein. Ein Herz muss gesund sein,

um fühlen, reagieren und flexibel sein zu können. Besonders Empathen – Menschen, die Empfindungen von anderen spüren – müssen die Fähigkeit besitzen, die Welt zu fühlen, ohne ihr Leid zu tief in sich verwurzeln zu lassen.

Ein recht großer Teil auf dem Weg des Tapferen besteht aus der Fähigkeit, aus dem Herzen des Kriegers heraus zu reagieren, während man das Einschätzungsvermögen des Herzens, des Gehirns und des Bauches und jedes anderen Kraft- und Intelligenzzentrums des Körpers ausnutzt. Meist wird uns beigebracht, mit unserem Intellekt zu reagieren, was jedoch nur einen sehr kleinen Teil unserer Fähigkeiten ausmacht, und so treffen wir schließlich Entscheidungen, die nicht wirklich begründet sind und sich als Fehler herausstellen. Es ist, als ob man von einem achtköpfigen Rat nur zwei Stimmen einholt und danach handelt; du nutzt nur einen Teil deiner Ressourcen, was unklug ist.

Die *Wahrheit zu sprechen* heißt, ehrlich und mitfühlend aus dem Herzen zu sprechen. Wenn ich »aus dem Herzen« sage, meine ich nicht, einfach alles herausplatzen zu lassen – wie etwa: »Mann, ich liebe dich!« Ich glaube, das Herz hat eine Reihe von Grundhaltungen; es hat seine eigene Weisheit und sein eigenes Mitgefühl und es wird dich führen, wenn du die *Wahrheit sprichst*. Mitgefühl ist ein komisches Wort; für uns bedeutet es oft, nett zu jemand anderem zu sein. Ich stimme dem nicht zu. So, wie ich es sehe, muss Mitgefühl uns selbst, die Person, mit der wir zu tun haben, *und* die Situation umfassen. Es bedeutet, sich an einen Entschluss heranzutasten, der sich nach den Maßstäben des Herzens, des Geistes und des Bauches am richtigsten anfühlt. Beim Erfahren einer Wahrheit über mich selbst fand ich heraus, dass ich vollkommen ehrlich, aber ohne Mitgefühl für die andere Person und Situation sein konnte. Ich nutzte Worte als Waffen und Schutzschilde. Ich musste etwas Großherzigkeit entwickeln, um Mitgefühl zu kultivieren.

Die *Wahrheit zu sprechen* heißt auch, für das zu kämpfen, was richtig ist. Ich meine hier nicht ein Kämpfen mit Händen oder Waffen; ich meine damit, einen Standpunkt in deiner Wahrheit einzunehmen, so gut du kannst, und aus dieser Position der Integrität heraus zu sprechen. Wenn du mit dem Herzen eines Kriegers handelst, verstehst du, dass es nicht darum geht, ob du recht hast oder nicht. Recht zu haben bedeutet nicht unbedingt, zu siegen – aber auch nicht, einer Person einfach nachzugeben: *Okay, gut, Du hast recht. Machen wir es auf deine Weise.* Das erzeugt ein Ungleichgewicht und auch Groll. Aus dem Herzen eines Kriegers zu handeln bedeutet, wie einer meiner Freunde so schön gesagt hat, »mit dem Herzen zu denken und mit dem Hirn fühlen zu müssen«.

SPIRITUELLER FOKUS:
ÜBUNGEN, DIE EIN SCHLAFFES HERZ IN FORM BRINGEN

TAUE AUF: WAHRHEIT SPÜREN

Wenn wir Herzensstärke aufbauen, kann uns das von vergangenem Schmerz und Leid befreien – und uns helfen, unser Herz zu öffnen, ganz egal, was noch passiert. Die *Wahrheit* mit dem Herzen eines Kriegers zu sprechen – sei es gegenüber einem Freund, einem Arbeitskollegen, einem Partner in einem Liebesverhältnis oder uns selbst gegenüber – kann das Herz auftauen, das wir aufgrund des großen Schmerzes eingefroren haben.

Als ich klein war, hörte ich schon sehr früh zu weinen auf. Ich wurde geschlagen, wenn ich weinte. Indem ich lernte, mich von meinen Gefühlen abzutrennen, behielt ich meinen gesunden Verstand. Zum einen war ich so konditioniert, zum anderen war es ein sehr mächtiger Verteidigungsmechanismus. Meine früheste Lektion über die Liebe war: *Sag niemals, was dir wichtig ist, denn es wird gegen dich verwendet werden.* Um das drastisch auf den Punkt zu bringen, tötete einmal jemand vor meinen Augen ein junges Kätzchen und sagte:»Wenn du etwas liebst, wird es einen grauenvollen Tod erleiden.« Eines meiner größten Heilwunder ist, dass ich über diese bösartige Konditionierung triumphieren und lieben lernen konnte.

In meinen jungen Jahren verbrachte ich den Großteil meiner Zeit damit, mich zu betäuben und betäubt zu bleiben. Ich mochte die Betäubung durch Alkohol und das Brennen, wenn ich Zigaretten rauchte oder high war. Ich mochte es, in der frierenden Kälte zu stehen oder in der brütenden Hitze in der Wüste. Alles drehte sich darum, unempfindlich zu werden – gegenüber den Elementen, den Tritten von einem Pferd, gegenüber jeder Art von Schmerz. Aber ich wurde auch unempfindlich gegenüber meinen eigenen Gefühlen. Mein Intellekt war zwar da, präsent und verantwortungsbewusst, hörte zu, reagierte, doch meine Gefühle waren für andere nicht zugänglich. Ich hatte selbst kaum Zugang dazu – eine absolut tote Verbindung. Wie oft hatte ich von meinen Yogalehrern gehört: »Du musst zuerst dich selbst lieben, bevor du andere lieben kannst.« Das ist ein Mythos. Wenn das der Fall wäre, wäre ich schon längst tot. Was kann jemand in einer solchen Position fühlen? Lieben zu lernen passierte bei mir in kleinen Schritten.

Wenn du dich schon lange Zeit bei Schmerz betäubt hast, musst du dich allmählich wieder ins Leben zurückbringen, und zwar mit großer Umsicht. Wenn du emotional verkümmert bist – vielleicht weil du dich in einer lieblosen Beziehung befindest oder in einem stumpfsinnigen Bürojob feststeckst –, musst du klein beginnen, ganz klein. Du musst einen Vorrat an Selbstachtung und Achtsamkeit aufbauen, bevor du jemand anderem etwas geben kannst, ansonsten gibst du aus einem Ort der Leere, was eine der üblichen Störungen unserer Gesellschaft darstellt.

Ich möchte, dass du das Fühlen übst. Schließ zum Beispiel deine Augen, leg die Hände auf das Herz und schicke einige tiefe Atemzüge durch den ganzen Körper in dein Herz. Spüre, wie das Herz auf deinen Atem reagiert. Das ist doch ein guter Anfang.

Kannst du deinen Fuß massieren und dir erlauben, es zu genießen? Deine Hausaufgabe: Schau jeden Abend, bevor du schlafen gehst, auf die Uhr und massiere eine Minute lang deinen Fuß und genieße diesen Luxus, wie gut sich das anfühlt. Du brauchst kein Fußreflexzonentherapeut oder professioneller Heilmasseur zu sein; reibe einfach deinen Fuß und bleib die ganze Zeit über im Fühlen. Dann kannst du dir ein gut duftendes Massageöl kaufen und deine Hände und Füße damit einreiben. Übe, die elementare Sprache der Berührung zu genießen.

Der Kontakt mit den Pferden und den anderen Tieren in der Wüste hielt mein Herz am Leben. Der Prozess des Auftauens beginnt für dich vielleicht ebenfalls nicht gerade mit einem anderen Menschen, sondern mit einer Pflanze oder einem Tier, mit dem du dich einfacher verbinden kannst.

Setz dich an einen Baum. Berühr ihn. Spüre seine Rinde; schau dir seine Muster wirklich genau an. Vielleicht kannst du seine Lebenskraft in ihm pulsieren fühlen. Ganz egal, wie kaputt du bist, du kannst deine Finger oder deine Wange an den Baum legen und diesen ersten Schritt machen.

Wenn du an keinen Baum herankommst, kannst du dann vielleicht mit einer Zimmerpflanze kommunizieren? Kannst du Gefühle für dein Haustier zeigen? Wenn du dich diesem anderen Lebewesen widmest, sei es eine Pflanze oder ein Tier, legst du den Schutzschild ab und gibst deinem Herzen Raum, sich auszubreiten und sich zu stärken.

Ist es ein Fehler, dein Herz zu öffnen, bevor du es stärkst? Nein. Um deinem Herzen Widerstandsfähigkeit beizubringen, musst du es aus seinem Gehäuse herauslassen, so lernt es zu atmen, flexibel zu werden und zurechtzukommen.

DIE WAHRHEIT DIR SELBST GEGENÜBER SPRECHEN

Wenn du dich ausreichend aufgetaut fühlst, unternimm den nächsten Schritt beim *Sprechen der Wahrheit* – schau in dich hinein und fühle, denke und nimm wahr, welche Verletzung oder welche Themen angesprochen werden müssen, was du wirklich hören oder sagen musst. Das erfordert eine gemeinsame Anstrengung von geistigen und emotionalen Prozessen.

Es ist nicht immer einfach zu erkennen, welche Wahrheit hervortreten möchte. Unsere Wahrheiten wachsen in dem Ausmaß, in dem auch wir wachsen. Wenn du nur den Rüssel eines Elefanten anschaust, könnte deine Wahrheit sein, eine runzlige Schlange zu sehen. Wenn du dann mehr von dem Tier siehst, wird sich deine Wahrnehmung erweitern, weil du mehr Informationen hast, doch deine erste Wahrnehmung war nicht falsch; es war einfach die bestmögliche, die du zu diesem Zeitpunkt hattest. Respektiere das. Gib dir die Erlaubnis, Fehler zu machen und aus ihnen zu lernen, das ist ein erforderlicher Teil für diesen Prozess.

Wenn eine Wahrheit aufgrund einer Intuition zu dir kommt, dann passiert das für gewöhnlich in Form einer Eingebung, als ein allumfassendes Konzept. Wenn du versuchst, an die Wahrheit einer Situation heranzukommen, indem du dich nach und nach herandenkst, könnte sie stückweise hervortreten. Immer wenn ich Erleuchtungen hatte (ganze Offenbarungen), kamen sie durch Intuition, obwohl ich manchmal in der Lage war, den Prozess durch Denken auszulösen. Du wirst lernen, immer wieder mit der Weisheit deines Körpers nachzuprüfen, die Atmung und die Gefühle zu nutzen, um zu wissen, wann du zur Wahrheit gelangst; das ist der Weg des Tapferen.

Also setz dich hin, werde ruhig, nimm mindestens drei tiefe Atemzüge und frage dich: *Was passiert gerade mit mir?* Vielleicht spürst du ein unbehagliches Gefühl, das im Begriff ist, an die Oberfläche zu kommen. Oder vielleicht hast du bezüglich einer Situation eine Entscheidung getroffen, die für dich nicht mehr passt. Wenn du an diesem Punkt der Wahrheit angelangt bist, wirst du die Resonanz in deinem ganzen Körper spüren. Es ist wie ein kleiner energetischer Orgasmus. Ich spüre buchstäblich, wie mein Blut schneller fließt, was eine direkte, belebende Wirkung auf mein Herz hat.

Lass diese Wahrheit eine Weile sacken und frage dich dann: *Was ist die heilsamste Handlung, die ich als nächsten Schritt machen kann?* Beachte, dass ich das Wort *heilsam* benutzt habe und nicht *liebevoll* oder *freundlich*. Denn viele von uns – vor allem Frauen – sind stillschweigend auf etwas hin konditioniert worden, was ich ganz frei heraus als »Opferhure« bezeichne; wir tun oder sagen etwas, was uns das Gefühl gibt, nett oder freundlich zu sein, sodass die Menschen uns weiterhin lieben. Das ist ziemlich unklug, und es wird auch nicht unbedingt die einfühlsamste Handlungsweise in der Situation sein. Einige Wahrheiten sind hart, dennoch muss man sie anerkennen. Nachdem du also nach diesem nächsten heilsamen Schritt gefragt hast, nimm einen tiefen Atemzug, entspann dich und hör hin, was da an die Oberfläche kommt. Und wenn es Stille ist, dann ist es vielleicht genau das, wofür du dir Zeit nehmen musst. Kannst du akzeptieren, was da hochkommt, und es dann machen, wenn auch nur für ein paar Augenblicke?

Neulich hatte ich Probleme mit meiner Schilddrüse, die genau unterhalb des Kehlkopfes sitzt; sie spielt eine mächtige Rolle bei der Regulierung des Stoffwechsels und des Energiehaushalts. In der Yogatradition ist das fünfte oder Hals- oder Kehlchakra der Sitz der Fähigkeit des Selbstausdrucks. Wenn wir die *Wahrheit sprechen*, so passiert dies teilweise durch die Kehle. Als sich also eine Schilddrüsenunterfunktion und Knoten in meiner Schilddrüse entwickelten, war leicht zu sehen, wie sich das mit den Themen zusammenfügte, an denen ich gerade arbeitete. Ich habe zum Beispiel festgestellt, dass es für mich sehr schwierig ist, zuzugeben, dass etwas mit mir nicht stimmt und dass ich Heilung benötige. Immerhin unterrichte ich schon seit über 35 Jahren Yoga; sollte ich also nicht die Heilerin statt die Patientin sein?

Aber was soll's, zeit meines Lebens stimmte immer irgendetwas nicht mit mir, und ich musste lernen, damit fertigzuwerden: damit, verkrüppelt zu sein, mit Epilepsie, Drogenabhängigkeit, Alkoholismus, Bulimie, Rauchen und was auch immer. Meine Schilddrüsenfehlfunktion veranlasste mich nun dazu, auch mal mir selbst gegenüber das *Wahrheit-Sprechen* zu praktizieren. Ich fragte diesen Teil des Körpers, was er brauchte. Die Antworten waren, dass ich mehr über das sprechen sollte, was mir zusetzt, und das, was für mich am kostbarsten ist. Und ich musste lernen, regelmäßig Pausen einzulegen. Ich arbeite noch bis heute an diesen beiden Wahrheiten. Ich begreife jetzt, dass ich dadurch, dass ich mich selbst weiterhin heile, eine bessere Heilerin werde.

DIE WAHRHEIT MIT ANDEREN SPRECHEN

Die *Wahrheit auszusprechen* fühlt sich oft sehr beängstigend an, insbesondere wenn du etwas äußerst, was eine andere Person in die Defensive bringen könnte, wie zum Beispiel: »Es verletzt mich, wenn du das tust.«

Wenn ich das Bedürfnis verspüre, die *Wahrheit zu sprechen*, ist das Erste, was ich mache, tief in meine Mitte zu atmen. Als Nächstes aktiviere ich meine Füße, rolle das Steißbein ein, aktiviere die Muskeln in den Oberschenkeln und im Becken und werde so ruhig wie möglich. Ich weiß, dass sich da ein Sturm in mir zusammenbraut, weil ich dabei bin, einen der Schleier in Fetzen zu reißen, die mich versteckt hielten.

Dann gehe ich in Gedanken durch, was ich sagen möchte, und stelle mir vor und versuche nachzuempfinden, wie es sein wird, das auszusprechen; das hilft mir auch, ruhig zu werden. Manchmal kann ich mich fokussieren und atmen und die Worte geradeheraus sagen; dann wieder stolpere ich über meine Worte und komme mir wie ein Idiot vor. Manchmal bitte ich um Feedback von demjenigen, mit dem ich gerade spreche, sodass ich weiß, ob meine Botschaft angekommen ist.

Wenn du das erste Mal die *Wahrheit sprichst*, kann es passieren, dass sie herausschießt wie verbale Kotze. Geh behutsam mit dir selbst um; du wirst langsame, stetige Fortschritte machen, von einem einzelnen Satz bis zu einem ganzen Tag, an dem du die *Wahrheit sprichst*. Wie bei jeder neuen Fertigkeit musst du üben.

Wähle einen Freund aus, zu dem du eine gewisse Zuneigung hast. Führe ein *Gespräch der Wahrheit* mit ihm oder ihr. Leg bewusst nach und nach deine Schutzschilde ab. Berühre eine sichere Stelle der anderen Person – die Schulter oder den Arm – und lass dich einen kurzen, ungeschützten Augenblick lang wirklich *das* fühlen, was du für diesen Freund/diese Freundin empfindest. Finde heraus, ob du zu einem größeren Schritt bereit bist – und vielleicht kannst du ohne Schutzschild ein ganzes Gespräch führen.

Lass mich dir ein Beispiel aus meinem eigenen Leben erzählen. Mein erster Ehemann, John, hatte etwas Saloppes und Unüberlegtes über Sex gesagt; ich kann mich nicht einmal daran erinnern, was es genau war. Zu dieser Zeit war ich gerade im therapeutischen Prozess, den sexuellen Missbrauch in meiner Kindheit zu entwirren. Alles fühlte sich so persönlich und verletzend an, insbesondere wenn es um Sex ging. Seine Bemerkung ließ mich sofort in die Luft gehen, und ich schrie innerlich: *Wie konntest du nur? Hast du denn keine Ahnung?*, als ob er in der Lage sein müsste, durch mein inneres Minenfeld zu gehen, obwohl nicht einmal ich wusste, wie ich das hätte tun können. Ich wollte weglaufen, ihn angreifen, und ich wollte sterben – alles innerhalb von dreißig Sekunden. Ich verschloss mich so gewaltsam, dass es sich anfühlte, als ob ich stranguliert würde. Ich konnte kein Wort sagen.

Ich brauchte drei Wochen, bis ich mein Problem geregelt bekam. Bei einem Teil davon ging es um Kontrolle – ich war als Kind so verletzt worden, so sehr meiner eigenen Kontrolle entzogen, war einer derartigen Gehirnwäsche unterzogen worden, dass ich meine Kraft zu sprechen verloren hatte. Ich hatte verrückte Regeln im Kopf wie: *John, du sollst jede Nacht wach bleiben und über meine Träume wachen und sicherstellen, dass sie mich nicht einholen können* (und das war noch einer der eher unbedeutenderen Regeln). Das konnte ich mir nur schwer eingestehen. Ich war diese drei Wochen total in Aufruhr. Ich wachte mit Wunden in meinen Handflächen auf, die durch das Hineinbohren meiner Fingernägel entstanden waren. Mein Rücken krampfte, mein Nacken war steif, ich hatte höllische Kopfschmerzen, und meine Beine fühlten sich zerbrechlich an.

Nach drei Wochen konnte ich endlich meine erste Botschaft herauswürgen. Ich ging zu John und sagte ihm: »Als du diese Sache über Sex gesagt hast, hat es mich wirklich verletzt.« In Wahrheit hatte ich gerade erst all dieses emotionale Narbengewebe mithilfe der Therapie weggerissen; und ich war ein großes bluttriefendes Wrack und so sensibel, dass mir selbst der Luftzug wehtat, wenn er an mir vorbeiging.

Johns erste Reaktion war: »Ich habe keine Ahnung, wovon du sprichst.« Ich reagierte innerlich heftig darauf: *Aha, meine Bedürf-*

nisse zählen also nicht. Das stimmte so nicht, aber das war es, was in mir ausgelöst wurde. Ich wäre am liebsten rausgegangen, aber ich zwang mich, zu bleiben und es zu erklären.

»Warum hast du mir das nicht sofort gesagt?«, fragte John berechtigterweise.

Ich wechselte von beschämt über wütend zu defensiv. Ich stieß hervor: »Ich sage es dir eben *jetzt.*«

Nach einer Diskussion, die ein gefühltes Jahr zu dauern schien, gab John schließlich zu: »Du hast recht. Das *war* eine unbedachte Äußerung. Ich habe nicht darüber nachgedacht, aber es war ja nicht böse gemeint.«

Das war alles, was er dazu zu sagen hatte. Ich wollte eine ausführlichere Erklärung von ihm, eine, die zu meiner heftigen Reaktion passte. Doch John *sprach* seine eigene *Wahrheit aus*; es war keine große Sache für ihn gewesen. Für mich hingegen war es eine gewaltige Schlacht, die auszufechten mir alles abverlangte. Das war eine mächtige Lektion für mich: Gib dem Zuhörer die Freiheit, auf die Weise zu reagieren oder zu antworten, wie er oder sie es eben will.

Ich bemerkte später, dass dieses *Wahrheit-Sprechen* eine Reihe von kleinen, aber wichtigen Erfolgen mit sich brachte: Ich hatte dem Verlangen, mich zu verschließen, nicht nachgegeben. Ich war nicht weggegangen. Ich hatte nicht als Ablenkungsmanöver meine kleinen Pfeile der Wahrheit in Johns empfindliche Teile geschossen. Ich bestand darauf, das Gespräch durchzuziehen, anstatt mir zu sagen:s *Schon gut. Ist ja nicht so schlimm.* Davor konnte ich bis aufs Blut kämpfen für Angelegenheiten, die jemand anderen betrafen, aber nicht für meine eigenen, also war es ein Erfolg, für mich selbst zu kämpfen. Und es war ein Erfolg, zu realisieren, dass die Kontrolle über Johns Reaktion nicht in meiner Verantwortung lag. *Meine* Reaktion lag in meiner Verantwortung. Es war eine Erleichterung, John aus meiner psychischen Kontrolle zu entlassen – die immer so kraftraubend gewesen war – und ihn das tun zu lassen, was immer er auch gerade tat. (Diese Lektion muss ich immer und immer wieder lernen.)

TALKING CIRCLE

Ein *Talking Circle* (Redestabkreis) ist eine großartige Möglichkeit, um das *Wahrheit-Sprechen* zu praktizieren. Traditionellerweise ist das eine Zeremonie, bei der Menschen im Kreis sitzen und einen zeremoniellen Gegenstand – am häufigsten einen kleinen Stock – weiterreichen, und während sie den Stock halten, dürfen die Menschen das aussprechen, was ihnen am meisten am Herzen liegt.

Während derjenige spricht, der den Stock hält, sind absolut keine Unterbrechungen erlaubt, bis er seine *Wahrheit* fertig *ausgesprochen* hat. Dann sagt er: »Aho«, oder: »Amen«, oder ein anderes Wort, das anzeigt, dass er fertig ist. Danach gibt er den Stock weiter an die nächste Person im Kreis. Das geht so lange weiter, bis jeder das ausgesprochen hat, was für ihn gerade ein Thema ist. Die Gruppe kann ein Problem lösen oder auch nicht; hier geht es darum, jedem eine Stimme zu geben. (Ich nenne es scherzhaft »Zuhörkreis«, da man viel mehr Zeit mit Zuhören als mit Reden verbringt.)

Wenn ich einen Talking Circle bei der Lehrerausbildung mache, beschränke ich die Zeit jedes Sprechers auf drei Minuten, und wir machen nur eine Runde, weil ich möchte, dass meine Schüler lernen, die *Wahrheit* aus dem Herzen kurz und bündig *auszusprechen*.

Wenn du einen Talking Circle machen möchtest, sind folgende Regeln zu respektieren: Unterbrich niemanden; *sprich* die *Wahrheit* aus deinem Herzen *aus*, so gut du kannst; hör zu, indem du deine gesamte Aufmerksamkeit dem Sprecher schenkst; und bleib im Kreis, bis alle fertig sind. Es hilft, anfangs ein Thema vorzugeben, um den Fokus zu lenken, der sich jedoch verändern kann, während die Leute sprechen. Wenn dir etwas auf der Seele brennt, dann ist das hier der geeignete Rahmen, es auszusprechen. Es mag wie ein langer, zeitaufwendiger Prozess erscheinen, tatsächlich aber ist es eine Abkürzung des Weges, da jede Person ihre Gedanken und Gefühle ausschütten kann, während diese sich in einer gewöhnlichen Gesprächssituation womöglich über Wochen oder Jahre anstauen können.

Es ist großartig zu lernen, wie man einen *Talking Circle* durchführt. Du kannst ihn in Form einer Gruppe oder auch einzeln machen. Ver-

sammle die Gruppe um dich. Gib die Regeln bekannt, leg das Thema
fest und leg los.

DIE INTUITIVE WAHRHEIT

Wenn eine unangenehme Wahrheit ausgesprochen werden muss,
spüre ich bis heute ein Zittern in meinem Herzen oder Bauch oder
den Genitalien oder Oberschenkeln. Falls ich das ignoriere, erstarre
ich. Wenn ich diese *Wahrheit* jedoch *ausspreche*, spüre ich eine
plötzliche Anwandlung. Ich stelle das sogar jetzt fest, während ich
die ganze Zeit über ziemlich offen spreche: Immer dann, wenn ich
an eine neue Schicht gelange und in eine tiefere Wahrheit eintauche,
muss ich den Tanz mit der Aufregung, der Angst und der Übelkeit
noch einmal durchmachen.

Wenn du die *Wahrheit sprichst*, dann such nur die höchsten und
besten Absichten in deinem Gegenüber und sprich diese an. Einmal
arbeitete ich mit einer Klientin im Rahmen einer Heilzeremonie,
als sich die *Schutzgeister* bemerkbar machten: Ich hätte beinahe auf
die Klientin gekotzt. Speichel sammelte sich in meinen Backen. Ich
spürte Wellen der Übelkeit in mir hochkommen. Ich hatte all diese
selbstzerstörerischen Gedanken; ich hatte jahrelang gegen Bulimie
gekämpft und dachte, ich sei darüber hinweggekommen, aber da
war wieder dieser alte Dämon. Dann stieg ganz plötzlich dieses Gefühl in mir hoch. Vielleicht ging es gar nicht um mich; vielleicht war
es ein Signal, das ich von meiner Klientin aufschnappte. *Soll ich etwas zu dieser Frau sagen oder nicht?* Ich kannte sie kaum und hätte
sie vielleicht beleidigt. Dann hörte ich in mir eine Stimme, die sehr
deutlich sagte: *Frage sie.* Ich schrie die Schutzgeister im Stillen an:
*Ihr möchtet, dass ich es sage? Wollt ihr mich verdammt noch mal auf
den Arm nehmen?* Schließlich fragte ich sie: »Haben Sie jemals von
Bulimie gehört?« Tatsächlich hatte sie genau dieses Problem. Wir
gingen der Erfahrung auf die Spur, die in ihr die Bulimie ausgelöst
hatte. Wir sprachen und weinten bis zum Morgengrauen des nächsten Tages. Ihr Knoten aus Angst, Spannung und Selbsthass löste sich
auf.

Ehrlichkeit heißt nicht, alles komplett offenlegen zu müssen. Wenn ich dir eine Frage stelle, die zutiefst persönlich ist, dann ist »Ich möchte das nicht beantworten« oder »Das möchte ich jetzt nicht mit dir durchkauen« eine absolut angemessene Antwort eines *Wahrheitssprechers*. Es ist nur ehrlich und gestattet dir gleichzeitig, nicht die tiefsten und sensibelsten Teile von dir jedem x-Beliebigen preiszugeben.

Wahrheit-Sprechen mit einem Liebespartner ist eine große Herausforderung. Jeder von uns bringt sein eigenes »Päckchen«, seine eigene Konditionierung und seine individuellen Charaktereigenschaften mit in die Beziehung. Wir haben manchmal echt verrückte Regeln in Bezug auf Liebe. Zum Beispiel hört man sehr viel Blabla über die bedingungslose Liebe. Aber davon erlebe ich meistens nichts. Was ich hingegen sehe, ist Folgendes: *Ich liebe dich, du liebst mich; daher musst du mit mir durch die Wenn-du-mich-liebst-Reifen springen, die ich mir zurechtgelegt habe.* Es erfordert viel Scharfblick und Einsichtsfähigkeit von beiden Seiten, um das zu verändern und die Wahrheit in der Beziehung zu finden.

Nimm die Herausforderung an, deiner/deinem Geliebten gegenüber die *Wahrheit zu sprechen*: Kannst du dich unterhalten, ohne dich an diese alten Regeln zu halten? Kannst du beim Sexualakt deine Schutzschilde vollkommen ablegen? Vielleicht erst mal für eine Minute und dann langsam ausdehnen? Kannst du dich für das *Wahrheit-Sprechen* begeistern und daraus eine Mischung aus Energien der Liebe und Leidenschaft machen, ohne dass ihr euch gegenseitig dazu zwingen müsst, durch die Wenn-du-mich-liebst-Reifen zu hechten?

Das *Sprechen der Wahrheit* über Dinge, die für dich am wertvollsten sind, kann ebenso schwierig sein, wie eine unangenehme Wahrheit auszusprechen. Es kann genauso schwierig sein zu sagen: »Ich schätze dich wirklich für das, was du da tust«, wie zu sagen: »Was du getan ist, ist nicht in Ordnung. Ich möchte, dass du stattdessen Folgendes tust.«

Eines Tages war ich bei einer Zeremonie dabei und bat um Hilfe dafür, erfolgreicher mit meinen Schülern sprechen zu können. Ich war mir nicht ganz sicher, was ich erreichen wollte. Ich erhielt die Botschaft, es sei an der Zeit, über den Spirit zu sprechen und anderen dabei zu helfen, sich mit ihrem Spirit zu verbinden. Ich stand damit sofort auf Kriegsfuß. Zum damaligen Zeitpunkt wusste ich nur, wie ich mich mit meinem eigenen Spirit verbinden konnte. Es war nichts, von dem ich mir vorstellen konnte, es mit anderen zu teilen, denn es war so wertvoll. Dadurch geriet ich in ein persönliches Dilemma. Ich hatte die *Schutzgeister* schon so lange um Hilfe gebeten. Aber als sie sich endlich mit mir verbunden hatten, mochte ich nicht, was sie sagten. Ich hatte schreckliche Angst, mit all diesen New-Age-Schaumschlägern in einen Topf geworfen zu werden. Also tat ich nicht, was die *Schutzgeister* mir vorschlugen. Und sie zogen sich zurück.

Ich musste mich fragen: *Was ist mir wichtiger? Meiner Angst gegenüber treu zu sein oder das zu tun, was mich mit den Schutzgeistern in Verbindung bleiben lässt?* Mein Verlangen nach dieser Verbindung setzte sich durch, doch ich musste meine Angst nutzen, um meiner Art, authentisch zu sprechen, den nötigen Feinschliff zu verschaffen. Ich respektierte die Angst, hörte ihr zu, aber gehorchte ihr nicht. An den Wurzeln meiner Angst saß etwas, das es wert war, beachtet zu werden: Ich wollte authentisch sein. Ich wollte keine Scheinheilige sein wie die Anhänger der New-Age-Bewegung, die über Spirit sprechen, ohne sich jemals mit ihm verbunden zu haben; das hat die Menschen nur noch weiter vom Spirit weggetrieben. Ich würde entweder mit meinem Herzen oder meinem Spirit verbunden sein müssen, wenn ich darüber sprach, oder diese Verbindung zumindest anstreben, wenn ich sprach. Nur dann wäre es authentisch und wahr.

Als ich schließlich den Mut fasste, mit einer Gruppe meiner Schüler über die Verbindung zum Spirit zu sprechen, stammelte ich mich mühsam durch meine Rede. Ich erzählte ihnen von meinem Wunsch, andere zu heilen, der Mission, die ich »Mending the Hoop of the People« nenne, das *Wiederherstellen des Bandes des Volkes*, und wie ich mein ganzes Leben diesem Ziel widme. *Mending*, also das Reparieren, Wiederherstellen, beinhaltet nicht nur das Unterrichten, sondern auch das Heilen. Ich lege großen Wert auf meine Privatsphäre, und dieses Gelübde meiner Seele gegenüber ist etwas sehr Persönliches. Dennoch erkannte ich, dass ich meine Mission nicht würde erfüllen können, wenn ich nicht darüber spräche, also musste ich mich dazu entscheiden, das Persönliche öffentlich zu machen. Ich war sehr misstrauisch, wie meine Schüler darauf reagieren würden: *Was hat sie gerade gesagt?* Erstaunlicherweise rannten sie nicht zu den Ausgängen oder wechselten beunruhigte Blicke; sie hatten es kapiert.

Hinterher kamen einige zu mir und sagten: »Ich habe mich mit meinem Spirit verbunden.« Ich war erleichtert, dankbar und beängstigt. Konnte ich es noch einmal tun? Erlag ich einer Illusion? War ich bloß jemand, der es allen recht machen wollte? Aber ich konnte hören, wie die Worte meiner Schüler in meinem Wahrheitsschutzschild nachklangen, dem energetischen Gong in mir, der Lügen von Wahrheit unterscheiden kann. Wenn jemand die *Wahrheit sprach*, konnte ich einen schönen, resonanten Ton hören; Lügen klangen rau und hölzern. Ich konnte ihre Weisheit in ihren Augen leuchten sehen. Wir hatten einander die *Wahrheit ausgesprochen*. Ich begann immer öfter, über die Verbindung mit dem Spirit zu sprechen. Mittlerweile spreche ich das aus, was ich mir wünsche; es ist wirklich riskant – und aufregend.

WAHRHEIT SPRECHEN, WENN DU MISSBRAUCHT WORDEN BIST

Als ich jünger war, fiel es mir wirklich schwer, über meinen sexuellen Missbrauch zu sprechen und über die Masse an unbearbeiteten Gefühlen, die er als Folge hinterlassen hatte. Einfach alles hatte meine Gefühle verletzt, und immer wenn ich versuchte, darüber zu sprechen, was mir passiert war, schmerzte selbst der schwächste Lufthauch auf den offen liegenden Wunden meiner Gefühle. Ich fühlte mich vollkommen gebrochen. Ich konnte nicht darüber sprechen, was mich so verletzte, bis ich schließlich Experten fand, die wirklich verstanden, was ich durchmachte. Menschen, die missbraucht worden sind, brauchen die Hilfe eines Therapeuten und Punkt! Sie brauchen einen kompetenten, professionellen Navigator, der sie durch die Erinnerungen und Gefühle, die Erinnerungslücken und die Gehirnwäsche und die Auslöser für Selbstmordversuche führt. Mein Therapeut ermutigte mich dazu, darüber zu sprechen, um den Rückstau des Schmerzes abfließen zu lassen. Mein Schmerz äußerte sich oft als Schuldzuweisung gegen den Zuhörer, mich selbst oder meine Schänder, weil es so schwierig war, zu kommunizieren, und das machte es für die Menschen um mich herum so schwer, zuzuhören. Es war sehr wichtig für mich zu erkennen, dass nicht ich für den Missbrauch verantwortlich war, und die Schuld dorthin zu schieben, wo sie hingehörte. Dann musste ich verstehen, dass hingegen meine Heilung sehr wohl in meinen Verantwortungsbereich fiel. Diese *Wahrheiten* über den Missbrauch *auszusprechen* war ein wesentlicher und notwendiger Schritt für diese Heilung.

Immer wenn ich mit Menschen arbeite, die missbraucht worden sind, verlange ich von ihnen, dass sie einen kompetenten Therapeuten hinzuziehen, der auf Missbrauchsfälle spezialisiert ist, denn eine Therapie bildet zusammen mit Yoga eine ausgezeichnete Kombination. Ich sage diesen Leuten, dass der Zeitpunkt kommen wird, wo sie jeden und alles beschuldigen werden. Nachdem sie solange zum Schweigen gezwungen waren, ist es eine nützliche Phase, mit dem Finger auf jemanden zeigen zu können und zu sagen: »Du hast mich verletzt.« Sagen zu können: »Das war *seine* Krankheit, nicht meine«, ist ein wirklich wichtiger Schritt.

Aber dann musst du weitergehen und Verantwortung für deine Heilung übernehmen. Es ist nicht nur äußerst wichtig, einen Experten hinzuzuziehen, der dir helfen kann, sondern die absolut gefühlvollste Sache, die du für dich selbst tun kannst. Du kannst es nicht allein schaffen; missachte die Diktate des Missbrauchs, die dir sagen, dass du das musst. Isolation ist Teil der Missbrauchskonditionierung. Dafür musst du Hilfe in Anspruch nehmen.

SPÜRE DIE LANDMINEN AUF, DIE DAS
SPRECHEN DER WAHRHEIT SABOTIEREN

Immer wenn du jemandem gegenüber die *Wahrheit aussprichst*, gehst du eine energetische Verbindung ein: Du musst für deinen Teil der Kommunikation die Verantwortung übernehmen, aber für mehr nicht. Ich stolpere auch immer noch darüber, aber ich habe ein paar Sachen darüber herausgefunden, wie meine eigene Vorbelastung diesem Prozess schaden kann. Kommt dir Folgendes irgendwie bekannt vor? Ich bin zum Beispiel als Problemlöserin ziemlich furchtlos dabei, zu schauen, was alles falsch läuft. Und meine Herausforderung besteht darin, zu erkennen, was schön läuft. Diese Balance zu erhalten bereitet mich auf eine größere Wahrheit vor.

Die Seite von mir, die ich die Feuerwehrfrau nenne, geht in den Krisenmodus über und erledigt den Job. Ich bin großartig in Krisen. Ich bin es gewohnt, Informationen zu sammeln, eine zusammenhängende Geschichte daraus zu machen, Entscheidungen zu treffen und ruck, zuck danach zu handeln. Das ist es, was ich als Heilerin tue. Wenn dein Haus abbrennt, möchtest du, dass die Feuerwehrfrau auf Abruf bereitsteht. Aber im alltäglichen Leben ist sie nicht so gut. In den unpassendsten Momenten kann ich – ohne es zu wollen – in den Krisenmodus übergehen. Bei meinen gut gemeinten Hilfsbemühungen kann es passieren, dass ich jemanden zu sehr zu beschützen versuche, ohne ihn zu fragen, ob er das überhaupt möchte oder braucht.

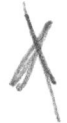

Die Seite von mir, die ich Opferhure nenne, kann hingegen auch die Kommunikation und meine eigenen Bedürfnisse sabotieren. In meiner Arbeit möchte ich *Schönheit* und Heilung aussenden. Allerdings kann mein Sinn für diese Mission mich so verzweifelt Gutes in der Welt tun lassen, dass ich dabei wichtige Zeit opfere, die für mich selbst geplant war. In unseren Lehrerausbildungskursen zum Beispiel nutzen mein Lehrerteam und ich manchmal die heilige Zeit unserer gemeinsamen persönlichen Yogapraxis, um herauszufinden, wie wir mit der Herausforderung oder Verletzung eines Schülers arbeiten sollen. Das ist ein nobles Unterfangen, aber der falsche Ort und Zeitpunkt. Unsere Zeit der Yogapraxis ist für uns da und die Unterrichtszeit für unsere Schüler. Wir erinnern uns dann gegenseitig daran, uns wieder zu fokussieren, indem wir auf humorvolle Weise das *Wahrheit-Sprechen* praktizieren. Dies betont unseren Unterrichtsansatz, der besagt, dass wir unseren eigenen Körper *und* Spirit nähren wollen.

Ja, du musst dein Herz öffnen, aber du brauchst dazu die Unterstützung und Weisheit deines Verstandes und deines Bauches – die gesamte Ratsversammlung deines Wesens –, anstatt nur der Stimme zu folgen, die gerade am lautesten ist.

Teil des Wahrheit-Sprechens ist, dir einen Moment zu nehmen, um diesen inneren Rat zu befragen. Wenn du dich in einer hitzigen Situation befindest, nimm – anstatt mit Angst oder Wut zu reagieren – ein paar Atemzüge, strecke deine Wirbelsäule in die Länge und stell dir innerlich die Fragen: *Wie sieht meine Wahrheit jetzt gerade aus? Was kann ich sagen, um diesen Moment des Konflikts zu lösen?*

Vielleicht bist du ein Elternteil und gerade wütend auf dein Kind, das high nach Hause kommt. Dein erster Impuls könnte sein, wutentbrannt zu brüllen: »Verschwinde aus meinem Haus. Ich möchte nicht, dass du zugedröhnt nach Hause kommst!« Aber ein Augenblick des Nachdenkens könnte zu einer einfühlsameren Reaktion führen: »Ich mache mir Sorgen. Ich möchte, dass du gesund bist. Lass uns darüber reden, wie wir das hinkriegen.«

Meine persönliche Schaltzentrale ist so verdrahtet, dass meine erste Reaktion Wut ist. Nicht Ärger: *Wut* – die Art, die den ganzen Planeten niederbrennen könnte. Eine meiner ersten Lektionen war ja, dass das Beste, was ich tun kann, wenn ich jemanden oder etwas liebe, darin besteht, es von mir fernzuhalten, bevor es verletzt oder getötet wird. Ich bin wütend, *weil* ich mich sorge und Angst habe. Es kann sein, dass ich verletzt, besorgt, beunruhigt bin – und es sieht einfach so aus, als ob ich angefressen wäre. Ich muss also lernen zu atmen und die Wahrheit zu fühlen, die hinter meiner ersten Reaktion steckt.

Ich arbeite außerdem daran, ein weit subtileres Muster zu durchbrechen. Es war früher so, dass ich, wenn ich mit jemandem stritt und wenn es dabei heiß herging und ernst wurde, ich genau wusste, wie ich das ruhig durchstehen konnte. Aber wenn die andere Person mir gegenüber respektlos wurde, hatte ich das Gefühl, dass sie nicht länger das Recht oder das Privileg hätte, meine Gefühle zu erfahren. Unbewusst begann ich meine Gefühle zurückzuhalten – nicht nur vor ihr, sondern manchmal auch vor mir selbst. Das Ergebnis war, dass ich nicht alle mir zur Verfügung stehenden Informationen nutzte, um kluge Entscheidungen zu treffen. Inzwischen besteht meine Herausforderung darin, nachzuprüfen und zu fragen: *Was halte ich zurück und kann ich es trotzdem aussprechen?* Manchmal ist so ein aufwühlendes Gefühl in mir, wie eine Welle. Ich muss es zuerst klarkriegen, bevor ich reagieren kann. Ich muss ihm nachspüren.

In einem hitzigen Moment ist es schwierig, nach innen zu gehen und mit deinem inneren Rat zu plaudern, aber genau das musst du in diesem Fall tun. Halte inne, aktiviere deine Füße und verwurzle dich durch deine Beine. Dann nimm ein paar tiefe Atemzüge und fühle in dich hinein, bis du dein Herz findest – du wirst eine bessere Chance haben, wenn du aus deinem Herzen antwortest, anstatt einfach nur irgendwie zu reagieren.

Eine letzte Landmine, die eine Kommunikation hochgehen lassen kann, ist die Abkopplung. Wir alle haben schon einmal diese Momente gehabt, wo wir auf Autopilot gehen, wenn wir scheinbar zuhören, aber in Wahrheit total abdriften. Achte doch mal auf die Worte, die du oft wiederholst, wenn du dich mit jemandem unterhältst; typisch dafür sind: *Ich verstehe, weißt du, ja, hmm* und *aha.* Verwendest du diese Worte, um das Gespräch in Gang zu halten oder als verbale Platzhalter, während du mit deinen Gedanken ganz woanders bist? Atme und spüre die Momente auf, in denen du dich auf diese Art abkoppelst. Das gehört zum Prozess des Erwachens für das *Wahrheit-Sprechen.*

KÖRPERLICHER FOKUS:
POSITIONEN ZUR STÄRKUNG UND ÖFFNUNG DES HERZENS

Rachel, eine meiner Schülerinnen, hatte eine Fazialislähmung, die einen Teil ihres Gesichts erstarren ließ. Die Nerven waren dort tot, gefühllos. Die Lähmung war großflächiger, als es aussah; Rachel hatte gelernt, ihre Gefühle zu unterdrücken und ihr Herz abzuschirmen. Sie erzählte mir: »Ich habe diese lästigen Emotionen.« »Lästig für wen?«, fragte ich sie. Offenbar für jeden um sie herum. Durch unsere Arbeit auf der Matte begann Rachel zu weinen und loszulassen, und ich gab ihr den Raum, sich dabei sicher fühlen zu können. Dieses emotionale Ausdauertraining ließ sie allmählich von innen heraus auftauen, was eine enorme Veränderung in ihr auslöste, als diese sogenannten ungemütlichen Emotionen langsam an die Oberfläche kamen. Während sie lernte, diese Emotionen zu akzeptieren, fing Rachel an zu realisieren, dass sie vielen Leuten gegenüber die *Wahrheit aussprechen* musste, die nicht wirklich darüber erfreut sein würden. Je mehr sie ihre *Wahrheit aussprach*, umso mehr kehrten die Nervenreaktionen in ihr Gesicht zurück. Mit ihren Gefühlen in Berührung zu kommen brachte ihr buchstäblich das Gefühl zurück.

Wenn du ein *Wahrheitssprecher* wirst, können dir spezielle Positionen helfen, dich im Inneren zu fokussieren und zu stärken, um dein Herz zu öffnen und dann die Begeisterung und den Mut zum Sprechen aufzubieten. Die folgenden Positionen funktionieren gut dafür. Ich mache auch gerne den *Handstand* (siehe Seite 52), um die Welt auf den Kopf zu stellen. Wenn du in eine Umkehrposition gehst, bringst du nicht nur Sauerstoff in dein Gehirn, sondern du setzt dich einem gewissen Risiko und Glücksgefühl aus, und genau das ist das *Wahrheit-Sprechen*. Dieser Nervenkitzel, wenn du in die Kopfüber-Position gehst, ist genau die Energie, die du brauchst. *Hey, yeah! Ich war im Handstand! Jetzt werde ich auch mit meinem Chef/Partner/Schulaufsatz fertig.* Nichts verhilft dir besser zu Durchbrüchen als der Handstand.

UJJAYI-ATMUNG

Die *Ujjayi*-Atmung ist die einfachste Möglichkeit, dich auf dein Inneres zu fokussieren. Sie wird die Qualität deiner Aufmerksamkeit stärken und dich dazu bewegen, deinen Atem zu seinem vollen Potenzial auszuweiten. *Ujjayi* bringt das bioenergetische Feld (deine Aura) beinahe unverzüglich zum Leuchten. Sie ist eine reinigende Atmung, die den Körper anheizt, die parasympathische Reaktion im Nervensystem stimuliert (das beruhigt den Geist) und zu einer Entspannungsreaktion führt.

Die *Ujjayi*-Atmung öffnet die Kehle, wo dein fünftes Chakra sitzt – der Ort, von dem aus du dich ausdrückst. Indem du die Lebendigkeit deines Atems über die Stimmbänder bringst, hilfst du ihnen, sich zu öffnen, sodass du dich auch für das *Wahrheit-Sprechen* öffnen kannst.

Flüstere »Hallo«, um zu fühlen, wo und wie dein Atem über die Stimmbänder tief im Hals fließt. Atme bei offenem Mund ein, zieh den Atem durch den Mund und tief in den Hals – mach dabei ein Geräusch, das einem Seufzer oder einem Flüstern ähnlich ist. Atme dann die Luft durch den offenen Mund wieder aus, beweg dabei den Atem wieder über den Hals und mach einen Flüsterton.

Wiederhole dieses Geräusch ein paarmal bei offenem Mund und dann führe die *Ujjayi*-Atmung bei geschlossenem Mund fort. (Einige Leute beschreiben dieses Geräusch als »Darth-Vader-Atmung«.) Es ist einfacher, es mit der Ausatmung zu erzielen; das reicht schon für den Anfang. Manchmal braucht es schon ein paar Yogastunden, um die *Ujjayi*-Atmung auch beim Einatmen hinzubekommen.

Bewege dich mit deiner *Ujjayi*-Atmung, nutze sie dabei als Werkzeug, um präsent, wachsam und im Fühlen zu bleiben. Bewege dich mit der Intelligenz dessen, was du spürst. Bleib bewusst! Das macht viel mehr Spaß.

POSITIONEN ZUR STÄRKUNG DER MITTE

Du brauchst Mut und Unterstützung, damit dein Herz die *Wahrheit sprechen* kann.

Die Übungen zur *Stärkung der Mitte*, *Elbow to Knee*, *Abs with a Roll* und *Frog Lifting Through* (siehe Seite 89 – 92), helfen dir, die *Wahrheit zu sprechen* und dein Herz zu stärken.

Hier noch ein paar andere Positionen, die ich dir empfehlen möchte.

LUNGES WITH LION'S BREATH

Stehende Positionen können dir beibringen, für das einzustehen, was dir wichtig ist. Wenn du Kraft in den Beinen entwickelst und sie nutzt, entwickelst du das Vertrauen, dass du stark genug bist, um durch das Leben zu gehen und deine eigene Meinung zu sagen. *Lunges with Lion's Breath* (Ausfallschritte mit Löwenatmung) sind eine fantastische Möglichkeit, all deine Energiezentren zu öffnen, insbesondere jene von den Oberschenkeln und dem Becken an aufwärts. Du willst Zugang zu der Kraft in den Oberschenkeln, dem Becken und Bauch haben, um dein inneres Feuer und deinen Mut anzuzapfen. Wenn du das erste Mal die *Wahrheit sprechen* möchtest, wirst du vielleicht diese brennende Kraft in dir spüren, sobald du feststellst, dass deine Stimme immer erstickt wurde, dir immer befohlen wurde, den Mund zu halten, oder dass deine Lebenskraft ausgelöscht wurde. *Lunges with Lion's Breath* können helfen, die Energie freizusetzen, sodass du aussprechen kannst, was du zu sagen hast.

Geh in den Lunge (siehe Seite 52). Atme in oder in Richtung des Bereiches in deinem Körper, wo die blockierte Energie festsitzt. Atme kräftig durch den weit geöffneten Mund aus. Streck dabei die Zunge heraus in Richtung Kinn und *brülle*! Brülle drei- bis fünfmal auf jeder Seite.

CAMEL HANDS ON HEELS

Camel regt die Oberschenkel und das Becken an, öffnet das Herz, und es macht den Hals frei, wenn du deinen Kopf nach hinten entspannst. Es öffnet die Rippen und stärkt gleichzeitig den Rücken. Wärme dich für *Camel* auf, indem du zuerst achtmal *Elbow to Knee* (siehe Seite 89) und acht *Sun Salutations* (Sonnengrüße) (siehe Seite 301) machst.

Geh in Camel (siehe Seite 53). Bleib fünf bis acht Atemzüge lang in der Position; so lange braucht es etwa, bis du über den Punkt des *Ich-hasse-diese-Position* hinwegkommst und an den Punkt gelangst, in dem die Würze steckt.

Für *Camel Hands on Heels* (Kamel mit den Händen an den Fersen) geh zunächst in die *Camel*-Grundposition, atme mit den Händen an den Hüften ein, dann atme aus und leg behutsam die Hände nacheinander auf die Fersen. Wenn es für den Nacken in Ordnung ist, entspanne den Kopf nach hinten, weite den Brustkorb und zieh das Brustbein nach oben; ansonsten lass den Kopf Richtung Brust gesenkt. Bleib lang im Rücken und hebe das Brustbein Richtung Decke. Um wieder aus der Position herauszugelangen, leg die Hände wieder nacheinander auf das Kreuzbein, richte den Oberkörper auf, hebe den Kopf und setz dich auf die Fersen.

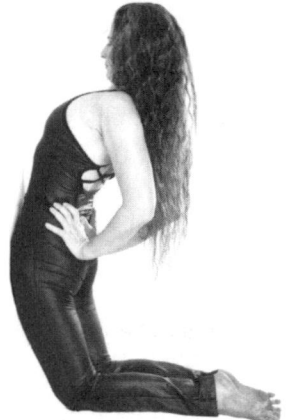

Camel on the Wall

CAMEL ON THE WALL

Wenn du einen empfindlichen Rücken hast, kannst du das *Camel on the Wall* (Kamel an der Wand) machen.

Knie dich mit dem Gesicht zur Wand und drück die Oberschenkel, das Schambein und die unteren Rippen gegen die Wand. Leg die Hände auf das Kreuzbein, mit den

Daumen links und rechts an der Wirbelsäule und den Fingern in Richtung Hüfte. Zieh die unteren Rippen an der Wand entlang aufwärts und nimm so den Druck aus dem unteren Rücken.

Wölbe die Brust nach oben und weg von der Wand. Senke das Kinn Richtung Brust, Schultern nach unten und die Ellbogen zueinander.

CHEST OPENER ON THE WALL

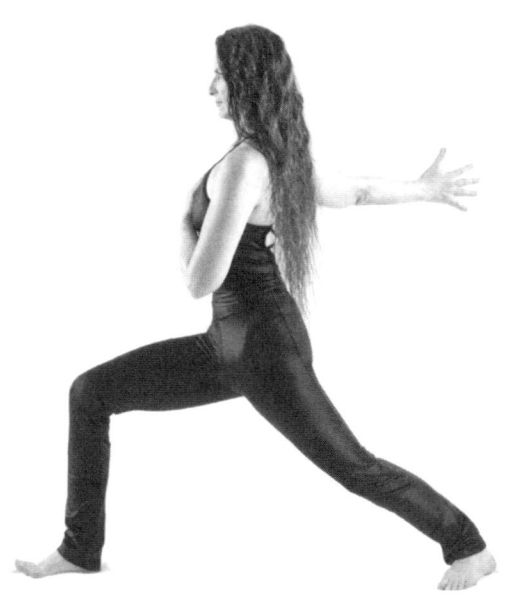

Chest Opener on the Wall

Chest Opener on the Wall (Brustöffner an der Wand) ist großartig, um dein Herz zu öffnen und dorthin zu atmen. Es ist jedoch eine sehr nach innen gerichtete Position, denn obwohl sie das Herz öffnet, kann deine Kehle verschlossen bleiben.

Stell dich mit der rechten Seite ca. 30 cm von der Wand entfernt hin. Steig in den *Warrior I* (siehe Seite 94), rechtes Bein vorne. Leg die rechte Hand hinter dem Rücken an die Wand, den Arm auf Schulterhöhe oder leicht darunter, wenn deine Schulter verspannt ist. Leg die linke Hand auf die rechte Seite des oberen Teils der Brust oder über das Herz. Atme in dein Herz und deine Brust ein. Spüre, wie sich die Brust unter deiner Hand bewegt.

Atme aus und dreh dabei den Rumpf leicht nach links, wobei du die Dehnung verstärkst. Falls das zu stark in den Schultern zieht, stell beide Füße ein paar Zentimeter weiter weg von der Wand. Spüre, wie Herz, Brust und Lungen mit jedem Atemzug freier werden. Nimm vier bis fünf Atemzüge auf jeder Seite.

Die Art, wie du sprichst, die Art, wie du atmest – das sind sehr grundlegende Verhaltensweisen, die du ändern kannst. Ein *Wahrheitssprecher* zu werden ermöglicht dir darüber hinaus, in dein mächtigstes, authentisches Selbst einzutreten. Es ist die Mühe wert! Nimm einen Atemzug, spüre dein Herz, werde bewusst und sprich aus deinem Herzen. Das ist eine Fähigkeit, die wir alle üben müssen.

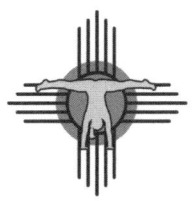

4

DIE HEFTIGSTE MEDIZIN:
EINE KURZE PAUSE, IN
DER DU STIRBST

REGEN IST EIN MAGISCHES Ereignis in der Wüste, das all das Potenzial offenbart, das sich direkt unter der Oberfläche verbirgt. Wenn man nur lange genug still sitzt, kann man beinahe zusehen, wie alles vor seinen Augen ergrünt und zu blühen beginnt, bis der gesamte Horizont in Orange, Gold und Blau mit Wildblumen bedeckt ist. Es ist eine Schönheit, die gerade durch ihre Vergänglichkeit so lebendig wird, und der bevorstehende Tod macht sie umso ergreifender.

Eines Tages saß ich direkt nach einem Regenguss eine Weile unter einem Baum bei der unteren Pferdekoppel, während ich den Regen roch und mein Ärger, meine Angst und meine Einsamkeit in mir nagten. Ich war siebzehn, draußen in der Wüste, trainierte Pferde, versuchte, mir einen Namen zu machen, und dachte darüber nach, eventuell mein eigenes Unternehmen zu gründen. Aber ich war nicht mit dem Herzen dabei. Warum sollte ich mich plagen? Ich hatte so lange in Leid und Verzweiflung gelebt, und nichts deutete darauf hin, dass sich das ändern würde. Ich saß da und wartete darauf, dass das Grün herauskam, aber auch noch auf etwas anderes, von dem ich nicht wusste, was es war.

Die Wolken zogen beiseite, und ein Regenbogen, der sich in nächster Nähe über einer Anhöhe wölbte, brachte den Himmel über mir zum Strahlen. Irgendwo dort, gerade noch in Reichweite, musste das Ende des Regenbogens sein. Ich war nicht auf der Suche nach dem legendären Topf voll Gold, aber nach etwas Gutem, etwas Magischem. Ich wusste, dass Legenden aus einem bestimmten Grund entstehen, dass immer ein Körnchen Wahrheit darin lag und dass es so etwas auch für mich geben müsste.

Ich sattelte Squirrel auf – er war ein sehr schnelles Vollblutpferd, das nie müde wurde – und jagte geradewegs dem Ende dieses Regenbogens hinterher. Ich konnte mich noch erinnern, dass das Ende des Regenbogens ein Tor zum Feenreich war, einer Zauberwelt innerhalb unserer Welt. Ich konnte genau sehen, wo der Regenbogen aufhörte. Wenn ich ihn nur erreichen könnte ... – entwischt. Ich galoppierte auf ihn zu – er verschwand. Ah, da drüben! Ich donnerte wieder geradewegs auf ihn zu – weg war er. Ich wusste nicht, dass Regenbogen je nach Blickwinkel wandern können. Wieder und wieder wich er mir aus. Und je weiter er sich von mir wegbewegte, umso stärker drückte ich mich an Squirrels Hals und gab ihm die Sporen und umso mehr konnte ich den letzten Funken Hoffnung in mir schwinden fühlen, bis sie schließlich im Wüstenregen erlosch. Ich zügelte mein Pferd. Dieses magische Tor, das Ende des Regenbogens, war immer noch vor mir, aber für mich sah es so aus, als wiese mich die magische Kraft ein für alle Mal zurück, da ich so eine unglaublich abscheuliche und bösartige Kreatur war.

Ich beschloss, dass das mein letzter Lebensversuch gewesen sein sollte. Ich war wirklich völlig am Ende. Mein Leben hatte keinen Sinn mehr. Es war Zeit zu gehen, Zeit zu sterben.

Am nächsten Tag ritt ich zwischen den neuen Blumen auf Erkundungstour aus. Es dauerte nicht lange, bis ich den passenden Ort gefunden hatte: ein hohes Tafelland über einem ausgetrockneten Flussbett, das mit Flussgestein übersät war. Ich blickte mich zwischen den Joshuabäumen um; ich konnte meilenweit sehen. Ich starrte über den Rand der Klippe zehn oder zwölf Meter weit nach unten, hoch genug für einen sicheren Tod. Überall da unten ragten bedrohliche Felsen empor. Das war der Ort.

Ich ritt zurück zur Ranch, brachte die Pferde in den Stall, fütterte sie und gab ihnen eine ganze Menge Wasser. Ich hoffte inständig, dass jemand nach nicht allzu langer Zeit kommen und nach ihnen sehen würde, dass sie sicher vor Schlangen und Kojoten sein würden. Ich liebte sie so sehr; sie waren meine einzigen wahren Freunde. Ich ging von Koppel zu Koppel, streichelte die Pferde und blies ihnen zärtlich in ihre Nüstern. Ich sandte ihnen geistige Bilder – da das genau die Art war, wie wir miteinander sprachen – Bilder eines leeren Platzes, die besagten: *Ich bin nicht mehr hier.* Weite Landschaften, leere Koppeln. Ich war weg.

Ich kratzte Squirrel an seinen Lieblingsstellen, dort, wo es ihn am häufigsten juckte. Ich streichelte seine Nüstern, die so weich waren, dass sie sich wie Samt anfühlten. Am traurigsten war es, ihn zu verlassen. Er war ein kupferfarbener Fuchs, der wie ein poliertes Pfennigstück glänzte, mit einer sehr hübschen Blesse entlang seines Gesichts. Als ich ihn kaufte, war er ein kleiner Psycho, nicht böswillig, aber er hatte einfach keine Lust, geritten zu werden. Wir verbrachten sehr viel Zeit miteinander, und eines Tages ließ er mich auch auf sich reiten.

Ich dachte an all die Fohlen, denen ich auf die Welt geholfen hatte, an die Pferde, die ich geheilt hatte. Aber das war jetzt alles vorbei. Ich wusste, ich konnte nicht länger die Last ihrer Lebenskraft tragen. Ich konnte nicht einmal die Last meiner eigenen Lebenskraft länger tragen.

Als die Sonne unterging, machte ich mich allein zu Fuß auf den Weg zurück zur Klippe. Wie immer stach der Schmerz meiner wackeligen Beine durch den ganzen Körper, und ich zog meinen linken Fuß nach. Doch an diesem Abend war mir der Schmerz egal. Der Schmerz wird erst dann zum Leiden, wenn wir denken, damit leben zu müssen. Ich würde ja nicht mehr länger damit leben müssen. All dem sagte ich Lebewohl. Ich setzte mich nah an den Rand der Klippe und starrte in den dunkel werdenden Himmel. Anfangs schnatterte mein Geist noch so über das Sterben dahin, über die völlige Aussichtslosigkeit des Lebens. Dann kam er langsam zur Ruhe. Es war eine schöne, klare Wüstennacht. Als sich eine außergewöhnliche Friedlichkeit über mich legte, hörte ich auf, an irgendetwas zu denken. Hundert Millionen Sterne funkelten über mir, und die milde Luft legte sich um mich. Weil ich mit allem fertig war, weil mir alles völlig egal war, konnte ich schließlich voll und ganz die Kostbarkeit des Augenblicks spüren, wie das vergängliche Gefühl, wenn der Regen kam – nur noch intensiver. Die Nacht, die Sterne, die Klippe … sie alle stellten nicht mehr und nicht weniger als pure Schönheit dar. Zum ersten Mal in meinem Leben fühlte ich Ruhe, Gelassenheit.

In Ordnung. Jetzt. Ich stand auf, rannte los und sprang von der Klippe. Ich flog und beobachtete immer noch die Sterne – ohne Bedauern.

Ich kann mich an keinen Schmerz beim Aufprall erinnern. Hat mich der Schock davor bewahrt? Hat meine Seele meinen Körper verlassen, bevor ich auf die Erde aufschlug? Ich weiß es nicht. Ich habe mir vorgestellt, wie es sich angefühlt haben muss, aber ich kann meine Fantasie nicht von meiner Realität trennen. Ich weiß nur, dass ich eine Weile bewusstlos war; dann kam ich wieder zu mir und war etwas orientierungslos. Als ich feststellte, dass ich nicht tot war, bekam ich eine *Scheißwut*! Ich spuckte Sand, wischte ihn aus den Augen, den Haaren, der Nase, den Ohren. Überall Sand. Sand? Ich sah mich um. Ich war in einem Sandhaufen gelandet, der definitiv vor ein paar Stunden noch nicht da gewesen war. Wie konnte das nur passieren? Ich hätte nicht den Funken einer Überlebenschance gehabt, wenn ich auf diese Felsen aufgeschlagen wäre, und ich wusste ganz sicher, dass der Sandhaufen davor nicht da gewesen war.

Also was nun?

Das war kein Hilferuf; ich war entschlossen, mein Leid zu beenden. Aber was ich jetzt am Hals hatte, waren gewaltige Prellungen und Abschürfungen und mörderische Kopfschmerzen. Ich rappelte mich hoch und ging langsam zurück zum Stall, hinkend, knurrend, fluchend, schmerzerfüllt – all diese Schmerzen, mit denen ich nun weiterleben musste. Als ich in den Stall zurückkam, ließ ich mich einfach fallen und beobachtete, wie die Prellungen sich violett verfärbten, während ich weitere Sandkörner aus meiner Haut herauspickte. Ich war völlig schockiert darüber, dass ich aus irgendeinem unerklärlichen Grund noch am Leben war.

Ich verstehe inzwischen, dass die *Schutzgeister* an jenem Tag ein wenig interveniert hatten. Ich schätze mal, dass sie nicht dazu bereit gewesen waren, mich mein Leben beenden zu lassen. Sie wollten, dass ich mein Leben *beginne*, ein echtes Leben, ein Leben mit einem Sinn. Mit siebzehn wusste ich nicht, wie dieses Leben aussehen würde, aber ich begann zu realisieren, dass ich eine Chance bekommen hatte, meinen Mut auf die Probe zu stellen, indem ich lebte.

TANZ MIT DEM TOD

Seit meinem Sprung von dieser Klippe hatte ich zig Möglichkeiten mitzuerleben, wie die Nähe zum Tod eine erschreckende Klarheit bringen kann. Der Tanz mit dem Tod – Zeit, mit Sterbenden zu verbringen, mit der Energie des Todes zu arbeiten, sogar sich an ihn zu kuscheln – das waren für mich bei Weitem die lehrreichsten Lektionen über das Leben.

Als ich in meinen Zwanzigern war, ließ ich mich von Rosalyn Bruyere, einer energetischen Heilerin und einem Medium, ausbilden. Rosalyn ist eine Medizinfrau der Hopi-, Navajo- und Cree-Nationen und sehr versiert im Diagnostizieren, wo die Energie der Menschen geschwächt ist. Sie konnte mit ihren Händen Energieblockaden bei Menschen spüren und ihren eigenen Fokus und die Energie dafür einsetzen, diese Kanäle wieder zu öffnen. Ich hoffte, dass das Lernen mit ihr meine eigenen Heilkräfte kanalisieren und lenken und mich zur Magie führen würde.

Mein Studium bei den Medizinleuten der Ureinwohner Nordamerikas lehrte mich, dass es wichtig ist, jeden Aspekt deines Selbst wie die Facetten eines Edelsteins zu betrachten und ihm einen Platz und einen Zweck in dir zu geben. Auf diese Weise sabotiert es dich nicht oder taucht auf schockierende und unpassende Weise auf, wie es so oft passieren kann. Als ich das begriff, begann ich, andere Aspekte in meinem Kreis als meine Heilpartner zu akzeptieren und einzuladen. Ich übernahm Dinge von anderen Traditionen, sodass ich eine ganzheitlichere und effektivere Heilerin wurde.

Mein Lernen schloss auch das Unterrichten von Yoga und das Fließenlassen von Energie ein, eine uralte Methode, bei der die Naturkräfte herangezogen werden. Wenn ich Energie fließen lasse, bewege ich das *Prana*, die Lebenskraft, durch mein Herz und meine Hände in eine andere Person. Die angeborene Intelligenz dieser Person nutzt dieses energetische Geschenk nach eigenem Ermessen. Ich ließ Energie in wirklich kranke Leute fließen, Menschen, die dem Tode nahe waren, weil sie Aids oder Krebs hatten. Das waren Menschen, die am Scheideweg standen: Entweder würde sich ihr Zustand verbessern oder sie würden sterben. Meine Funktion war es, sie bei diesem Prozess zu begleiten, in welche Richtung auch immer er mündete, doch anfangs hatte ich das nicht verstanden. Ich dachte, meine Mission wäre: Rette sie! Wenn ich das nicht erfüllen konnte, glaubte ich, versagt zu haben. Die Arbeit war sehr intensiv, also lernte ich als Heilerin, die Energie von Kali herbeizurufen, der Hindugöttin des Todes und der Zerstörung, um mir zu helfen.

Kali ist eine mordgierige Hexe von einer Göttin. Sie ist die mit den glutroten Augen, schwarzer, blutbefleckter Haut, der Halskette aus Schädeln, dem Gürtel mit abgetrennten Armen und einer Tasche aus einem Menschenkopf. Das Mädchen war genau mein Typ. (Mein Therapeut sagte mir einmal: »Kein Wunder, dass du in Anbetracht deiner Mutter Kali als Göttin ausgewählt hast!«) Und die Sache mit Kali ist die: Sie ist eine finstere Braut, aber sie wird auch als nährende göttliche Mutter verehrt. In einem Akt des Mitgefühls fegt sie alles hinweg, was sterben muss, sodass das überleben kann, was zu leben verdient. Wenn ich meinen Patienten die Hände auflegte oder sie in verschiedene Yogapositionen führte, schickte ich Kalis Energie in sie hinein, um alle möglichen Geschwülste und Hautschädigungen aufzuspüren, zu jagen und zu töten, um das Tote und Verrottete herauszufegen und damit Platz für lebendiges Gewebe zu schaffen.

Meine Wahl für Kali als heilende Partnerin mag wohl von manchen in der Welt des Yoga missbilligt werden, wo doch *Ahimsa* eines der heiligsten Prinzipien ist: das Gelübde der Gewaltlosigkeit, die Verpflichtung, keine empfindungsfähigen Wesen zu verletzen. Aber ich habe dieses Gelübde nie abgelegt; so ticke ich eben nicht. Ich bin so *gar* nicht die Person, die die andere Wange hinhält. (Deshalb laden mich diese netten Jainisten nie zu ihren Picknicks ein.) Ich verbrachte also ziemlich viel Zeit damit, diese Hindugöttin zu studieren, die verehrt wird für ihre Fähigkeit, Dämonen zu töten, die Körper von großartigen Kriegern und Tieren zu erbeuten und ihren Feinden das Blut auszusaugen. Ihre Wildheit war genau das, was ich bei meiner Heilarbeit brauchte. Anstatt die in mir bereits vorhandenen Qualitäten von Kali zu ersticken, wollte ich sie als meine heilende Partnerin in meinen Kreis einladen. Es war ein guter, heiliger Platz für diese grausame Person in mir.

Bevor ich mehr über Kali lernte, hatte ich nicht gewusst, wie ich mit meiner Wut und meinem Zerstörungsdrang umgehen sollte, die von meinem Missbrauch herrührten. Ich richtete diesen Killerimpuls auf mich selbst mit all meinem selbstzerstörerischen Verhalten. Zu meinem Horror und meiner Schande hatte ich ihn sogar auf die von mir geliebten Pferde gerichtet, indem ich sie schlug, wenn sie nicht gehorchten. Ich dachte, der Sprung von den Klippen würde den Killer in mir töten. Aber ich lag falsch. Meine Aufgabe war nicht, diesen Teil in mir zu töten; es ging darum, diese mächtige Energie zu verstehen, sie zu meiner Verbündeten zu machen und durch Einfühlungsvermögen zu mäßigen. Kali repräsentierte einen der ersten Aspekte des weiblichen Spirits, die ich respektieren konnte.

Ich brauchte eine Weile, um zu realisieren, dass Kali so viel mehr tun konnte, als sich anzupirschen und zu töten. Sie repräsentiert nicht nur die zerstörerische Macht des Todes, sondern auch die ultimative Realität – die sich dir offenbart, wenn du deiner eigenen Sterblichkeit ins Gesicht blickst. Sie ist eine Kriegerin, die anderen helfen kann, die Entscheidung eines Kriegers zu treffen, um sich mit der Wahrheit ihres Sterbens zu konfrontieren und mit der Wahrheit, wie sie die Zeit verbringen möchten, die ihnen noch auf der Erde verbleibt. Kali ist die ultimative *Wahrheitssprecherin*. Und es gibt keinen wichtigeren Zeitpunkt, die *Wahrheit auszusprechen*, als wenn du stirbst.

Erst als Bill, ein junger Patient Anfang zwanzig, in mein Leben trat, lernte ich die heiligen Chancen zu schätzen, die sich bieten, wenn man mit dem Tod konfrontiert ist. Bill war einer meiner Schüler, der mit Komplikationen aufgrund einer Aidserkrankung im Endstadium im Krankenhaus landete. Als ich ihn besuchte, fand ich einen jungen Menschen, der völlig in seinem Krankenhausbett versunken war, angeschlossen an Monitore, mit allen möglichen Infusionsschläuchen an seinen Armen. Das Gesicht und die Arme waren violett von den Hautschädigungen. Er wirkte sehr zerbrechlich und ausgemergelt, allein und sehr, sehr krank. Ein Blick genügte und mir war klar, dass ich nicht in der Lage war, Bills Gesundheitszustand zu verbessern. Was konnte ich also für ihn tun? Ich spürte, wie Kali mich in Richtung einer anderen, ebenso wichtigen Rolle einer Hei-

lerin stieß: eine *Wahrheitssprecherin* zu sein. Ich zog also den Stuhl
an Bills Bett heran und fädelte meine Hand zwischen die Infusions-
schläuche hindurch, damit ich seine Hand greifen konnte. »Wie geht
es dir dabei, zu wissen, dass du bald sterben wirst?«, fragte ich ihn.

Bill brach in Tränen der Erleichterung aus. »Niemand hat mir die
Wahrheit gesagt. Ständig sagt mir jeder, dass es mir bald besser gehen würde.«

»Nun ja, für mich siehst du so aus, als würdest du sterben. Wie
geht es dir damit?« Es war, als ob ein Damm gebrochen wäre. Bill
ließ all seinen Albträumen über das Sterben freien Lauf. Er unterbrach seine Geschichte mehrmals und hustete mich an, und ich
spürte, wie mein Gesicht von einem Sprühnebel aus Blut und
Schleim bedeckt wurde. Es fühlte sich wie der Kuss des Todes an –
das war noch, bevor man wirklich wusste, was Aids war und wie es
übertragen wurde. Genau in diesem Moment musste ich der Angst
vor meinem eigenen Tod ins Gesicht blicken; ich war überzeugt, dass
ich mich just in dem Augenblick mit dieser tödlichen, unheilbaren,
grässlichen Krankheit infiziert hatte. Es machte uns noch vertrauter
miteinander. Bill und ich *sprachen Wahrheit* und blickten gemeinsam auf unseren Tod. Ich sagte mir, wenn ich auf diese Weise enden
würde, dann konnte ich zumindest noch etwas Sinnvolles mit meiner Zeit tun. Ich wischte einfach das Blut und die Spucke weg und
arbeitete weiterhin mit Bill, so gut ich konnte.

Bei meinen nächsten Besuchen half ich ihm, Telefonate zu tätigen,
sodass er unbeschwerten Herzens sterben konnte. Kali half mir, Bills
Spirit zu heilen. Ich half ihm zu enträtseln, was seine schrecklichen
Träume für ihn bedeuteten. In einem Traum war Bill auf einem Fluss
in einem Boot, das ohne seine Kontrolle die Strömungen hinunter-
jagte. Ich sprach mit ihm über den Fluss Styx, über die Mythologie,
dem eigenen Tod mit Mut und Integrität zu begegnen. Er verstand
nun, dass er träumte, was seine Seele ihn zu tun bat, um sich auf seinen Tod vorzubereiten, und so wurden seine Träume eine Quelle der
Orientierung, nicht der Angst. In seinem letzten Traum blickte er
nach vorne aus dem Boot, geradeaus und ganz mit sich im Reinen.
Unsere letzten gemeinsamen Stunden waren heilig, authentisch. Bill
war vollkommen präsent, selbst als seine Seele seinen Körper verließ.

Bill zu helfen war wirklich ein wichtiger Wendepunkt für mich. Als die krankhaften Veränderungen in sein Gehirn wanderten und er starb, fühlte es sich zunächst wie ein entsetzlicher Verlust an – er war sehr jung, und obwohl ich hart daran gearbeitet hatte, dass er in Integrität sterben konnte, wollte ein Teil von mir einfach nichts anderes, als dass er lebte. Ich hatte entgegen aller Vernunft nie die Hoffnung verloren, dass meine Heilarbeit das zustande bringen würde. Also überkam mich zunächst das Gefühl, versagt zu haben. Mein Herz und meine Seele waren deshalb so voller Schmerz, weil er etwas so Kostbares für mich war. Aber dann erkannte ich, dass ich eine zu vorgefasste Meinung hatte: Obwohl ich Bill geholfen hatte, seinen eigenen Tod bereitwillig anzunehmen, war ich immer noch dem Glauben verhaftet, dass ich ihm hätte helfen sollen, zu leben. Weil ich um so jemand Lieben trauerte, gelang es mir nicht, den großartigen Dienst zu erkennen und zu schätzen, den ich ihm erwiesen hatte. Bill und ich hatten einander reich beschenkt.

BEAUTY-REPORT

Ich begann, mit meinen anderen Sterbepatienten wie mit Bill zu arbeiten. Ich gab meine vorgefasste Meinung auf, dass ich da wäre, um sie zu retten, und fragte sie: »Worüber machst du dir *genau jetzt* die meisten Gedanken? Was kann ich tun, dass du dieses Tor mit größtmöglicher Integrität durchschreitest? Wie kann ich dir helfen, stolz auf deinen Tod zu sein?« Vielleicht brauchten sie Hilfe, um einen bestimmten Anruf zu tätigen, sodass sie sich ein allerletztes Mal von einer Person verabschieden konnten, die sie liebten, oder um mit jemandem Frieden zu schließen, den sie gehasst hatten. Vielleicht wollten sie auch nur jemanden dahaben, der ihnen ihre Medikamente gab oder ihnen die Füße massierte. Ich stellte fest, dass diese letzten Monate, Wochen, Tage und Minuten unglaublich wertvoll und lebendig sein konnten – solange die Menschen nur die *Wahrheit aussprachen*, ihren eigenen Lügen und den Selbsttäuschungen mutig entgegentraten und sich darauf konzentrierten, was ihnen wirklich wichtig war. Wir sprachen über Bedauern – wie sie ihr Leben leben würden, wenn sie nur mehr Zeit hätten – aber viel wichtiger war, dass wir uns auf diese letzten Momente auf authentische Weise konzentrierten. Ich gab ihnen die Aufgabe, mir *Beauty-Reports* zu sammeln, wenn ich sie besuchte. Ich bat sie also, aus ihrem Leid herauszutreten, sich umzuschauen und etwas zu finden, was ihr Herz mit *Schönheit* erfüllte.

Die ganze Kraft der *Beauty-Reports* lernte ich durch Diane kennen, eine reizende Frau, deren Körper nach und nach vom Krebs zerstört wurde. Sie entschloss sich dazu, ihre letzten Tage zu Hause zu verbringen, wo ich sie regelmäßig besuchte und ihr mit dem Atmen half, was aufgrund der bereits durch die Tumore verhärteten Lungen schwierig für sie war. Sie lag hustend und würgend da, während ich Energie in sie fließen ließ und mit meiner reinen Willenskraft ihre Bronchien weitete, um ihr mehr kostbaren Sauerstoff zu bringen. Sie kämpfte sich ab unter meinen Händen.

Ich erzählte ihr von den Hoodoos, die ich in Utah gesehen hatte, majestätisch aufgetürmte, verrückte Felssäulen, die sich über die Schwerkraft hinwegzusetzen scheinen, wie sie so in den Himmel ragen. »Was denkst du, wie die sich gebildet haben?«, fragte ich sie. »Sie wurden vom Wind geformt. Genau so musst du mit diesen Tumoren atmen. Du musst einfach nur wie der Wind atmen, als er diese Steine geformt hat – Atem formt den Körper.« Ich half Diane, sich darauf zu konzentrieren, die Luft um die Blockierungen in ihren Lungen herum zu atmen wie Wind, der um die Tumore herumwirbelte und sie formte. Und schließlich beruhigte sich ihr Atem, und ihr Körper wurde immer friedlicher.

Gemeinsam fanden Diane und ich heraus, wie wir auch andere Kämpfe auflösen konnten. Als der Schmerz zunahm und das Stehen für sie immer beschwerlicher wurde, reduzierte sich ihr Leben nur mehr auf das Bett, in dem sie lag, angeschlossen an verschiedenste lebenserhaltende Geräte. Es wurde unsere Aufgabe, die Welt zu ihr zu bringen. »Wie sieht dein *Beauty-Report* heute aus?«, fragte ich sie. »Was hast du heute gesehen, was *Schönheit* verkörperte?«

Das Lächeln ihres kleinen Sohnes. Die Blumen vor dem Fenster. Sogar die lärmenden Teenager nebenan, deren Herumgealbere manchmal ihre Ruhe störte. Diane fand *Schönheit* in all dem. Wir machten es uns zur Regel, unsere *Beauty-Reports* bei jedem Treffen auszutauschen, indem wir einander erzählten, was genau in diesem Moment am wichtigsten für uns war. Sie war einfach unglaublich – dem Tod so nahe, lag sie da und behauptete dennoch überzeugt: »Ich habe ein großartiges Leben.« Es gab eine Sache, die sie bedauerte, ein Ziel, das sie nicht erreicht hatte. Als leidenschaftliche Schülerin des Buddhismus wollte sie eine Bodhisattva sein, ein Wesen auf dem Weg zur Erleuchtung, dessen Weisheit eine Inspiration für andere ist. Als ich einem buddhistischen Freund von ihr erzählte, lächelte er erfreut. »Aber sie *ist* eine *Bodhisattva*! Sie liegt da im Sterben und sorgt sich immer noch um andere.« Ich erzählte Diane von seiner Erkenntnis, und sie freute sich sehr über seine Betrachtungsweise.

Schließlich wurde jedoch klar, dass es Zeit für Dianes Körper war, sich geschlagen zu geben; sie hatte genug vom Kämpfen gegen ihre Krankheit, genug von den grässlichen Schmerzen, die ihren Körper peinigten. Doch sie zögerte, den Kampf aufzugeben. »Was musst du noch vollbringen, bevor du stirbst?«, fragte ich sie.

»Ich kann noch nicht gehen«, sagte sie mir. »Ich bin den Menschen verpflichtet, die ich liebe.« Zu sterben würde bedeuten, ihren geliebten Ehemann und ihren kleinen Sohn im Stich zu lassen, eine zu herzzerreißende Aussicht, um sie überhaupt in Erwägung zu ziehen. Dennoch war es zu schmerzhaft zu bleiben.

»Diane, du solltest unsere Liebe für dich als deine Flügel nutzen«, sagte ich ihr. »Binde dich nicht fest, sondern reite auf diesen Schwingen davon. Es gibt kein Zurück für dich, Diane. Es ist an der Zeit weiterzuziehen.« Diane sank zurück, ihr Körper entspannte sich sichtlich. Das leuchtete ihr ein. Sie brauchte die Erlaubnis und einen Weg, um gehen zu können. Jetzt hatte sie beides. Sie konnte dem Tod begegnen, indem sie ihre große Liebe für ihre Familie und Freunde nutzte, um die Transformation zur Seele zu vollziehen. Diane fiel ins Koma und starb ein paar Tage später im Frieden mit sich selbst und im Frieden mit dem Tod.

SCHAMANENTOD

Nachdem ich so vielen anderen geholfen hatte, mit ihren sterbenden Körpern und Seelen fertigzuwerden, realisierte ich, dass ich Kali noch einmal herbeirufen musste, um mir auch in meinem eigenen Leben zu helfen. Zu dem damaligen Zeitpunkt hatte ich bereits einige Therapien hinter mir, um all den sexuellen und emotionalen Missbrauch, den ich erlitten hatte, in den Griff zu bekommen. In mir war ein sehr verletztes kleines Mädchen, das gerettet werden musste. Ich verbrachte sehr viel Zeit in Therapie, wo ich versuchte, das kleine Mädchen dazu zu bewegen, zu mir zu sprechen. Aber es blieb stumm, ein Häufchen Elend aus Scham, Zerstörung und Wut. Es war an der Zeit, diesen Eiterherd anzugehen, den es für mich darstellte. Ich machte ein paar Medizinleute der Ureinwohner Nordamerikas ausfindig, die bereit waren, mich durch die heilige Zeremonie des *Schamanentodes* zu führen. Ein Teil davon sollte in einer Schwitzhütte stattfinden. Dort würde ich dieses kleine Mädchen empfangen und mit ihm *Wahrheit sprechen*. Wir würden uns gegenseitig heilen.

Am vereinbarten Tag hob ich eine Ecke der schweren Decken, die den Weidenrahmen bedeckten, ging auf meine Hände und Knie und kroch in die Schwitzhütte. Dampf stieg empor, als der Hüter des Feuers weiteres Wasser auf die glühenden Kohlen in der Mitte der Schwitzhütte goss. Wir saßen zu dritt im Schneidersitz im Kreis darum herum. Die dicke Luft war stickig, und Schweiß lief an meiner Haut herunter. Manchmal musste ich meine Nase in die Erde stecken, um nicht ohnmächtig zu werden. Im Laufe der Zeremonie ermutigten mich die Medizinleute, dieses kleine Mädchen für die endgültige Heilung aus mir heraustreten zu lassen, aber es schaffte es einfach nicht. Dieses winzige, hagere, gebrochene Ding mit langen Haaren und traurigen Augen war weit davon entfernt, gerettet zu werden. Da wusste ich es: Sie musste sterben. Sie hatte so viel Missbrauch erdulden müssen, dass es sie tödlich vergiftet hatte. Wir hatten beide ein gebrochenes Herz; ich wollte so sehr, dass sie ans Licht kommt, doch sie wollte den Tod, bettelte geradezu darum. Ich hatte so viel Zeit und Energie erfolglos dafür aufgewendet, einen Teil von mir zu heilen. Nun war es an der Zeit, diesen Teil zu töten, sodass ich mich in meinem Leben vorwärtsbewegen konnte. Ich konnte die Energie von Kali spüren, wie sie mich vorwärtstrieb: *Leben aus dem Tod.*

In der Zeremonie, die durch meine weisen Ältesten geleitet wurde, führte ich mir das verletzte kleine Mädchen vor Augen, wie es all die Zerstörung durch den erlittenen Missbrauch in sich trug. Sie hatte sich um die Schädigungen gewickelt wie eine Auster, die ein Sandkorn umhüllt. In meiner Vision zog ich ein scharfes Messer und schlitzte sie auf, sodass die Fäulnis und das Leiden von ihrem kleinen Körper befreit werden konnte. Ich nahm sie in meine Arme und beerdigte sie auf der friedlichen Wiese, wo ich immer mit den Pferden war. Ich ließ die giftige, eitrige, böse Energie, die in ihr eingekapselt war, in Mutter Erde fließen, sodass sie sich in Dünger für das Gras verwandeln konnte. Leben aus dem Tod. Gutes aus dem Bösen.

Als ich wieder aus der Schwitzhütte herauskroch, zog ich die klare, kühle Luft in meine Lungen und weinte um das kleine Mädchen, das ich getötet hatte. Ich weinte, weil ich die Traurigkeit und Seligkeit und Freude und Hoffnung in allem empfand. Sie hatte ihr Leben gegeben, sodass ich wahrhaftig leben konnte – *wenn* ich mich dafür entscheiden würde. Einmal mehr zeigten mir die *Schutzgeister*, dass ich mich aktiv für das Leben entscheiden musste.

SPIRITUELLER FOKUS:
DIE HEFTIGSTE MEDIZIN

Deinem Tod zu begegnen ist wirklich die heftigste Medizin. Meine Verpflichtung dem Leben gegenüber und meine Lebensaufgabe entstammen den machtvollen Lektionen, die ich über den Tod gelernt habe – mein Sprung von den Klippen, das Verständnis von Kalis Rolle in meinem Leben, das Arbeiten mit Sterbepatienten und die Zeremonie des Schamanentodes. Es ist schon verblüffend, was so ein bisschen Sterben für dich tun kann. Wenn ich Schüler ausbilde, die *Forrest Yoga* unterrichten wollen, möchte ich, dass sie alles ablegen, was sie zurückhält. So können sie feststellen, was für sie am wichtigsten ist, und es vorantreiben, während sie lernen, Heiler und Yoga-lehrer zu werden. Im Stil von Kali entwickelte ich eine Zeremonie, mit der sie die Chancen erforschen können, die sich ihnen eröffnen, wenn sie die Grenze zwischen Leben und Tod durchstoßen. Ich nenne es die »Todesmeditation«.

Die Todesmeditation ist ein intensiver Prozess, in dem ich Leute durch ihren letzten Tag auf der Erde führe und die Stunden und Minuten herunterzähle. Dies ist weit mehr als nur eine morbide Übung. Sie stellt eine sehr scharfe Klinge dar, die das geistige Geschwätz und den Abfall durchschneiden kann, die unseren Kopf füllen – *Ich kann nicht erreichen, was ich möchte, aus diesem oder jenem oder welchem Grund auch immer.* Du wirst nur schwer feststellen können, was du wirklich willst, wenn du voll von diesem nutzlosen Gift bist und diese selbstzerstörerischen Gedanken hegst. Die Todesmeditation bringt dich dazu, deine Aufmerksamkeit mit diamantenscharfer Klarheit auf das zu richten, was dir wichtig ist. Denn alle Fassaden, Selbsttäuschungen, Lügen und Lebenskraft raubenden Belanglosigkeiten verblassen, wenn du deinem bevorstehenden Tod entgegenblickst.

Buddha sagte: »Willst du wissen, wer du sein wirst, so schau, was du tust.« Ich sehe das Leben als einen riesigen Baum mit vielen verschiedenfarbigen Blättern. Jedes Blatt des Baums muss schließlich abfallen, sterben und in Kompost verwandelt werden, um die Wurzeln dieses großartigen Baums zu nähren. Die Todesmeditation ist eine Möglichkeit zu überprüfen, was auf deinem Lebensbaum hängt. Gibt es ein paar Dinge, die bereit sind zu sterben und zu Kompost zu werden, um deinen Baum zu nähren, oder saugen sie ihm immer noch Lebendigkeit aus? Der Tod muss geschehen, um Platz für die neuen Blätter und Blumen zu schaffen.

Wir müssen bereit sein, den Teil in uns, der sterben muss, genau diesen Zyklus durchlaufen zu lassen. Es geht immer um das Vernichten und das Neuerschaffen. Wir müssen Platz machen, um wachsen zu können. Ansonsten häuft sich all dieser Mist an, und wir bekommen psychische Verstopfung. Was auch immer deine Lebenskraft bremst und schwächt, muss sterben. Wenn du etwas nicht transformieren kannst, musst du entweder eine neue Beziehung dazu aufbauen oder es loswerden. Mein Fazit also: Entwickle dich oder stirb. Die Todesmeditation wird dir vor Augen führen, was du loslassen musst und wie du dich weiterbewegen sollst. Was muss alles von dir abfallen, damit du deine Lebensaufgabe erfüllen kannst? Dieser Prozess stellt eine Art Visionssuche dar – also die Suche nach einem neuen Weg, dein Leben zu leben. Wenn du dir selbst erlaubst, ihn anzunehmen, wirst du dich danach auf ganz andere Art durch das Leben bewegen. Dadurch kannst du ein System schaffen, das dich bei dieser Entscheidung für eine neue Lebensart unterstützen wird. Es wird für dich einfacher sein, Dinge loszulassen; du wirst deine Lebenskraft nicht für unbedeutende Dinge verschwenden, wenn du weißt, wofür du hier bist.

Ich stelle die Todesmeditation nach der Hälfte meiner dreiwöchigen Lehrerausbildung vor. Um meine Schüler dazu zu bewegen, dass sie authentisch leben und unterrichten, beginne ich die Yogazeremonie, indem ich die Kräfte, die Eigenschaften und den Schutz der vier Himmelsrichtungen herbeirufe: Osten, Süden, Westen und Norden. Ich gebe jeder Person die Anweisung, für den Tag das Ziel festzulegen, das sie auf ihre Meditation und intensive tägliche Yogapraxis ausrichtet. So entdecken sie die Stimme ihres eigenen Spirits, der sie durch ihren rechten Lebensweg führt. Die Arbeit, die wir zusammen machen, ist ziemlich heftig. Die ersten paar Tage verbringen wir mit Niederreißen, wir graben in der Vergangenheit, sodass wir bis zum Fundament gelangen und sicherstellen können, dass es massiv genug ist, bevor wir darauf wieder aufbauen. Es ist eine sehr emotionale Zeit mit viel Weinen und Zittern und Loslassen. Am elften Tag hat sich jeder mehr oder weniger zu einem Vierjährigen zurückentwickelt. Sie müssen den ganzen alten Mist abstoßen und herausfinden, was vor ihnen liegt.

Ein anderer Name für meine Todesmeditation ist der *Schamanentod*. Ich weiß, dass diese unglaublich schmerzvolle Zeremonie, bei der meine Schüler durch ihren eigenen Tod gezerrt werden, sie von schädlichem und abstumpfendem Verhalten und Energien reinigt, die sie davon abhalten, ihr großartiges authentisches Selbst zu leben. Sie durch die Zeremonie der Todesmeditation zu führen ist ein herrlicher, einfühlsamer Akt, auch wenn er schmerzvoll ist. Ich sage meinen Schülern: »Du machst jetzt seit elf Tagen die gleichen Fehler. Nach der Todesmeditation musst du neue Fehler machen.«

Ich habe die Todesmeditation an dieser Stelle in das Buch eingebracht, weil ich möchte, dass du – genau wie meine Schüler – Klarheit in die Prioritäten deines Lebens bringst. Finde genau jetzt heraus, was du von deinem Leben ernsthaft loslassen kannst und wonach du dich am stärksten sehnst. Dieses Wissen wird dich wachrütteln für die Arbeit, die in den nächsten Kapiteln folgen wird. Du wirst bereit sein, auf dem Weg in dein wahres Leben deine eigenen neuen Fehler und Entdeckungen zu machen.

Menschen hängen wie Kletten an bekannten und vertrauten Miseren. Genau in dem Augenblick, in dem sie mit dem weit offenen Raum des Unbekannten konfrontiert werden, beginnen sie, sich an ihrem alten Paradigma festzuklammern, weil es vertraut und nicht so beängstigend ist. Ich habe die Todesmeditation kreiert, um dir dabei zu helfen, dich von den Klippen herunter ins Unbekannte zu stürzen. Du hast endlich die Leinen und Stricke abgestreift – spring jetzt, bevor du dich wieder neu verhakst! Weigere dich, den alten neuronalen Bahnen zu folgen. Schaffe neue und bewege dich immer wieder auf ihnen. Dies ist dein Quantensprung! Los!

So, jetzt ist es an der Zeit für dich zu sterben. Heute. Genau in diesem Augenblick. Ich werde dich durch deine eigene Todesmeditation führen, während du deinen letzten Tag auf Erden erleben wirst. Zusammen werden wir die Stunden, die Minuten, die Sekunden herunterzählen, deine letzten kostbaren Momente auf dieser Erde. Während deine Lebenskraft schwächer wird, wirst du über wichtige Fragen nachdenken, die du vielleicht dein ganzes Leben lang vermieden hast.

Und so funktioniert es: Nimm einen Notizblock, einen Stift und Taschentücher und such dir einen bequemen Sitzplatz, wo du zumindest eine Stunde lang nicht gestört wirst. Lies die folgende Todesmeditation und schließ nach jedem Absatz die Augen, atme, nimm dir Zeit, seine Bedeutung in dich aufzunehmen, und gib dir die Möglichkeit, darauf zu reagieren. Was auch immer hochkommt, schreib es nieder. Du reagierst vielleicht körperlich: ein Schütteln, Zittern, Frösteln, Starre. Schreib auf, wie sich dein Körper anfühlt.

Wenn eine große emotionale Sache hochkommt, nimm dir die Zeit, sie zu erleben. Tränen? Angst? Schamgefühl? Verwirrung? Verschließ dich nicht davor. Es gibt keine Uhr, die hier tickt; geh in deinem eigenen Tempo vor. Deine Notizen bleiben dir ohnehin, damit du später darüber nachdenken kannst, also bleib jetzt in jedem einzelnen Moment. Atme und bleib einfühlsam dir selbst gegenüber. Es ist wirklich harte, mutige Arbeit, die du hier leistest.

Je mehr du dich darauf einlässt, umso mehr hast du davon. Wenn du dasitzt und dich gegen das sträubst, was ich geschrieben habe oder was ich dir sage, wirst du nur genervt sein. Und das ist Zeitverschwendung. Gib hundert Prozent, und du wirst davon enorm profitieren. Als ich vor meinem Sprung von der Klippe zu den Sternen hochschaute, erlebte ich das erste Mal in meinem Leben tiefen Frieden, weil etwas in mir es mir ermöglicht hatte, all das Geschwätz loszulassen und mich einfach nur dem Geschehen hinzugeben. Ich war bereit, absolut alles loszulassen. Jetzt verlange ich von dir, das Gleiche zu tun: Gib dich dem Geschehen hin und blicke dem Tod ins Gesicht.

Lass uns anfangen.

DIE TODESMEDITATION

Ich empfehle dir, diese Übung am frühen Abend zu machen, sodass die einsetzende Dämmerung und die abkühlende Luft dabei helfen, die entsprechende Atmosphäre zu schaffen.

Schreib ganz oben auf dein Blatt *Todesmeditation*.

Halte deine Schreibutensilien bereit. Jetzt schließ die Augen, während du sehr tief atmest. Mach deine Mitte offen und weit und gib ihr Raum. Fühle, wie sich der Atem durch die Lungen bewegt, fühl deinen eigenen Herzschlag, fühl das Blut durch deine Venen fließen, diese Flüsse des Lebens, die dich durchströmen.

Jetzt überleg dir Folgendes: Wenn du wüsstest, dass du in zwölf Stunden tot wärst, was würdest du jetzt tun, in diesen letzten zwölf Stunden deines Lebens? Es besteht keine andere Möglichkeit: Egal, was du anstellen würdest – weglaufen, um dich treten und schreien, mich oder den Himmel verfluchen – es wäre sinnlos, denn du würdest immer noch vor dem Morgengrauen tot sein. Es gibt kein Entrinnen! Entwickle ein Gespür dafür. Das ist dein letztes bisschen Leben. Du wirst nicht einmal mehr einen Sonnenaufgang erleben. Atme das ein, spüre die *Wahrheit* dessen. All die Pläne, all die Dinge, mit denen du noch gewartet hast, um sie in Zukunft zu tun: Sie sind weg. Vielleicht hast du geplant, Lehrer oder Pilot oder Anwalt oder Yogalehrer zu werden. Vielleicht wolltest du eine Partnerin/einen Partner oder Kinder. Vielleicht hättest du dir gestattet, zu lieben, nachdem du endlich ausreichend geheilt gewesen wärst. Doch jetzt ist es für all das zu spät. Spüre das. Spüre mitten in diesem Gefühl, wie kostbar jeder einzelne Augenblick jetzt wird, weil du nur mehr so wenige Augenblicke hast. Nimm einen sehr tiefen Atemzug und koste ihn voll aus. Das ist einer deiner letzten Atemzüge.

Mach dich nun bereit, dir ein paar Fragen zu stellen.

1. Spüre den Tod deiner Hoffnungen und Träume. Alles, worauf du dich vorbereitet hast. Während du hier sitzt und diesen Tod spürst, diesen Verlust: Was bedauerst du? Die Art und Weise, wie du dein Leben in Zukunft leben wolltest, all die Träume, mit denen du gewartet hast, sie zu leben ... Welche Versprechen hast du dir und deinen Liebsten gegeben, die du jetzt nicht einhalten kannst, weil keine Zeit mehr dafür bleibt? Vielleicht hast du dir gesagt, dass du irgendwann in Zukunft beginnen wirst, dich auf liebevolle und vernünftige Weise um dich zu kümmern; tja, jetzt hast du keine Zukunft mehr. Lass dich vollständig diesen Verlust fühlen. *Schreib alles auf, was du bedauerst.*

   Denk über all die Gefühle nach, die du normalerweise wegsperrst, weil du funktionieren musst; nun ja, jetzt gibt es nichts mehr, wofür du funktionieren müsstest. Sei tapfer genug, jetzt *vollkommen* zu fühlen, ohne einen Wachposten, weil dies die letzten Gefühle sein werden, die du hast. Nimm einen weiteren tiefen Atemzug, fühl dein Bedauern, deinen Verlust. Fühle, wie kostbar dein Leben ist. Jetzt hast du nur mehr elf Stunden und fünfzig Minuten zu leben.

2. Welche Gespräche hast du noch nicht erledigt? Was wolltest du deinen Liebsten noch sagen oder schreiben? Den Menschen, die dein Herz berührt haben ... oder es gebrochen haben? Welche Gespräche musst du noch zu Ende bringen, bevor du stirbst? Mit jenen, die dich verletzen, die du hasst, die du liebst? *Schreib alles auf, was du diesen Leuten gerne sagen möchtest. Sei hundert Prozent ehrlich.*

Bleib mit deinem Atem in Verbindung, mit der Realität deines Todes, der immer näher rückt. Während du den Tod spürst, der langsam bedrohlich herannaht, frage dich: *Was halte ich immer noch zurück? Was steckt hinter meinen Hemmungen? Warte ich womöglich auf den richtigen Zeitpunkt, um vollkommen zu spüren oder mich vollkommen ausdrücken zu können? Warum?* Denk über all die Regeln nach, die dich daran gehindert haben, das zu tun, was sich dein Spirit wünscht – und jetzt ist es zu spät. Deine Zeit ist vorüber. *Schreib auf, was du zurückhältst.*

3. Während du deinen bevorstehenden Tod näher kommen spürst – spüre wirklich diese Kälte des herannahenden Todes –, erkenne, dass es keinen Ausweg vor dem Tod gibt. Nimm einen Atemzug und gestatte dir, den Schmerz zu genießen, denn es bedeutet, dass du noch am Leben bist. Während du die grässliche Kälte des Todes spürst, frage dich: *Was engt mich immer noch ein? Antworte ehrlich!*

Nimm einen tiefen Atemzug, genieße es, dass deine Lungen und dein Herz noch arbeiten. Fühle, vielleicht zum ersten Mal überhaupt, wie dein Atem durch dich hindurchprickelt, etwas, für dessen Beachtung du dir zuvor nie die Zeit genommen hast. Spüre einfach, wie kostbar diese letzten Atemzüge sind ... diese allerletzten Atemzüge des Lebens.

4. Während du spürst, wie dein Tod langsam deine Selbsttäuschung über deine Unsterblichkeit und deine bequeme Teilnahmslosigkeit wegreißt, frage dich: *In welchen Punkten habe ich mich selbst belogen? Wo habe ich mich selbst behindert?* Kannst du, für diese letzten paar Stunden deines Lebens, wäh-

rend dein Tod diese Lügen wegreißt, endlich vollkommen ehrlich gegen dich selbst sein? Überprüfe doch mal, ob eine deiner Lügen lautet, dass du diese Lügen brauchst. In welchen Punkten kannst du endlich ehrlich gegen dich selbst sein? *Schreib auf, in welcher Hinsicht du dich selbst angelogen und wo du dich selbst behindert hast.*

Wenn nicht *jetzt*, wann dann? *Jetzt* ist alles, was du hast. Kannst du jetzt, während du spürst, wie dein Tod deine Haut kalt berührt, endlich erkennen, was es in deinem Leben gibt, das schon vor langer Zeit hätte sterben sollen?

5. Erinnere dich an die toten Blätter, die abfallen und sich in Kompost verwandeln müssen, um die Wurzeln zu nähren. Was in *deinem* Leben muss aufhören und sterben, damit du frei leben kannst? Eine Essstörung, ein Missbrauch, deine Krankheit, deine Schmerzen oder eine schlechte Beziehung? Welche Dinge haben deine Lebenskraft wie ein Parasit aufgefressen? Willst du diese parasitären Energien bis zu deinem letzten Atemzug immer weiternähren? *Was in deinem Leben muss aufhören und sterben, damit du diese letzten paar Stunden frei leben kannst?*

Spüre, wie der Tod näher kommt ... dir direkt ins Gesicht schaut. Spüre diese Kälte des Todes, wie sie deine Haut durchdringt, dich bis auf die Knochen abkühlt, dein Blut und deine Organaktivität verlangsamt. Spüre diese unaufhaltsame Präsenz des Todes in dich eindringen. Nimm einen weiteren Atemzug; er ist einer deiner letzten ... schätze ihn. Während die Kälte in deine Gliedmaßen fährt, spüre mit zunehmend schwindender Lebenskraft diesen Verlust der Empfindsamkeit in den Fingern und Zehen, in deinen Händen und Füßen.

Nun, was sagst du deinen Liebsten, wo du jetzt weißt, dass du sie nach Sonnenaufgang nicht mehr sehen wirst? *Was wirst du ihnen sagen? Schreib deine letzten Worte an jene auf, die du liebst.*

Nimm einen weiteren Atemzug. Die Luft wird immer dicker, und es ist schwieriger, sie in deine Lungen zu ziehen; der Sauerstoff bewegt sich kaum noch. Nimm einen Atemzug, solange du noch kannst. Spüre den Tod durch deine Mitte dringen, wie sich dein Blut und dein Herzschlag verlangsamen, wie deine Lungen schlaff und zunehmend nutzlos werden. Was könntest du tun, um dich in diesen letzten paar Stunden auf den Tod vorzubereiten? Welche Schritte könntest du unternehmen, damit du einen Tod voll Integrität hast, einen noblen Tod? Wenn du das Leben nicht haben kannst, was wirst du in diesen letzten verbleibenden Stunden tun, um zumindest einen Tod zu haben, auf den du stolz sein kannst? *Schreib es auf.*

Jetzt pumpen deine Nebennieren wie verrückt Adrenalin in dich. Du spürst dein Herz; es beginnt tatsächlich schneller zu schlagen ... es rast wie wild ... schneller als der Flügelschlag eines Vogels in der Falle ... während der Tod näher rückt. Es wird dunkler um dich, während dir noch kälter wird.

6. Ist dir endlich klar geworden, was du liebst? Was ist dir am wichtigsten, während der Tod deine Schleier wegreißt?
   Schreib es auf.

7. Spüre, wie dein Herz seine verzweifelten Bemühungen aufgibt, sich wieder verlangsamt, um jeden Schlag kämpft. Spüre, wie der Tod jede Zelle deines Körpers erfasst und dein Gehirn durchdringt und so deine letzten Gedanken auf Erden auslöscht. Spüre den Tod, wie er sich über dein Herz breitet ... und wie dein Herz aufhört zu schlagen ... Kannst du in diesem Augenblick, in dem deine Lebenskraft abgeschaltet wird, eine Entscheidung treffen? Kannst du die Entscheidung eines Kriegers treffen und das Leben wählen, das du dir am meisten wünschst? *Triff diese Entscheidung.* Spüre die Macht des Todes.

   Und jetzt nutze die Macht deines unvermeidbaren Todes, all das herauszuzerren, was du bereitwillig sterben lassen kannst. Spüre, wie die kalten Finger des Todes all das Narbengewebe, den Müll, den Schmerz und den Verrat durch deine Lungen, dein Herz und deinen Rücken aus dir herausziehen und -kratzen. Spüre die letzten Fragmente deines Todes, wie sie sich durch dich bewegen und den übrig gebliebenen Unrat mitnehmen, der in Kompost verwandelt werden muss. Lass den Tod all das mitnehmen, wovon du frei sein willst.

Jetzt zieh frischen Atem ein, ein Atem, der prickelt – den ersten, nachdem du vom Tod zurückkehrst –, und nutze ihn, um all das schädliche Denken, das diesen Unrat nährt, auszuatmen.

Atme alles aus, was dich davon abgehalten hat, das Leben zu leben, das du gerne leben würdest, das du dir sehnlichst wünschst, wonach dein Spirit verlangt. Nun nimm einen weiteren Atemzug. Fülle damit diese Orte, die so verzweifelt mit dieser neuen Lebensenergie leben möchten. Bring den Atem dort hinein. Werde dir bewusst, dass der Tod dein Verbündeter ist.

Atme deinen Tod aus. Atme diese neue Lebenskraft ein. Beginne, vor Lebenskraft zu sprühen.

8. Atme dieses neue Leben zurück in dein Herz. Atme dieses neue Leben zurück in deine Lungen. Atme dieses neue Leben zurück in dein Blut und bring es wieder in Fluss. Fühle, wie sich dein Körper langsam aus deiner Mitte heraus erwärmt, in deine Arme und Beine ausstrahlt, Leben spendendes Blut dich bis in deine Finger und Zehen wärmt. Spüre, wie du dich in die Richtung bewegst, die das Fließen deines Blutes beschleunigt. Leb dein Leben so, wie es dein Spirit wünscht. Leb dein Leben so, dass es das Fließen deines Blutes beschleunigt. Was sind das für Träume, für die du jetzt bereit bist, dein Leben einzusetzen?
   Schreib sie auf.
   Atme weiter, während du schreibst, sodass du deine Aufgabe, deine Vision und deine Träume mit der Lebendigkeit deines Atems erfüllst, jetzt, da du weißt, dass sie deine Lebenskraft wert sind. Werde dir folgender *Wahrheit* bewusst: Du weißt nicht, wann dich der Tod wieder besuchen wird. Du hast keinen Augenblick mehr zu vergeuden. Nimm einen weiteren Atemzug. Jetzt, wo du weißt, was dir wirklich wichtig ist, kannst du es leben?

9. Während du deine Erkenntnisse aus der Todesmeditation gut behältst, welche Erinnerungshilfen brauchst du, um standhaft zu

bleiben, wenn deine Abhängigkeiten und deine alten Verhaltensweisen dich einholen? Was wirst du stattdessen tun, um dein
neues Leben wertzuschätzen, dieses Leben, das so kostbar ist?
Schreib die Erinnerungshilfen auf, die dich mit deiner Lebens-
aufgabe in Verbindung bleiben lassen, deren Erfüllung du dich
soeben verschrieben hast.

Nimm einen tiefen Atemzug, spül diese prickelnde Energie deines Spirits in jene Bereiche, die der Tod gereinigt hat. Heiße deinen Spirit ganz in deinem Körper willkommen. Du hast ein
großes Herz und ungeheuren Mut. Nutze sie, um alles wegzu-
schaffen, was dich blockiert und gefangen gehalten hat – ver-
pflichte dich dazu, das Leben zu leben, das dein Spirit verlangt.

Nimm diese neue Verpflichtung mit in den nächsten Sonnen-
aufgang und in jeden neuen Sonnenaufgang.

Die Notizen, die du während der Todesmeditation gemacht hast,
sind der Plan für dein neues Leben. Behalte sie und lies sie immer
wieder; sie werden dir helfen, das Leben zu leben, das sich dein Herz
und deine Seele am meisten wünschen. Dabei wirst du ein Geschenk
für die Welt sein. Du bist dem begegnet, was heilig in dir ist; und du
hast aus dir entfernt, was es *nicht* ist! *Namaste.*

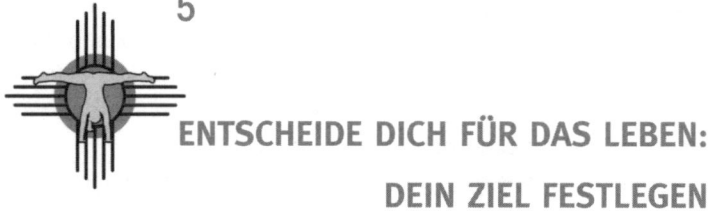

5

ENTSCHEIDE DICH FÜR DAS LEBEN:
DEIN ZIEL FESTLEGEN

ICH HATTE ES GESCHAFFT, von einer Klippe zu springen und nicht zu sterben. Stattdessen hatte ich mich für das Leben entschieden. Aber ich brauchte eine ganze Weile, bis ich realisierte, dass ich genau das tat: leben. In der schicksalhaften Nacht, als ich mich unten in diesem ausgetrockneten toten Flussbett mühsam wieder aufrappelte und langsam zu den Ställen zurückhinkte – mit größeren Schmerzen in den Beinen als jemals zuvor –, wusste ich lediglich, dass ich am Sterben gescheitert war und dass es an der Zeit war, die eine oder andere Tür in meinem Leben zuzuschlagen.

Ich musste die Wüste endgültig verlassen. Meine Tiere und ich waren von unserer Zeit da draußen unterernährt. Ich war erschöpft von all der Knochenarbeit, dem Hungern und den Schuldgefühlen, den Pferden ihr Futter zu stehlen, um mich selbst zu ernähren. Ich hatte ziemlich viel über das Trainieren gelernt, ganz zu schweigen von meinen Feuerproben als Pferdeheilerin und Hebamme, ganz allein da draußen. Ich entschloss mich dazu, zu Mike Nielsen und seinen Jagd- und Springpferden zurückzukehren. Sein Trainingsstall war der richtige Ort, an dem ich meine Tiere und mich wieder gesundpflegen konnte.

Nun war ich also wieder angelangt in der Welt der Pferdeshows, und das hieß: Pferde striegeln, Ställe ausmisten, Sattelzeug reinigen und Mähnen flechten. Harte Arbeit und noch härteres Partyfeiern. Draußen in der Wüste war mein Leben ziemlich einsam gewesen: Außer den Pferden und Kojoten gab es niemanden, mit dem ich high werden konnte. Aber da im Stall war wieder Nonstop-Trinken, Rauchen und Drogennehmen angesagt, sobald die Arbeit getan war. Wenn jemand bei einer Show in einer Klasse gewonnen hatte, wurden wir alle auf einen Drink eingeladen. Wenn jemand mit einer Flasche auftauchte, tranken wir sie alle zusammen leer. Und dann musste ich mich um drei Uhr morgens mit einem höllischen Kater wach quälen, um alles tadellos vorbereitet zu haben, wenn die Trainer und Kunden kamen.

Ich begann wieder Yoga zu praktizieren. Egal wie erschöpft oder zugedröhnt oder verkatert ich von dem Alkohol, dem Gras, den Pillen und Zigaretten war, ich kam immer wieder zurück auf die Matte. Ich wusste nicht, was, ich wusste nicht, wie, aber das Yoga weckte etwas in mir.

Ungefähr zur selben Zeit hörte ich von einem Yogalehrer-Ausbildungsretreat, einem superintensiven einmonatigen Kurs auf der Rancho Rio Caliente in der Nähe von Guadalajara, Mexiko. Das klang nach einer echten Herausforderung, und ich wusste, es würde mich aus der Showwelt rausbringen, die mich zugegebenermaßen langsam Richtung Tod führte. Andererseits: Wenn ich ging, würde ich einen kalten Entzug machen und einen ganzen Monat ohne Drogen, Zigaretten, Alkohol oder Fleisch auskommen müssen. Der Retreat kostete fünfhundertfünfzig Dollar, weitaus mehr, als ich besaß. Und ich würde meine Tiere, die ich liebte und mit denen ich so lange zusammengelebt hatte, aufgeben müssen. Ich war hin- und hergerissen: bleiben oder gehen? Sollte ich mich weiterhin in der Welt der Pferde abkämpfen oder einen Riesenschritt in Richtung einer Herausforderung machen, die mich zwar rief, die ich aber überhaupt nicht verstand?

Letztendlich machte ich mir klar, dass ich bereits am Sterben gescheitert war, also sollte ich wohl besser versuchen, ins Leben zurückzuspringen – ein Akt, der verdammt viel Mut und Vertrauen erforderte, obwohl ich diese Worte nicht einmal kannte. Ich entschloss mich zu der Yogalehrerausbildung. Ich verkaufte meinen geliebten Squirrel, gab das meiste Geld meinem Bruder, sodass er zur Schule gehen konnte und seine Chance im Leben bekam, und von dem Rest meldete ich mich für den Kurs an und kaufte eine einfache Dritte-Klasse-Fahrkarte für den Zug nach Guadalajara.

Nur sehr wenige genaue Datumsangaben haben den trüben Schleier all meiner Abhängigkeiten überstanden, aber der 5. Oktober 1975 ist definitiv eine. Ich nahm an jenem Tag den Zug nach Guadalajara und ging auf kalten Entzug. Ich war achtzehn Jahre alt.

Mit meiner typischen Organisationsschwäche sprang ich einfach in den Zug, ohne Essen, Wasser oder Geld für eine dreitägige Reise dabeizuhaben, und das bedeutete unfreiwilliges Fasten und Dehydratation. (Ich bin mir nicht sicher, ob mir überhaupt klar war, dass die Reise drei Tage dauern würde.) Aber es war auch eine zutiefst magische Reise, weil ich etwas tat, was wirklich merkwürdig für mich war: Ich schloss mit zwei Menschen Freundschaft. Damit wir uns richtig verstehen: Ich war eine wirklich fiese Halbstarke. Ich bellte nicht – ich biss sofort. Ich hatte meine ruppige Art so dermaßen perfektioniert, dass sie die Menschen weit von mir fernhielt. Und dennoch freundete ich mich im Zug irgendwie mit zwei Personen an. Da war Lupe, eine mexikanische Frau, die nach Hause zurückfuhr, und »der Blonde«, durch und durch Amerikaner, der sicher die Wahl zum beliebtesten Menschen hätte gewinnen können: ein athletischer Typ mit so perfekten Zähnen, dass ich normalerweise nie mit ihm gesprochen hätte.

Der Blonde – ich kenne seinen richtigen Namen nicht – saß zufällig in meiner Nähe, als ich plötzlich einen Anfall hatte – die gleiche Art Blackout gefolgt von fürchterlichen Kopfschmerzen, die ich schon seit Jahren kannte. Er wachte während des Anfalls über mich und hob mich danach vom Boden auf. »Du hast Epilepsie«, sagte er zu mir. »Verpiss dich!«, blaffte ich zurück. Er zuckte mit den Schultern, kam aber immer wieder darauf zurück, um Gründe dafür zu liefern. Schließlich musste ich zugeben, dass etwas an diesen Blackouts merkwürdig war; mein Gehirn fühlte sich danach immer wie nach einem Unwetter an, als ob Blitzschläge durch meinen Kopf gefahren wären und die Nervenzellen verbrannt hätten. Dank des Blonden ergaben nun all meine Symptome einen Sinn. Mit dieser Diagnose hatte er mir einen kleinen Teil des Puzzles von mir selbst gegeben.

Lupe kümmerte sich um mich nach unserer Ankunft in Guadalajara. Nachdem ich aus dem Zug ausgestiegen war, völlig erschlagen von dem epileptischen Anfall und dem Hungern, stellte ich fest, dass ich keine Ahnung hatte, wie ich zum Retreatzentrum kommen sollte.

Lupe kümmerte sich darum. Sie steckte mich in ein Taxi, sprach mit dem Fahrer, bezahlte ihn und sagte mir, wonach ich Ausschau halten sollte, nachdem ich ausgestiegen war. Es war Nacht, als ich im Retreatzentrum ankam. Ich wanderte umher und landete irgendwie in einem Bett. Ich war angekommen.

Meine Yogalehrerausbildung auf der Rancho Rio Caliente war bis dahin der intensivste Monat meines Lebens, vor allem weil ich mich so lebendig fühlte und gleichzeitig eine so radikale Entgiftung durchmachte. Eines Tages saß ich im Unterricht, als der Lehrer etwas über die Sutras herunterleierte, die heiligen Lehrsätze von Toten wie Buddha und Patanjali. (Ich habe niemals auch nur einen einzigen Vortrag über eine der weisen Frauen im Yoga gehört.) Während ich also tief im Lotussitz versenkt dasaß, war ich gleichzeitig amüsiert und beängstigt, zu beobachten, wie aus dem Boden Kletterpflanzen emporwuchsen und sich langsam um meine Schienbeine schlängelten, sich um meinen Rumpf rankten und meine Haut mit ihren spitzen Stacheln stachen. Ich schreckte nicht zurück, als Schlangen und haarige, vogelgroße Taranteln über meine gekreuzten Beine scharenweise in meinen Schoß strömten. Es war eine ungewöhnliche Art, Selbstwertgefühl aufzubauen, während ich mich im kalten Entzug wand und das Zittern, das Frösteln und die Halluzinationen überstehen musste, aber eins kapierte ich: Wenn ich still sitzen und einfach nur beobachten konnte, wie all dieses unheimliche Zeugs über mich kroch, würde ich vielleicht sogar für dieses Yoga-Ding wie geschaffen sein. Das war die mächtigste Lektion über die Sutras, die ich je erlebt habe. Es könnte außerdem einer der Gründe sein, warum ich nie eine Stunde über die Sutras halte.

Jeden Tag spürte ich ein bisschen mehr, wie durch den Entzug die Giftstoffe aus meinem Organismus heraussickerten. Eines Tages war ich im Zimmer einer anderen Schülerin und saß auf ihrem Bett, während sie sich fertig machte, damit wir zur Stunde gehen konnten. Ich blickte nach unten und sah einen kleinen weißen Skorpion, vielleicht etwas größer als zwei Zentimeter, der zwischen meinen Fingern krabbelte. Ich dachte zunächst, der Entzug würde wieder seine sinnestäuschende Magie auffahren. *Schau, wie gut ich darin geworden bin*, sagte ich zu mir selbst. *Es ist nur mehr ein kleines Spin-*

nentier statt ganzer Scharen. Meine Freundin sah zu mir rüber und schrie. Ich war völlig aus der Fassung. Mein erster Gedanke war: *Was tust du in meiner persönlichen Wahnvorstellung?* Es war eine Kollision von zwei Welten. Ich bewegte meine Hand vom Skorpion weg, nur um sie zu beruhigen. Dann realisierte ich: Du heilige Scheiße – das war ein echter Skorpion!

Unsere Yogalehrer ließen uns am letzten Tag eine Stunde unterrichten. Die Yogalehrerausbilder teilten sich die Rancho Rio Caliente mit einer Gruppe, die ein Diätprogramm durchführte, einen Retreat mit strukturierten Mahlzeiten und Übungen. Ich entschloss mich, bei ihnen eine Einheit zu unterrichten, die ich selbst zusammengestellt hatte – obwohl ich schreckliche Angst davor hatte, denn meine Mutter und mein Bruder waren auch stark übergewichtig. Es war wie ein weiterer Klippensprung für mich – konnte ich mich meinen Horrorvorstellungen von diesen Frauen stellen und sie dazu bringen, sich von mir eine kostenlose Yogastunde geben zu lassen?

Bei der Arbeit mit diesen Frauen lernte ich in nur vier Stunden mehr als in meiner gesamten Lehrerausbildung. Doch zuerst musste ich mein Ekelgefühl überwinden und mich zusammenreißen, damit ich meine Hände auf sie legen konnte und dabei nicht auf ihre Haare erbrach. Die fettleibigen Frauen hatten die gleichen Versagensängste und körperlichen Hemmungen wie ich. »Ich kann nicht«, hörte ich, als ich die Grundpositionen vorstellte. »Ich werde versagen, wenn ich es versuche, und dann hasse ich mich noch mehr. Warum bin ich so eine fette Kuh?« Ich wollte diese Frauen aus ihrer Selbstverachtung herausbekommen, also brachte ich ihnen bei, die Positionen aus einem neuen Blickwinkel zu betrachten und sich zu fragen: *Welchen Teil davon kann ich tun?*

Sie konnten den *Warrior II* nicht, also zeigte ich ihnen, wie sie ihre Oberschenkel auf Klappstühle abstützen konnten; danach funktionierte es prima. Sie lernten die Wand zu nutzen, um sich mit einem Teil ihres Gewichtes dort abzustützen. Ich brachte ihnen bei, ganz bei sich, in ihrem Körper, zu bleiben – aktive Füße, *Ujjayi*-Atmung –, obwohl ich nicht einmal wusste, wie ich in meinem eigenen Körper bleiben konnte. Sie waren zu einer ganzen Menge mehr in der Lage, als wir alle gedacht hatten; wir mussten nur kreativ werden.

Und während ich daran arbeitete, ihre Einschränkungen einzubeziehen, wurde die Stimme in mir leiser, die immer wieder herunterleierte: *Sie sind fett ... sie stinken ... du wirst auch so werden*, und ich
nahm langsam mit den kämpfenden, leidenden Wesen, die ich in jeder von ihnen fand, Kontakt auf. Wir waren gleich! Ich gewann so
viel Respekt für diese Frauen und ihren Mut.

Diese Frage zu stellen – *Was davon kann ich tun?* – veränderte
mein Leben an jenem Tag, und jeden Tag erinnere ich mich daran,
sie zu stellen. Indem ich lernte, mit den Einschränkungen dieser
Frauen zu arbeiten, erhielt ich eine immens wichtige Grundlage für
meine künftige Arbeit mit Menschen, die Verletzungen hatten, gelähmt waren oder im Rollstuhl saßen. Ich erfuhr später vom Leiter
der Ranch, dass meine Yogaschülerinnen begonnen hatten, auch an
anderen Aktivitäten teilzunehmen; ihr Vertrauen aus jener Stunde
hatte begonnen, auch auf die anderen Bereiche in ihrem Leben über-
zugreifen. Da begann ich zu verstehen, dass Yoga sowohl auf als auch
abseits der Matte stattfindet.

Meine Schüler halfen mir, indem sie mir erlaubten, ihnen bei ihren Problemen zu helfen. Ich entwickelte ein winziges Stück Selbstachtung, weil ich in der Lage war, über meine Angst hinwegzukom-
men, sie zu berühren und zu bewegen und zum Schwitzen zu
bringen. Das war gigantisch für mich. Ich brachte ihnen bei, mit ihrem Körper etwas anderes zu tun, als ihn nur mit sich herumzu-
schleppen, ihn zu hassen und Essen hineinzuschaufeln. Vielleicht
konnte ich das Gleiche für mich lernen.

Mein Körper wurde jeden Tag gesünder, während die Giftstoffe
ausgeschwemmt wurden und ich mehr Yogaheilung hineinbrachte.
Ich konnte spüren, dass ich ein Talent für Yoga hatte – sowohl für das
Lernen und Unterrichten der Positionen als auch dafür, seine Weisheit zu verarbeiten.

Gegen Ende meines Aufenthaltes machten mich einige Ortsansäs-
sige auf *Zauberpilze* aufmerksam, halluzinogene Pilze, die aus den
Kuhfladen auf dem Weideland in der Nähe der Ranch wuchsen. Hier
gab es also ein natürliches High, es musste nur gepflückt werden.
Aber ich weigerte mich, sie anzurühren. Ich hatte mir geschworen,
von Drogen und Pillen und Alkohol die Finger zu lassen, und die

Pilze abzulehnen war eine Art, mir selbst Anerkennung zu zollen. So sehr hatte ich mich weiterentwickelt.

Als ich am Ende des Monats nach meiner Lehrerausbildung abreiste, war ich das erste Mal seit meinem sechsten Lebensjahr clean, nüchtern und weg von Zigaretten. Und ich wusste, dass ich eine Heilerin war. Ich hatte mich von jemandem, der sterben wollte, in jemanden verwandelt, der einen Grund zum Leben hatte. Das erste Mal überhaupt entschied ich mich für das Leben.

SICH FÜR DAS LEBEN ENTSCHEIDEN

Es genügt nicht, zu sterben und wiedergeboren zu werden; du musst dein Ziel festlegen und dich für das Leben entscheiden. Jeden Tag.

Die Todesmeditation mag dir vielleicht die Gelegenheit gegeben haben, entscheidende Überlegungen anzustellen. Vielleicht war das Nachdenken über den Tod gar nicht metaphorisch; du bist dort gewesen. Viele Schüler, die zu mir kommen, sind extrem kaputt. Wenn ich von ihnen verlangen würde, sich für das Leben zu entscheiden, wäre das in etwa so, als ob ich von ihnen verlangen würde, mit ihren Flügeln zu schlagen und zum Mond zu fliegen. Es ist schlichtweg nicht machbar.

Als Frances, eine überall gepiercte und stark tätowierte Yogaschülerin, das erste Mal zu mir kam, kämpfte sie darum, mit dem Missbrauch in ihrer Kindheit fertigzuwerden. Mürrisch und verschlossen hatte sie auf alle mögliche Arten versucht, Selbstmord zu begehen, einschließlich der langsamen Methoden mit Drogen, Essstörungen und Ritzen. Das erste Mal, als ich meine Hände auf sie legte, um eine Position zu korrigieren, zuckte sie zusammen und wich zurück; Hände auf ihr bedeuteten für sie etwas wirklich Schlimmes, obwohl sich das Kind in ihr nach einer tröstenden Berührung sehnte. »Frances, du bist hier sicher«, sagte ich ihr, und sie begann zu weinen, der Beginn eines Durchbruchs.

Doch vor der Heilung musste ein Sturm nach dem anderen überstanden werden. Ich brachte ihr bei, wie sie die Wellen reiten konnte, und sagte ihr: »Entscheide dich für das Leben. Frances, du musst dich für das Leben entscheiden.« Das wurde Frances' Mantra. Es war ein langer, langsamer Weg: Sie musste lernen, mir ein wenig zu vertrauen, dann, sich selbst ein wenig zu vertrauen, und dann, dem Leben etwas Vertrauen zu schenken. Sie begann eine Massageausbildung und ging bei mir in die Lehre. Ich sagte ihr: »Okay, leg deine Hände zusammen mit meinen auf diese Person, pass dich an meine Energie an.« Dann, ganz, ganz langsam, begann sie ein Gefühl zu entwickeln, für die Leute, die sie berührte … und schließlich für sich selbst. Unter dieser harten Schale entdeckte sie, dass sie die Energie zu einer großen Heilerin hatte. Heute hat Frances gleich zwei rentable Berufe – Masseurin und Yogalehrerin.

WONACH SEHNST DU DICH?

Was ist dein Herzenswunsch? Was möchtest du unbedingt auf der Welt erreichen? *Wunsch* und *Verlangen* sind starke, wichtige Worte, die ziemlich überfrachtet sind. Verlangen war für mich ein schwammiges Konzept; es war ein weißer Fleck in meinem Leben, etwas, von dem ich nicht bemerkte, dass ich es nicht bemerkte. Selbst wenn ich mir zuzugeben erlaubt hätte, dass es etwas gab, wonach ich mich sehnte, hätten die Stimmen in mir wieder dieselbe Leier angestimmt: *Das ist unmöglich. Du hast kein Recht, das zu wollen. Ein Schandfleck wie du kann das nicht. Du wirst niemals das bekommen, was du willst.* Ein weiteres Problem ist, dass ein Verlangen ein großes, böses Tabu in der traditionellen Yogakultur ist. Erleuchtung und Weltfrieden sind die einzige Art von Verlangen, die von dieser Kultur als angemessen erachtet werden.

Auch eine Reihe von Überzeugungen unserer jüdisch-christlichen Kultur richtet sich gegen das Verlangen. Uns wird beigebracht, dass wir uns selbstlos verhalten müssen, um zu sogenannten besseren Menschen zu werden. In diesem Fall bedeutet das immer, zuerst an andere zu denken und unsere eigenen Wünsche zu verleugnen. Vielen von uns wurde das beigebracht, damit wir besser in das soziale Gefüge passen. Kein Wunder, dass wir so viele Schwierigkeiten damit haben, unseren Herzenswunsch zu erkennen; wir müssen uns erst einen Weg durch das Dickicht gut gemeinter, aber dummer an-erzogener Prinzipien bahnen, um herauszufinden, worin dieser Wunsch besteht. Doch wenn wir lernen, unserem Herzenswunsch zu folgen und den anfänglichen Rückstoß abzufangen, und wenn uns beigebracht wird, dem Ruf unseres Spirits zu folgen, könnte das denn nicht ein großartiges Geschenk für unsere Familie und unsere Ge-meinschaft sein? Klar, wenn wir unserem Herzenswunsch folgen, führt uns das manchmal an verrückte Orte, aber das gehört dazu.

Um herauszufinden, was wir uns wirklich wünschen, müssen wir zuerst abstreifen, was uns zu wünschen beigebracht wurde: ein be-stimmtes Gewicht, bestimmte Kleidung, ein bestimmter Partner, all diese Dinge, die uns zeigen, dass wir erfolgreich und glücklich sind. Aus Liebe und Sorge projizierten deine Eltern vielleicht unbeabsich-tigt ihre Wünsche auf dich und ermutigten dich dazu, Arzt zu wer-den oder eine bestimmte Menge Geld zu verdienen, anstatt deinen angeborenen Talenten und Fähigkeiten zu folgen.

Wir müssen zu den tief in uns vergrabenen Wünschen zurückkeh-ren, von denen wir dachten, sie nicht verdient zu haben oder sie nicht erreichen zu können. Wir müssen unter die Oberfläche blicken und ein wahres Verlangen erkennen. Vielleicht glaubst du, du möchtest richtig reich sein, aber was du dir wirklich wünschst, ist, frei von Existenzängsten zu leben. Vielleicht glaubst du, du möchtest die ganze Nacht vögeln, aber in Wirklichkeit willst du eine tiefe ekstati-sche Verbindung.

Die *Schönheit* der Todesmeditation besteht darin, dass sie alles wegreißt und dich mit einer Klarheit darüber zurücklässt, was du am meisten bedauerst – *Ich habe niemals dieses Buch geschrieben. Ich bin niemals Lehrer geworden.* Dein Bedauern kann dir helfen, das Verlangen deines Herzens und deines Spirits aufzuspüren und zu ja-gen. Meine Entwicklung hat immer in proportionalem Verhältnis zu meiner Fähigkeit gestanden, gute Fragen zu stellen: *Was bedeutet es, ein Mensch zu sein? Wenn ich schon auf diesem Planeten sein muss, wo ist dann das Zuhause?* Begib dich auf die Suche nach deiner Le-bensaufgabe, deinem Zuhause.

Die Todesmeditation hat dir ermöglicht, all diese noblen Ver-pflichtungen abzulegen – *Ich muss meine Hypothek bezahlen. Ich* muss *meine Kinder großziehen. Ich muss mich um meine kränklichen Eltern kümmern* – und dich stattdessen auf die Träume zu konzentrieren, die du begraben hast. Wir nehmen viel mehr auf uns, als wir tatsächlich verantworten können. Der Reiz der Todesmeditation besteht darin, dass sie den unnötigen Ballast auf unseren Schultern aufzeigt und uns wissen lässt, dass wir ihn abwerfen müssen, um unsere wahren Wünsche zu verfolgen. Und sie gibt uns auch den Mut, es zu tun.

Jetzt ist es an der Zeit, den nächsten Schritt zu unternehmen.

SPIRITUELLER FOKUS:
LEG DEIN ZIEL FEST

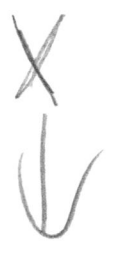

Der Weg, den du gehen musst, um deine Ziele zu erreichen, ist lang. Man verliert sehr leicht den Fokus. Deshalb ist es so wichtig, dass du jeden Tag dein Ziel festlegst. Erneuere jeden Tag deine Verpflichtung, dein Leben authentisch zu leben. Die meisten von uns wachen auf, schütten Kaffee in sich hinein und stürzen sich kopfüber in den Tag. Du wirst bessere Resultate erhalten, wenn du stattdessen innehältst und deinen Tag damit beginnst, dir ein starkes Ziel darüber zu setzen, was du entdecken möchtest oder warum du etwas Bestimmtes tun willst. Du kannst in die Wildnis hinausgehen und ziellos umherwandern, du kannst aber auch hinausgehen und eine bestimmte Spur verfolgen.

Das muss kein ausgefeiltes Lied, kein ausgefeilter Tanz sein. Ich lege mein Ziel jeden Morgen bei einer Zeremonie unter der Dusche fest. Es ist eine einfache Zeremonie, während das Wasser über meinen Kopf strömt: Ich schließe die Augen und male mir zuerst reinigendes weißes Wasser aus, das über mich fließt. Dann visualisiere ich den Lavendelfarbton, den Wasser bei einem ganz bestimmten stürmischen Himmel annimmt, und stelle mir vor, wie dieser Wasserfall mein Karma reinigt, die Handlungen, die ich in diesem Leben ausführe. Schließlich visualisiere ich diesen wunderbaren Ton in Silber, Gold und Orange, wenn die Sonne über dem Wasser untergeht, und stelle mir vor, wie es über mich hinwegspült. Für mich ist das das

Symbol für Reichtum. Ich meine mit Reichtum nicht einen Überfluss an Gold oder Geld. Ich bitte um den Reichtum an guter Gesundheit, darum, meine Kreativität erschließen zu können, um eine große Anzahl Schüler, die von mir lernen kann, um Liebe und genug Zeit für Liebe. Das ist wahrer Reichtum.

Bis dahin bin ich dann schon etwas wacher. Dann frage ich mich: *Was ist für mich heute von Bedeutung? Wie möchte ich diesen Tag heute leben?* Ein Ziel festzulegen heißt nicht einfach, eine Liste zu machen, was ich heute zu tun habe. Es geht darum, dich zu fragen: *Welchen Schritt muss ich unternehmen, um zu der Person zu werden, die ich am liebsten sein möchte? Welche Energiequalität möchte ich heute in meinem Leben haben, egal was ich tue? Heiterkeit? Stille Kontemplation?* Ich entscheide mich für ein verstärktes Bewusstsein, sodass ich mit offenen Augen durch den Tag gehe anstatt wie auf Autopilot.

Wenn du die stille Kontemplation suchst, könnte dein Ziel sein, jede Stunde einen Moment innezuhalten, um etwas in *Schönheit* in dich aufzunehmen. Oder den ganzen Tag ruhig zu atmen. Wenn du dich stattdessen nach verstärktem Bewusstsein sehnst, kannst du dir dann zum Ziel setzen, jede Stunde eine Pause einzulegen, um *Shoulder Shrugs* zu machen, sodass du in deinen Körper zurückkommst? Oder die Katze jede Stunde ein paar Minuten lang zu streicheln, um diese Sanftheit zu spüren und dich mit der liebenden Energie deines Vierbeiners zu verbinden?

Diese *Süße Medizin* (*Sweet Medicine*, wie die Ureinwohner Nordamerikas die Tierwelt nennen) kann tief greifende Auswirkungen auf uns haben, uns chemisch, innerlich, spirituell verändern. Dein Ziel festzulegen hilft dir, mit Denkgewohnheiten zu brechen, die dich blockieren. Wir alle neigen dazu, uns während beängstigender Momente innerlich zu verkrampfen und anzuspannen; dann treffen wir eine angstbasierte Entscheidung, die wir später bedauern. Kannst du dir stattdessen das Ziel setzen, dass du innehältst und durch diesen beängstigenden Moment hindurchatmest? Wenn du jemand bist, den jedes Hindernis leicht aus der Bahn wirft, kannst du dir dann als

Ziel festlegen, keine Erwartung zu haben, die besagt: *Ich muss dieses Problem sofort und brillant lösen?* Auf diese Weise verschaffst du dir etwas Flexibilität, das Problem zu lösen, anstatt zu verzweifeln und vor Schreck wie gelähmt zu werden. Jetzt leg einfach die Hand auf dein Herz und atme etwas ein, was dich mit *Schönheit* nährt.

Wenn es etwas in dir gibt, was geheilt werden muss, kann dein Ziel sein, so oft wie möglich heilende Energie in diesen Bereich zu atmen. Wenn deine Priorität Fitness ist, mach dir zum Ziel, um den Häuserblock zu gehen, auch wenn dein Gehirn sagt, dass du keine Zeit dafür hast.

Sei flexibel. Manche Leute funktionieren besser mit genau definierten Grenzen als Handlungsrahmen – *Ich werde das zehn Mal tun.* Andere wiederum bevorzugen es, eine bestimmte Handlung so oft zu wiederholen, wie es ihnen gerade in diesem Moment angenehm erscheint. Wähle den Zugang aus, der sich für dich besser anfühlt. Doch erlaube dir auch eine großzügige Abweichung. Wenn dein Ziel ist, jeden Tag Yoga zu machen, du aber Yoga als zweistündiges Schwitzen definierst, während du deinen Puls zwanzig Minuten lang in die Höhe treibst, dann kann alles, was weniger ist, sich wie ein Scheitern anfühlen. Als ich meinen Knöchel verletzt hatte, konnte ich meiner eigenen Definition von Yogapraxis eineinhalb Monate nicht nachkommen; ich musste andere Positionen finden, Hilfsmittel verwenden und viele Umkehrstellungen machen.

Setz dir ein klares und realisierbares Ziel. Eine meiner Schülerinnen verkündete: »Ich möchte 24 Stunden am Tag, 7 Tage in der Woche bewusst und präsent sein.« Selbst der Dalai Lama hätte damit zu kämpfen! Ich bat sie, über ein anderes Ziel nachzudenken: »Ich möchte einen ganzen Atemzug lang voll bewusst sein.« Das war zu diesem Zeitpunkt ein ausreichend ehrgeiziges Ziel für sie; sie schaffte es, beim Einatmen bewusst zu bleiben, doch beim Ausatmen flackerte ihr Geist. Mit Übung gelang es ihr. Wenn du Mutter oder Vater bist und davon träumst, eine erfülltere Beziehung zu deiner Familie aufzubauen, könnte dein Ziel sein, jedem Familienmitglied einen Augenblick von höchster Qualität zu schenken, einschließlich dir selbst. Genieße die Komplexität und Tiefe dieser Beziehung fünf Minuten lang und tue es lustvoll. Setz dir eine so lächerlich kurze Zeit, dass du es auch sicher erreichen kannst.

Was ist dein guter Vorsatz? Wenn dir keiner einfällt, dann fang doch damit an, dich auf deinen Atem zu fokussieren. Setz dir das Ziel, jede Stunde zehn tiefe Atemzüge zu nehmen. Was für ein simpler, aber weitreichender Schritt!

DHARMA-DUELL

Wenn du dich zu einem neuen Leben entscheidest, rennst du zwangsläufig irgendwann in die Fallen und Gewohnheiten deines alten Lebens. Was immer du gerade üben musst, mach ein Spiel daraus, eine Art »Dharma-Duell«. Ich definiere *Dharma* als »das, was du mit dem tust, was dir angetan wurde«. Ein Dharma-Duell hat ein bisschen was von einem Turnier, einem Wettkampf, einem Match. Als mich damals in der *Delfin*-Position diese schreckliche Erkenntnis über meinen Missbrauch überfiel, war meine Entscheidung, diesen Moment als Gelegenheit zur Heilung zu nutzen, ein *Dharma-Duell*. Wenn du in deiner Haltung feststeckst, es allen recht machen zu wollen, und dich zum Beispiel jemand fragt: »Hey, könntest du bitte etwas für das Bulletin der Schule unserer Kinder schreiben, du kannst doch so gut schreiben?«, dann wäre es ein großartiges *Dharma-Duell*, zu antworten: »Nein danke. Ich bin beschäftigt.« Wenn du diesen altbekannten Ruf »Ich muss xyz tun« spürst, halte einen Moment inne und beschäftige dich damit. Was kostet es dich zu sagen: »Nein, heute werde ich nicht darauf hören?« Finde für dich spannende Möglichkeiten des »Duellierens«.

Es kann ungeheuer energetisierend sein, nicht der Konditionierung zu folgen, mit der du groß geworden bist.

Erkenne, wenn ein Muster nicht mehr für dich passt, und stell es in einen Kontext, der aufregender ist: *Ich werde einen sehr guten Grund finden, Nein zu sagen, und es von ganzem Herzen tun.* Du musst dich mit dieser ungehorsamen, rebellischen Energie verbünden, um mit deinen alten Mustern zu brechen.

ENTWICKLE EINE NEUE LEBENSGEWOHNHEIT

Mach Veränderung zu einer Gewohnheitsübung. Was immer du auch gerne tun möchtest oder wer immer du auch gerne sein möchtest, du musst es jeden Tag üben, lernen oder lehren – mindestens eines dieser drei Dinge. Wenn du ein Schriftsteller sein möchtest, musst du nicht unbedingt jeden Tag schreiben, aber du musst jeden Tag etwas tun, um diesem Ziel näher zu kommen, vielleicht deinen Lieblingsautor lesen und untersuchen, warum du diesen Autor so liebst – das heißt Forschen. Das ist Teil der täglichen Praxis, dich an deinen Traum oder dein Ziel heranzuarbeiten.

Schau dir die Aufzeichnungen deiner Todesmeditation jeden Tag an, um dich daran zu erinnern, was du daraus weben willst, und lass deine Handlungen Teil des Meisterwerks werden, zu dem du dein Leben machen möchtest. Gestalte dir eine Praxis, die unabhängig von Gesundheitszustand, Alter, Gewicht oder Energielevel jeden Tag realisierbar ist. Was kannst du *heute* tun, egal was sonst noch alles bei dir passiert? Welche Handlungen wirst du vornehmen, um die Energie aufzubringen, die du für diesen Schritt brauchst?

Es macht Spaß, darüber nachzudenken, was du brauchst, um zu der Person zu werden, die du am liebsten sein möchtest. Wenn du ein Pferd haben willst, macht es Spaß, darüber nachzudenken, wo du reiten lernen möchtest. Wenn dein Traum ist, Schriftsteller zu werden, macht es Spaß, darüber nachzudenken, einen Freund mit dem gleichen Ziel zu finden und ein wöchentliches Treffen zu arrangieren, um die Fortschritte untereinander auszutauschen. Wenn du Yogalehrer werden möchtest, macht es Spaß, darüber nachzudenken, wo du die Lehrerausbildung machen willst. Welcher Schritt bringt dich in diese Welt?

Fürs Erste versetz dich in einen Sechsjährigen und erfinde eine Geschichte ohne den Perfektionismus eines Erwachsenen. Sei spielerisch anstatt professionell. Deine Aufgabe ist es jetzt, die Säfte zum Fließen zu bringen; ohne Vorspiel wird nichts passieren. Mach die *Lunge*-Position (siehe Seite 52), um Oberschenkel und Becken zu öffnen, oder den *Handstand* (siehe Seite 57). Lass den Kopf nach unten hängen und verschaffe dir selbst eine Gehirnwäsche, anstatt blockiert zu sein. Steh auf und beweg dich!

Eine To-do-Liste wird dir helfen, fokussiert zu bleiben, wenn du dir aufschreibst: *Was muss ich heute tun, um die Person zu werden, die ich sein möchte*? Setz die Handlungen deiner neuen Lebensgewohnheit ganz oben auf deine To-do-Liste. Vielleicht liest sich deine Liste wie folgt: *Aufstehen, Zähne putzen, zwanzig Minuten schreiben*. Bau deine neue Lebensgewohnheit direkt in deinen Tagesablauf ein.

Es mag vielleicht sieben Wochen dauern oder vielleicht auch sieben Jahre, um die Dinge zu erreichen, die dir am wichtigsten sind, aber stell sicher, dass du Aktionen für diese langfristigeren Ziele auf deine tägliche To-do-Liste setzt. Denke nach über die Aufgaben, die vor dir liegen. Sie sind eine Schüssel mit wunderschönen Steinen – Hämatit, Rosenquarz, Pyrit, Lapislazuli, Jaspis. An welchem willst du zuerst arbeiten? An dem verlockendsten oder vielleicht dem einfachsten als kleines Warm-up, um die Synapsen zu schmieren? An welchem hast du heute Lust zu arbeiten? Sie müssen alle erledigt werden, aber in welcher Reihenfolge?

Du hast sieben Millionen Dinge zu tun; sechs sind nicht so wichtig, aber sie sind wie lose herumschwingende Drähte. Manchmal hilft es, auf dieser äußeren Ebene Ordnung zu schaffen, um etwas in deinem Inneren in Ordnung zu bringen. Wähle ein paar von dieser »Lose-Drähte«-Liste und eine Vorgabe, wie viel Zeit du dafür aufwenden möchtest. Vielleicht widmest du maximal eine Stunde drei Dingen, die dich auf dieser Liste nerven. Dieser schmutzige Lichtschalter? Es ist keine große Sache, aber jedes Mal, wenn du es bemerkst, *nervt* es dich. Nimm dir fünf Minuten Zeit und reinige ihn, sodass du dieses Gefühl hast, es vollbracht zu haben. Nächstes Mal, wenn du zum Lichtschalter greifst, um eine Situation zu erhel-

len, ist er nicht mehr so schäbig – das ist eine starke Metapher.
Nimm eine Siegerhaltung ein. Wenn du nur eine Sache von deiner
Liste tust, ist das schon ein Sieg. Erkenne diesen Sieg an. Heule
den Mond an. Lass uns doch einmal neu definieren, was ein Sieg
ist. Ein Sieg ist eine tatsächliche Leistung, egal wie groß. Wenn es
dein Traum ist, ein Buch zu schreiben, leg eine Datei in deinem
Computer an und nenne sie *Mein Buch*. Damit hast du eine Tür geöffnet; das ist ein Sieg.

Wenn du dich an einem Ort der Dunkelheit befindest und es dir
so scheint, als wären selbst die kleinsten Schritte zu viel, sei nicht
so streng mit dir. Beginne ganz einfach. Wenn du depressiv bist,
kann dich eine noch so einfache Tätigkeit erdrücken. Kannst du ein
paar tiefe Atemzüge nehmen und dann aufstehen und deine Haare
bürsten? Das kann es sein; das ist ein Sieg. Kannst du aufstehen,
dich in eine Vorwärtsbeuge hängen lassen und dabei tief atmen,
um dein Gehirn in frischem Blut und Sauerstoff zu baden, sodass
du dich weniger lethargisch fühlst? Kannst du eine Mahlzeit zu dir
nehmen, die gut für dich ist, anstatt einfach nur das klaffende Loch
in deinem Bauch zu stopfen? All das sind Siege! Sei gewillt, diese
kleinen täglichen Schritte genauso zu schätzen wie das größere
Ganze, das dich mit deinem Spirit verbindet. Vielleicht ist das Einzige, was du tun kannst, die Hand auf dein Herz zu legen und einen
tiefen Atemzug zu nehmen. Das ist eine verdammt gute Übung für
heute. Diese supersimple Handlung ist ein grandioser Sieg.

SCHAFF DIR EINE STAMMESGEMEINSCHAFT, DIE DICH UNTERSTÜTZT

Sobald du deinen neuen Weg eingeschlagen hast, umgib dich mit
Leuten, die ein ähnliches Interesse haben. Wenn du Schriftsteller
sein möchtest, nimm an einer Schreibwerkstatt teil oder melde dich
bei einer Schriftstellertagung an. Wenn du Tiertrainer sein möchtest, finde einen und frag, ob du sie/ihn begleiten darfst, um zu
sehen, wie man so etwas macht. Verbringe Zeit mit Leuten, die die
Energie der Veränderung lieben.

Trenne dich von ängstlichen Leuten. Ich hatte schon seit einigen Jahren meine Karriere als Yogalehrerin aufgebaut, als ich meine Familie besuchte. Mein Bruder und meine Mutter fingen sofort an, mich anzugehen: »Wie kannst du so viel für eine einzelne Stunde verlangen?« Ich war nur ein paar Stunden bei ihnen, doch sie hatten mich bereits auf die Palme gebracht. Mein Einkommen war danach sechs Monate lang gesunken!

Verbringe keine Zeit mit Menschen, die keine Neugierde für die Wege des Lebens zeigen. Mit deinem eigenen Kram hast du schon genug zu tun, ganz zu schweigen von dem der anderen. Fachen diese Leute das Feuer in dir an, deinem Herzenswunsch zu folgen, oder dämmen sie es ein? Nähren sie deine Überzeugung, dass du es schaffen kannst, oder nicht? Wenn nicht, beende oder verändere die Beziehung – schnell! –, bevor sie dich mit ihrem seelenabtötenden Virus infizieren.

Unmittelbar nach meiner Yogalehrerausbildung in Guadalajara, nüchtern und clean, wie ich war, ging ich meine Pferdekumpel besuchen. Für diese dauernd partyfeiernden Junkies war mein neues Ich, das weder trank noch rauchte oder Drogen nahm, suspekt und unangenehm. Ich musste mir ständig Sätze anhören wie »Hier, trink 'nen Wodka … Ach ja, du trinkst ja nicht mehr.« Sie mochten mein neues Verhalten nicht, weil es ihre Entscheidung, sich nicht zu verändern, infrage stellte. Wir waren nicht mehr auf einer Wellenlänge. Ich war als Person nicht stark genug, diese Beziehungen zu erhalten und dabei nüchtern zu bleiben. Also musste ich mich von ihnen trennen, um heilen zu können. Durch diese Entscheidung zur Heilung wurde mir bewusst, dass ich stärker war, als ich gedacht hatte.

Die Minuten deines Lebens sind kostbar. Du möchtest deine Zeit ausgiebig nutzen. Lass dir nicht deine Lebensenergie von Menschen rauben, die möchten, dass du in alten Mustern verharrst, weil die neuen für sie unbequem sind. Wenn du dich veränderst, hältst du auch ihnen mit ihrem Leben einen Spiegel vor. Und wenn du nicht trinkst, stellt es ihr Trinkverhalten in ein beängstigendes grelles Scheinwerferlicht.

Veränderung kann wirklich sexy und aufregend sein. Wenn du dich mit anderen »Quantenspringern« abgibst, werden sie jedes Mal, wenn sie sehen, dass du einen Riesenschritt gemacht hast, einen Freudentanz aufführen. Sie werden nicht sagen: »Du bist nur anderthalb statt dreieinhalb Meter weit gesprungen, du Versager!« Du brauchst Leute, die deine Siege widerspiegeln können. Aber noch wichtiger ist, dass du die Siege selbst anerkennen können musst. Das erweitert deinen Forschungsbereich dessen, was möglich ist.

Die Umgebung, die du rund um dein neues, sich entwickelndes Selbst aufbaust, ist äußerst wichtig. Beschütze deine neu in dir heranwachsende Knospe. Du würdest auch keine Orchidee züchten und dann diese zarte, außergewöhnliche Blume in einen Hagelschauer stellen. Du bist genau das: zart, einzigartig und wert, während dieses Zyklus der Entstehung, des Blühens und des Brachliegens umsorgt zu werden. Nähre dich jeden Tag.

KÖRPERLICHER FOKUS:
MEDITATION

Die *Todesmeditation* hat von dir verlangt, zu klären, was dir wichtig ist und worauf du dich während deiner Weiterentwicklung konzentrieren möchtest. Dein Ziel täglich festzulegen hilft dir, dich auf die Spur zu diesem Schatz zu bringen. Wenn du eine noch größere Qualität der Aufmerksamkeit in deinen Tag bringen möchtest, ist die Meditation ein Werkzeug von unschätzbarem Wert. Eine simple Meditationspraxis ist genauso reinigend und notwendig wie das Zähneputzen – und sie braucht auch nicht komplizierter zu sein.

Meditation ist einfach eine Möglichkeit, in unserem Geist die Gänge zu wechseln. Wir denken *sehr viel*. Und wir denken, dass das der einzige Gang des Gehirns ist, doch viel eher ist es der erste Gang eines Sechs-Gang-Autos. Viele Menschen denken, dass das Ziel der Meditation ist, den Geist abzuschalten. Im Gegenteil; das würde dich höchstens auf den Kampf einstellen. Beim Meditieren geht es hingegen darum, deinen Geist zu erforschen und ihm beizubringen, etwas anders zu machen als bisher. Das ist viel freundlicher, als zu sagen: *Ich bring dich jetzt zum Schweigen!* Es geht nicht darum, dich einschlafen zu lassen; es geht ums Erwachen, insbesondere darum, Teile in dir zu wecken, die nie zuvor gebeten wurden, wach zu sein. Das ist aufregend und faszinierend!

EIN EINFACHER START: GEFÜHLEN ENTLANGSPÜREN

Als ich zu meditieren begann, verwirrten mich all die traditionellen Regeln – *Sitz still! Konzentrier dich auf das Mantra! Verändere nicht deine Haltung!* Als ich das erste Mal versuchte, still zu sein, begannen meine Muskeln zu zucken und zu kribbeln und zu krampfen. Dadurch kam ich in eine andere Art von Kampf – *Oh, mein Rücken schmerzt!* Ich wollte mich bewegen, doch die Regel lautete: *Nicht bewegen!* Man kann sich leicht in diesen ganzen Regeln verheddern. Ich hatte mal Kampfsport gelernt. Der Lehrer brachte uns eine bestimmte Bewegung bei, und ich fragte: »Wofür brauchen wir diese Bewegung?« Er wusste es nicht. Ich machte mich auf die Suche und fand die Antwort in einem muffigen alten Buch; die Bewegung war für Mönche gedacht, damit sie ihre langen Gewänder aus dem Weg kicken konnten. Für die Mönche im Altertum mag das vielleicht nützlich gewesen sein, doch heutzutage ist es völlig irrelevant. Wenn du Meditieren zu einer regelmäßigen Praxis machen möchtest, musst du einen Weg finden, der für dich sinnvoll ist. Das kann auch bedeuten, ein paar der Regeln wegzukicken.

Manche Leute haben herausgefunden, dass das Wiederholen eines Mantras – eines sehr speziellen Satzes – ihnen helfen kann, weil es dem Geist etwas gibt, worüber er sich unterhalten kann, also beschäftigt es den Teil, der denkt, dass er denken muss. Diese Form der Meditation hat für mich nie funktioniert; *Om mani padme hum* wurde bei mir zu *Ohmannwasfürnquatsch.* Ich habe kein Problem damit. Es ist nur so, dass ich anders funktioniere. Aber wenn dein Geist nicht abschalten kann, weil er so sehr an geistigen Output gewöhnt ist, dann probier auf jeden Fall ein Mantra aus. Konzentrier dich einfach während des Ein- und Ausatmens auf ein Wort oder einen Satz – *Liebe* oder *Einssein.*

Was für mich funktioniert hat, war, meinen Atem zu spüren. Es war sehr überwältigend, den Wohlklang meines Atems zu hören und zu fühlen, als ich mich dafür zu interessieren begann, und es machte mich schließlich immer strahlender.

Ich begann, mit Bewegung zu meditieren, mit Yogapositionen, etwas, was mir das Blut durch den Körper jagte. Ich begann, mich mit der Idee zu befassen, dass ich meinen Atem nutzen konnte, um an meinem Fühlen entlangzuspüren. Ich begab mich in eine Yogaposition, zum Beispiel in den *Warrior I*, drückte mich dann durch meinen Fuß hoch und fragte mich: *Kann ich das spüren?* Vielleicht konnte ich meine Fußmuskeln spüren, aber nicht die Wade oder den Oberschenkel. Nach diesem physiologischen Gefühl machte ich mich also als Nächstes auf die Jagd. Diese Art der Meditation lehrte meinen Geist, wachsam, ruhig und aufnahmefähig zu sein. Langsam war ich in der Lage, mich in Sitzmeditationen zu begeben. Probiere diesen Zugang, falls dir das Sitzen noch zu schwerfällt.

Wähle zu Beginn einen Zeitrahmen für das stille Sitzen, den du leicht durchhalten kannst. Vielleicht sind es anfangs nur fünf Minuten. Das ist schon eine ganz passable Zeit, um still zu sitzen. Wenn jeder üben würde, fünf Minuten still zu sitzen und zu atmen, wäre das eine hilfreiche Pause für das alltägliche Berufsleben. Zwanzig Minuten still zu sitzen ist für die meisten Menschen eine lange Zeit. Wenn du dich bloß darüber ärgerst, wie ungemütlich das für dich ist, wirst du es nicht mehr tun. Es ist wichtiger, eine tägliche Gewohnheit daraus zu machen, bei der du dich entspannen kannst und die dich nährt. Das ist wie die tägliche Tasse Kaffee für deinen Spirit.

Such dir einen Ort ohne die gewöhnlichen Ablenkungen: Telefon, Computer, deine Liebsten. Häng, falls notwendig, ein Bitte-nicht-stören-Schild auf. Das ist *deine* Zeit! Wenn du eine Sitzmeditation machst, nimm einen stabilen Stuhl (vorzugsweise einen, auf dem du sitzen kannst, ohne dich anlehnen zu müssen, weil das deine Wirbelsäule zusammensacken und träge werden lässt) oder leg ein Kissen auf den Boden, setz dich so hin, dass du deinen Rücken gerade halten kannst, Schlüsselbeine angehoben, Schulterblätter nach unten in Richtung der hinteren Rippenbogen entspannt, die Rückseite deines Hinterkopfes in einer Linie mit dem Kreuzbein. Diese Position ermöglicht deiner Brust, sich mühelos zu weiten, was einen freien Energiefluss durch deinen Körper ermöglicht.

Schließ die Augen und beginne, tief in *Ujjayi* zu atmen. Lass den Geist ruhen, aber nicht schlafen. Mach den Atem geschmeidig, so mühelos wie möglich, tief und ruhig, mit diesem wohltuenden *Ujjayi*-Klang. Konzentriere dich darauf, deinen tiefen Atem zu spüren. Spüre, wie sich die Rippen weiten, wie sich der Bauch mit dem Atem bewegt, wie die Luft durch die Nase ein- und ausströmt (atme, falls nötig, durch den Mund).

Meditation ist, wie auf einer Bank zu sitzen und den vorbeifahrenden Autos zuzuschauen. Wenn ein rotes Auto vorbeifährt, muss du nicht aufspringen und ihm hinterherjagen. Gedanken werden aufkommen, doch auch ihnen musst du nicht hinterherjagen. Halte eine Unterlage und ein Stück Papier bereit, sodass du all diese kleinen To-do-Punkte einfach schnell notieren kannst, wenn sie aufkommen – *Betsy um 10.00 Uhr anrufen* –, anstatt mit deinem Gehirn einen Kampf zu beginnen, wenn es den ehrenwerten Versuch unternimmt, seinen Job zu machen und Verantwortung zu tragen. Danke deinem Gehirn, dass es gute Arbeit leistet, schreib das verdammte Zeug auf, sodass du keine Zeit und Energie damit vergeudest, und geh zurück zu deiner Atmung.

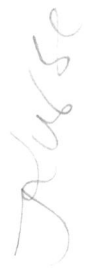

Sei neugierig darauf, was du fühlst, während du atmest. Spüre, wie sich der Geist entspannt. Verändere deine Haltung von *Denken-denken-denken* in *Ah, das ist ein nettes Gefühl*. Kein ausgeschalteter, sondern ein wacher Geist. Was spürst du, wenn du keinen Input hast? Du verbringst einfach Zeit mit dem, wer du und was du bist. Diese Person ist sehr geheimnisvoll; du weißt nicht viel über diese Person, und das kann Spaß machen. Statt zu denken: *Ich sollte zu diesen großartigen Einsichten gelangen, aber alles, was ich habe, ist ein tauber Hintern*, sag dir: *Cool! Ich verbringe jetzt fünf Minuten mit dem Geheimnis über mich selbst.*

Statt nach dem zu schauen, was du erwartest, leg diese Erwartungshaltung ab. Wie fühlt es sich an, ein paar Minuten still zu sitzen und bei dir selbst zu sein, was auch immer das bedeuten mag? Lass die tiefe Atmung in deiner Meditation dich nähren und wieder aufladen. Dies ist nicht die Gelegenheit, um irgendwelche Probleme zu lösen. Es ist die Zeit, um die Süße und die Essenz des Kosmos einfach in dich aufzunehmen und der *Wahrheit* nachzuspüren, dass du ein Teil davon bist, egal wie deine selbstzerstörerischen Gedanken und Überzeugungen aussehen. Während der ersten fünfhundert Male, wenn du in Meditation sitzt, ist dein Atem vielleicht das Einzige, was du einsaugen kannst. Das ist sensationell! Es gibt kein gutes oder schlechtes Meditieren – es ist immer positiv. Wenn du sitzt, ist das bereits ein Sieg. Manchmal wirst du Momente der süßen Stille erleben; dann wieder wirst du im Listen-schreiben-Modus sein. Wir beurteilen uns selbst zu streng. Leg das ab; es ist nicht hilfreich.

Während meiner Meditation tue ich manchmal etwas, was ich »verarzten« nenne.

Wenn dein Rücken zu schmerzen beginnt, kannst du in diesen Bereich hineinatmen. Sei neugierig und interessiert. Frage dich: *Was passiert dabei?* Oder brich eine weitere Regel: Sitz nicht einfach nur da und leide; nimm dir sechzig Sekunden, um etwas dagegen zu tun – geh in eine Vorwärtsbeuge oder in *Neck Release Pose* (siehe Seite 96). Ich denke, das ist eine absolut akzeptable Meditation. Wenn dein Gehirn zuerst kribbelig und aufgewühlt ist und dann plötzlich einen Schlafanfall hat, atme in dein Gehirn. Das geht ganz leicht – deine Nase ist sozusagen direkt mit deinem Gehirn verbunden. Versorge das Gehirn mit Sauerstoff und nicht mit Gedanken. Sei nicht so unnachgiebig: *Ja, aber wenn ich daran denke, mein Gehirn mit Sauerstoff zu versorgen, dann ist das doch ein Gedanke.* Ja, das ist es. Versuch es trotzdem.

Du wirst zwar nicht frei von Gedanken sein, aber du bringst deinem Geist bei, zu ruhen. Wenn du großen Kummer hast, atme einfach in diesen Bereich und lass es zu, dass sich alle emotionalen Schichten oder Anspannungen zeigen, die dort liegen. Schau, was passiert. Es ist, wie wenn du das Wogen der Wellen auf dem Ozean beobachtest: anschwellen, aufwogen, brechen, sich zurückziehen und das Ganze von vorne.

Wir alle tragen überschüssige Lasten in unserem Herzen; wir alle können sie aber auch abladen und mehr Sauerstoff aufnehmen. Das ist eine durch und durch reizvolle Übung!

Ich finde es hilfreich zu wissen, wann meine Meditation beginnt und endet. Manche Leute verbeugen sich in *Namaste* am Ende ihrer Praxis, eine Art zu sagen: *Ich danke dir für die Praxis.* Ich bringe meine Hände zusammen und lade sie auf – spüre, wie diese Molekularverbindung der Energie sie wärmt – und lege sie dann für eine Weile auf meine Knie. Ich schließe mit den Worten »Danke« oder »Aho. *Mitakuye Oyasin*« ab, was Lakota-Sprache ist und so viel heißt wie »Wir sind alle miteinander verwandt« oder »Zur Freude aller Menschen«. Ich schlage gerne am Beginn und am Ende einer Meditation jeweils dreimal auf meine Trommel. Manche Menschen mögen Glocken. Manchmal singe ich einfach Gesänge der Ureinwohner Nordamerikas, wie z. B. den *Cherokee Morning Song*. Experimentiere, was für dich funktioniert. Nimm dir ein paar Momente Zeit, spüre die positive Wirkung, ganz subtil und doch deutlich.

BRAHMARI – SUMM DICH IN STIMMUNG FÜR DIE MEDITATION DURCH DAS AKTIVIEREN DEINER CHAKREN

Wenn du einen aufregenden Touch in deine Meditation bringen willst, empfehle ich dir die *Brahmari*-Atmung, manchmal auch »Bienensummen« genannt, weil dabei ein summender Ton entsteht. Ich mache gerne eine Runde *Brahmari* durch all meine Chakren, bevor ich meine Meditation beginne. Es bringt alle Bereiche von mir auf Touren und macht sie lebendig, denn ich möchte, dass mein Körper vollkommen wachsam ist, um mein Gehirn zu unterstützen.

Die Chakren sind ganz einfach die Energie- und Informationszentren, die vom Scheitel bis zum Schritt durch den Körper verlaufen. Manche Leute sprechen von 144 Chakren; ich spreche von den sieben Hauptchakren, vom höchsten Punkt des Kopfes bis zum untersten Punkt des Beckens. *Die Brahmari*-Atmung ist eine einfache Konzentrationsübung, die dir hilft, jedes dieser sieben Zentren zu aktivieren und aufeinander auszurichten.

Beginne, indem du tief durch deine Nase einatmest. Beim Ausatmen summe bei locker geschlossenen Lippen. Du wirst wie eine sehr große, summende Biene klingen. Spiel mit dem Summen; je höher die Tonlage, desto weiter nach oben im Körper bewegt es sich. Je niedriger die Tonlage, umso leichter ist es, das Summen nach unten zu schicken. Wenn ich mein Gehirn zum Summen bringen muss, weil es sich vernebelt oder träge oder abgeschnitten anfühlt, mache ich ein paar ganz hohe Summtöne, um zum sechsten und siebten Chakra zu gelangen, aber am besten ist wirklich, durch alle sieben Chakren zu gehen. Mach dir zum Ziel, mindestens drei Atemzüge in jedes Chakra zu schicken. Ich brauche mindestens zwei Atemzüge, um dorthin zu kommen, wo ich mit meinem *Brahmari* hinmöchte. Entspann dich dabei; es gibt keinen bestimmten Zeitrahmen.

Beginne beim siebten Chakra, dem Kronen- oder Scheitelchakra am höchsten Punkt des Kopfes. Wir fangen oben an und gehen dann nach unten, weil es einfacher ist, in deinen Kopf zu summen, da sich deine Nase dort befindet. Dieser Bereich, ganz oben in deinem Gehirn und der Hirnanhangdrüse, steht für den Überblick. Frage dich: *Was ist meine Aufgabe oder Mission hier in diesem Leben?* Das siebte Chakra ist der Ort, an dem du dich mit den einzigartigen Talenten verbindest, die du der Welt anzubieten hast, aber auch den Talenten, die du für dich selbst fördern möchtest. Leg deine Fingerspitzen oder Hände oben auf den Kopf, sodass du fühlen kannst, wenn dein Schädel so vibriert, als hättest du an einer Harfensaite gezupft. Bei jeder Ausatmung, die so lange und ausgedehnt wie möglich sein sollte, gib einen hohen Summton von dir, bis du alle Luft ausgeatmet hast. Bei jeder Einatmung spüre, wie der Atem durch die Nasenlöcher bis zum Gehirn strömt und wie ein reinigender Wind über das Gehirn fegt, der die Spinnweben, die Schläfrigkeit und den Nebel wegbläst. Mach das drei Atemzüge lang.

Nun senke die Arme wieder ab, nimm einen Atemzug in das **sechste Chakra,** das die Augen und Ohren, Augenmuskeln und Innenohren, den unteren und hinteren Teil des Gehirns und die Zirbel-drüse umfasst. Das ist der Bereich der Einsicht – wo du buchstäb-lich nach innen schaust und deine Intuition hörst, die Stimme dei-nes Spirits. Es ist der Ort, wo du deine innere Führung befragen kannst, die Weisheit, die dir sagt, was du tun sollst. Als ich einmal mit dem Auto fuhr, hörte ich diese innere Stimme sagen: *Bieg an der nächsten Ecke rechts ab.* Ich ignorierte sie, obwohl sie wirklich deutlich war. Ich fuhr einfach weiter geradeaus und kam prompt in eine Straßensperre der Polizei an so einem blöden Verkehrs-kontrollpunkt. Wenn ich einfach nur rechts abgebogen wäre, hätte ich sie wahrscheinlich vermeiden können. Wie oft ignorieren wir diese innere Stimme? Lass uns doch stattdessen auf sie zu hören beginnen.

Nimm die beiden Mittelfinger und leg sie sanft auf deine Augäpfel und halte gleichzeitig mit den Daumen deine Ohren zu, damit du dich intensiver auf dein Gehirn konzentrieren kannst. Manchmal wirst du sogar einen verschwommenen Fleck sehen, der heller wird, wenn du summst. Senke nun langsam, ganz langsam, die Tonlage deines Summens. Nutze den Atem, um mit der Tonhöhe zu spielen; summt es da, wo du es gerne haben möchtest? Nimm drei *Brah-mari*-Atemzüge.

Geh dann weiter zum fünften Chakra, das für Nacken, Hals, Schild-drüse, Kiefer und Mund verantwortlich ist – einem der Orte für das *Wahrheit-Sprechen*, um deinen Meinungen und Emotionen eine Stimme zu verleihen. Frage dein Inneres: *Was ist mir wirklich wich-tig, was bedeutet mir am meisten?* Wie fühlt sich dein Hals- und Kehlbereich an? Schluckst du alles hinunter, weil es nicht gewür-digt wird? Hast du eine Fehlregulation der Funktion von Kieferge-lenk und -muskeln? Falls ja, möchtest du vielleicht besondere Auf-merksamkeit auf diesen Bereich lenken. Leg die Hände an den Hals oder leicht an die Seiten des Kiefers oder eventuell eine Hand in den Nacken. Entspanne den Kiefer; lass den Unterkiefer nach unten hängen. Beginn deine *Brahmari*-Atmung. Vielleicht vib-rieren deine Lippen und kitzeln, oder vielleicht hast du eine lus-tige, summende Empfindung im Kiefer, oder dein Kinn könnte zittern – all das sind Hinweise auf eine erfolgreiche Spurensuche. Wenn es dir bei *Brahmari* im Hals kratzt, geh vorsichtig vor; nimm einen Schluck Wasser. Gib dir drei summende Atemzüge.

Nun zum vierten Chakra, das mit dem Herz, den Lungen, Bronchien, Achsellymphknoten, Schultern und dem gesamten oberen Rücken verbunden ist. Die hintere Seite des Herzbereichs reicht von den unteren Spitzen der Schulterblätter zum Halsansatz, von den mittleren Rippenbogen bis zu den Schlüsselbeinen und unserer Thymusdrüse, die das Herz des Kriegers prägt. Sie ist Teil des Immunsystems. Das vierte Chakra ist der Ort der Liebe, der einfühlsamen Weisheit, der Art, wie wir uns um uns selbst und andere kümmern. Es ist der Ort der Herzenswahrheit und des Urteilsvermögens, weshalb es auf das Gehirn ausgerichtet sein muss – das Urteilsvermögen des Gehirns muss mit der einfühlsamen Weisheit des Herzens zusammenarbeiten.

Um Zugang zu diesem Bereich zu bekommen, überkreuze deine Arme und leg die rechte Hand in die linke Achselhöhle und die linke Hand in die rechte Achselhöhle. Andere legen lieber die Hände auf Brustbein und Herz. Finde heraus, was dir hilft, dich zu verbinden. Verlagere deine Tonhöhe etwas nach unten, indem du deine Stimme entspannst und sie dadurch tiefer werden lässt. Wenn du wirklich gut darin bist, sollte es sich so anfühlen, als ob du die Herzkammern öffnest; nur allein schon zu spüren, wie sich deine Rippen weiten, während du mit diesem Summton atmest, ist großartig. Mach es dir nicht so schwer. Spüre das Summen. Nimm drei genüssliche, ausgiebige Atemzüge.

Das dritte Chakra verbindet Bauch, Zwerchfell, untere Rippen, Leber, Milz, Gallenblase, Bauchspeicheldrüse, Nieren und Nebennieren. Im Bauch sammeln sich bestimmte Informationen; wenn dich etwas emotional attackiert, spürst du es wie einen Schlag in den Bauch. Um Zugang zu diesem Bereich zu bekommen, leg die Hände auf den Solarplexus oder seitlich an die unteren Rippen, sodass du wirklich einen tieferen, ausgedehnteren Atem spüren kannst. Wenn du Schmerzen im unteren Rücken hast, leg die

Hand dorthin; das ist die Zeit, ihn zum Vibrieren zu bringen. Entspanne den Atem, sodass ein tieferes Summen entsteht, und mach drei tiefe, lange Atemzüge.

Das zweite Chakra verbindet Eingeweide, den oberen Teil des Beckens, unteren Rücken und Kreuzbein, Gebärmutter, Eierstöcke, Eileiter, Prostata und Blase. Als ein Ort der weiblichen Magie ist die Gebärmutter in der Medizin der Ureinwohner Nordamerikas das Große Mysterium, weil dort die Schöpfung stattfindet. Schöpfung und Beseelung sind etwas Mysteriöses. Gleichzeitig sind die Eingeweide dazu da, dass der Körper erkennt, was nahrhaft ist und was als Abfall weitergeleitet werden muss.

Wir haben das gleiche Problem mit unserer Kultur wie mit unserem Körper: Wir nehmen zu vieles auf, was nicht nahrhaft ist, sei es Junkfood oder auch Junkinformation, und versuchen uns davon zu ernähren. Weil wir so viele Informationen, so viel Nahrung in uns hineinschütten, werden unser Körper, unser Geist und unsere Emotionen verstopft, zugemüllt, überladen. Was zum Teufel ist denn in einem Energydrink enthalten, und was soll unser Zellgewebe damit machen? Von wie vielen der Informationen, die wir aufnehmen, können wir tatsächlich leben, und wie viel ist Mist? Mist ist an sich nichts Schlechtes, aber er ist ein Endprodukt. Im wahrsten Sinne des Wortes: Friss Scheiße und stirb.

Die Alternative: Bring den Bereich zum Summen, rege ihn an und entwickle Urteilsvermögen. Dann schicke die Luft nach unten. Spüre beim Einatmen, wie sich das Zwerchfell weitet und nach unten drückt. Fühle, wie der untere Bauch sich nach unten bewegt – während du ein Gespür dafür entwickelst, bewegt sich der obere Rand des Kreuzbeins von der Wirbelsäule weg. Nimm drei Atemzüge mit einem tiefen Summton.

Und nun zum ersten Chakra. Hast du jemals bemerkt, dass du in deinem Becken gefühllos wirst oder sich dein Schließmuskel anspannt, wenn du richtig Angst hast? Angst und Sicherheit haben mit diesem Bereich zu tun, der den unteren Teil des Dickdarms und das Becken einschließt. Dort liegen die Wurzeln von Sexualität und Lebenskraft, dort brennt das Feuer des Immunsystems. Wenn dein Feuer in diesem Bereich schwach ist, ist auch dein Immunsystem schwach. Wenn du dein Leben auf einem Stuhl verbringst, schwächt es dein Immunsystem.

All das, was uns über das Frau- oder Mannsein beigebracht wird oder darüber, wie sexuell anziehend oder begehrenswert wir sein sollen – all das kann das Becken ausschalten. Wenn die Gesellschaft Frauen sagt: »Du darfst deine Vagina nicht spüren!«, ist das, als ob man sie verkrüppeln würde. Wir unterdrücken unsere Kreativität, unsere Lebenskraft, die Stärke unserer Mitte – das ist tödlich! Wir verlieren so viel, wenn wir diesen Lehren folgen. Für jene von uns, die ein Trauma erlitten haben: So etwas schaltet diesen Bereich ebenfalls ab, mit ernsthaften Auswirkungen auf unseren restlichen Körper – unser Immunsystem, unsere Kreativität, Liebe, unser Vertrauen. Manche Leute, die taub in diesem Bereich sind, können vielleicht ein zweites Feuer in ihrem Herzen entfachen, doch ohne diesen zentralen Magmakern fehlt ihnen etwas von dieser erdenden Energie, die notwendig ist, um ihre Schöpfung physisch zu manifestieren. Wenn du dieses Kernfeuer, dieses Magma, diesen Herzschlag der Erde, wiederherstellen kannst, was würde entfacht werden in deiner Kreativität, deiner Zellstruktur, in der Fähigkeit deines Körpers, sich zu reinigen und zu erneuern? Hier sitzt also ein sehr ursprüngliches Zentrum: Leben, Sex, Sicherheit, Fortpflanzung, Überleben der Spezies, Zuflucht. Hier sitzen die Flammen der Lebenskraft.

Es kann beängstigend sein, in das erste Chakra mit dem Summton zu atmen, weil du diese Macht, Sexualität, das ganze Leben-und-Tod-Zeug anzapfst – wenn du keine Nahrung hast, keinen Zufluchtsort, bist du tot. Kannst du stattdessen in das Lebendigsein hineinexplodieren? Schicke beim Einatmen die Luft in deinen After und Damm, indem du die Genitalien gegen den Stuhl drückst. Spüre mal, wie komisch sich das anfühlt – wow! (Ähnlich wie Frauen schalten manchmal auch Männer beim Versuch, den gesellschaftlichen Normen zu entsprechen, die Energiezufuhr zu ihren Genitalien ab. Sie kastrieren sich selbst. Männer, ihr könnt euch sicher sein: Wir lieben eure Sexualität. Lernt einfach nur, sie richtig einzusetzen.)

Wenn du die Chakren wie eine Gitarre spielen würdest, dann wäre das erste Chakra die tiefe E-Saite. Wo liegt deine Resonanz? Spüre ihr nach. Wenn ich *Brahmari* wirklich laut mache, überhöre ich sie. Wenn ich allerdings in das Tiefe und dennoch Subtile eintauche, sinke ich manchmal in ein atomares Bewusstsein und sehe und fühle diesen Protonen-Neutronen-Tanz – das gewaltige Ausmaß der Bewegung, die auf Zellebene stattfindet. Ich sehe, dass ich aus einem Kosmos entstanden bin, aus diesen winzig kleinen Partikeln, die sich in einem intelligenten Tanz bewegen, um ein bestimmtes Muster zu bilden. Wenn wir diese Wahrheit erkennen – dass wir genau so gemacht sind –, verändert sich die Reaktion von *Ich möchte meine Vagina/meinen After nicht spüren* zu *Wer gestaltet diesen Tanz? Wer hat die Choreografie gemacht? Kann ich lernen, mein eigener Choreograf zu sein?* Welch fantastische Schönheit, diesen brillanten Tanz zu sehen, mein Bewusstsein nach unten auf diese Ebene zu bringen – zu spüren und zu fragen: *Was ist die Resonanz meines ersten Chakras?* Mit solchen Fragen zu spielen macht viel mehr Spaß. Wenn du summst, musst du jeder noch so subtilen Reaktion nachspüren. Der Bereich ist es nicht gewohnt zu reagieren, also kann er etwas träge sein. Selbst das schwächste Gefühl bedeutet, dass du auf dem richtigen Weg bist.

Wenn du in das erste Chakra summst, hilft es dir, einen leichten Druck nach unten mithilfe des Bauchs auszuüben. Nicht fest, nicht angestrengt – schmiege dich einfach wohlig in den Bereich. Ich stelle mir vor, mich anzukuscheln. Ich weiß, es mag für einige schrecklich sein, sich vorzustellen, sich an den eigenen After und die Genitalien anzukuscheln – aber wenn wir uns mit diesem Bereich anfreunden, macht das beinahe sofort einen großen Unterschied in unserem Leben aus. Wir brauchen diese Freundlichkeit uns selbst gegenüber.

Das nächste Mal, wenn du zum Computer gehst, setz dich und nimm ein paar Atemzüge in dein erstes Chakra zur Aktivierung dieser Kreativität. Das wird nicht nur verhindern, dass dein Hintern taub wird, sondern es wird dich auch mit Lebendigkeit erfüllen.

Die Länge des Summens durch die Chakren wird abhängig von deiner Ein- und Ausatmung variieren. Das erste Mal brauchst du vielleicht zwanzig Minuten. Schwelge in der Länge deines Einatmens und Ausatmens. Geh es nicht auf die hastige Art an – *Och, ich mach mal schnell einen Atemzug in jeden Bereich* – denn dadurch verurteilst du dich selbst zum Scheitern. Es braucht mindestens drei Atemzüge, um in jeden Bereich zu gelangen. Wenn du auch nur eine ungefähre Idee davon bekommst, wie du die Energie dort anregen kannst, ist das ein großartiger Anfang. Du hast deine Verbindung durch das Fühlen hergestellt und eine Tür geöffnet.

NACH DEM MEDITIEREN

Idealerweise beginnst du deinen Tag damit, dass du dein Ziel festlegst, deine Chakren mit Brahmari anregst und ein paar Minuten meditierst.

Nach deiner Meditation nimm dir noch dreißig Sekunden oder eine Minute Zeit, um dein Ziel sacken zu lassen. Kannst du es noch näher präzisieren? Je präziser es ist, umso eher ist es durchführbar. *Ich möchte heute nett sein* könnte zu *Ich werde mein Urteil über die Person XY ändern.* Kannst du dich in diese Liebenswürdigkeit mit einschließen? Wenn du dich in einer schwierigen Situation mit einer anderen Person befindest, frage dich: *Was ist die netteste, wahre Sache, die ich genau jetzt für mich oder diesen anderen tun oder sagen kann?* Die einzige Antwort könnte sein: Nimm einen Atemzug. Leg die Hand auf dein Herz. Oder auf das des anderen. Beginne mit kleinen, machbaren Schritten und experimentiere damit, wie du dich dabei fühlst.

Überprüfe dein Energielevel und entscheide dich: Worin wirst du heute am effektivsten und effizientesten sein? Wenn du es zu erzwingen versuchst, ohne diese erste Verbindung herzustellen, wird deiner Arbeit die Seele fehlen. Bleib wachsam gegenüber all den hinterlistigen Gedanken, die dich in eine Vermeidungshaltung locken wollen. Vielleicht hast du dir versprochen, dass du nach der Arbeit ins Fitnessstudio gehst, aber deine Erkältung ist gerade erst am Abklingen, und du hast morgen so einen wahnsinnig arbeitsreichen Tag vor dir. Kannst du dein Ziel neu festlegen und die Kompromisslösung treffen, wenigstens für eine halbe Stunde ins Fitnessstudio zu gehen und einen Teil deines Programms zu absolvieren und dann noch einmal zu beurteilen, wie sich das anfühlt? Oder vielleicht gibt es etwas Angsteinflößendes, vor dem du dich drückst. Kannst du dich darauf einlassen, diese Situation nach einer halben Stunde noch einmal zu bewerten? Vielleicht kannst du wenigstens einen Teil davon tun.

Die Medizinleute sagen, dass du dich nach der Zeremonie mit einer veränderten, weit offenen Wahrnehmung bewegst, aber nach einer Weile wieder in deinen normalen Wahrnehmungsmodus zurückkehrst. Prüfe dein Ziel nach der Meditation und leg es neu fest. Wie kannst du die Erkenntnisse oder Durchbrüche, die du hattest, verinnerlichen und sie für dein heutiges Leben bedeutsam machen? Meine Meditation zum Beispiel, meine Selbstverpflichtung und mein Ziel waren, meine Gesundheit ins Gleichgewicht zu bringen, insbesondere mein Hormonsystem. Regelmäßige Blutuntersuchungen lieferten mir stichhaltige Beweise, um beurteilen zu können, ob das, was ich tat, funktionierte und wie ich mich auch selbst korrigieren konnte. Diese unschätzbaren Informationen halfen mir, mein Ziel neu festzulegen. Greifbare Schritte geben deinem Leben so viel mehr Kraft, Fülle, Sinn und Erfolg.

Zu welcher Person möchtest du unbedingt werden? Wie bewegt sich diese Person, wie spricht, atmet, fühlt, liebt sie? Male dir diese schöne, intuitive, weise Person aus. Wie wirst du den Weg von dort, wo du jetzt bist, bis dahin, wo diese Person steht, gestalten? Einen Menschen zu verkörpern erfordert viel Übung, Experimentieren und auch Scheitern, aber das ist die einzige Möglichkeit, zu der Person zu werden, die du unbedingt sein möchtest. Leg dein Ziel fest. Übe, experimentiere, scheitere, verändere etwas. Meditiere und lenke deine Aufmerksamkeit dabei auf das, was dich zum Strahlen bringt. Sowohl deine Erfolge als auch dein Scheitern werden dir helfen, etwas Neues zu entdecken, was dich vorwärtsbringt.

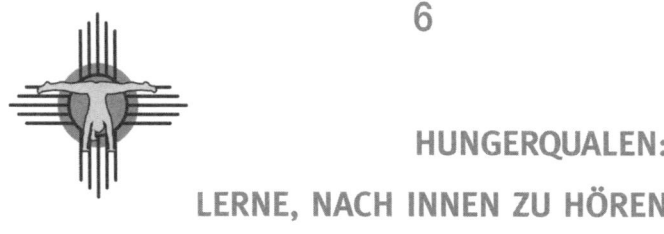

6

HUNGERQUALEN:
LERNE, NACH INNEN ZU HÖREN

ICH SAH AUF DIE UHR: neun Uhr abends. Endlich war es so weit. Ich war allein zu Hause, also würde mich niemand sehen; ich würde mich also nicht in dem winzigen Schlafzimmer neben dem Badezimmer oder in der Abstellkammer hinkauern müssen. Ich hatte diesen Augenblick genau geplant, mir hundert Mal während des Tages überlegt, wie ich vorgehen würde. Ich war bereit.

Ich begann mit der übrig gebliebenen Tofu-Lasagne. Es waren noch drei Viertel davon übrig, zubereitet mit den feinsten Biozutaten. Ich schaufelte alles mit bloßen Händen in mich hinein, zu gierig und hungrig, um es vorher aufzuwärmen. Dann makrobiotischer Reis und Bohnen, die noch vom Schongarer warm waren. Es sah eklig aus, wie eine Kuh nach der Geburt, aber ich machte kurzen Prozess damit. Dann ein paar Erdbeeren, ein paar dicke Stücke Ananas, einen Apfel. Als ich erst einmal zu essen begonnen hatte, wurde ich immer weniger wählerisch. Was war noch im Kühlschrank? Ein Tofublock. Ein zweiter und dritter Block. Ich schlang sie alle hinunter, während ich auf dem Boden vor dem offenen Kühlschrank hockte. Dann etwas gekochtes Gemüse. Dann Eis und Käsekuchen. Je mehr ich aß, umso tiefer fiel ich in Trance. Betäubt wie damals, als ich als Kleinkind auf dem Boden neben dem Likörschrank hockte und mich betrank. Mein Magen schmerzte, aber nur aus dumpfer Ferne, als ob er nicht einmal zu mir gehören würde. Ich spürte wirklich gar nichts, außer wie die Haut über meinem Bauch spannte.

Ich ging den Flur hinunter und kniete mich vor die Toilette. Anfangs musste ich noch meinen Finger in den Hals stecken, aber inzwischen konnte ich mich einfach darauf konzentrieren, rückwärts zu schlucken. Ich konnte nicht anders, als meine Situation mit Humor zu sehen: Ich hatte so viel Zeit damit verbracht, all diese teuren Biolebensmittel sorgfältig vorzubereiten, all die Bohnen und Mandeln quellen zu lassen. Es dauerte zig Stunden, alles zuzubereiten, aber nur wenige Minuten, um es zu essen und auszukotzen.

Ich mochte diese sehr unmittelbare Methode; Abführmittel dauerten mir einfach zu lange. Während sich die Toilettenschüssel füllte, sagte ich mir, dass ich nur eine Ziege war, die ihren Panseninhalt wiederkäute, ihn wieder nach oben brachte. Ich war mir des ständigen unterschwelligen Ekels schwach bewusst, doch sogar dafür wirkte das Kotzen wie eine Reinigung. *Ich muss es loswerden. Raus damit. Raus damit.* Endlich. Erleichterung. Diese Anstrengung erschöpfte mich völlig, was ja eigentlich ganz hilfreich war. Ich kauerte mich ein paar Stunden vor den Wandheizkörper, dann legte ich mich auf die Couch, um ein bisschen zu lesen, und dann machte ich ein wenig Yoga. Dann zurück in die Küche, um den ganzen Zyklus zu wiederholen. Endlich war ich dann um drei oder vier Uhr morgens müde genug, um einzuschlafen.

Am nächsten Morgen wachte ich erschöpft mit einem Brennen im Hals auf. Ich konnte kaum meinen Kopf heben. Wenn ich in den Spiegel blickte, starrten mich diese toten roten Augen an; ich hatte all die Blutäderchen durch das Kotzen zum Platzen gebracht. Erst als ich eines Tages einen Schluck Wasser nahm und er sofort wieder hochkam, als ob er auf ein Trampolin gefallen wäre, begann ich darüber nachzudenken, ob ich vielleicht ein kleines Problem haben könnte.

Zwei Jahre zuvor, als ich mich für das Leben und die Yogalehrerausbildung entschieden hatte, war das ein gigantischer Schritt in Richtung Heilung, aber ich war immer noch völlig kaputt. Ich hatte absolut keine Ahnung, was ich tun sollte, nachdem ich meine Ausbildung abgeschlossen hatte. Ich hatte nicht einmal das Geld, um von Mexiko wieder wegzukommen! Ein paar Leute im Kurs legten etwas Geld zusammen, um mir ein Ticket zurück nach L. A. zu kaufen. Als wir dort ankamen, fragten die beiden Frauen, mit denen ich gereist war: »Und, wo musst du nun hin?«

»Ich weiß nicht, setzt mich einfach beim Yogazentrum ab.« Ich hatte dort Stunden genommen und kannte ein paar Leute, die dort arbeiteten. Ich marschierte hinein und setzte meine beste gespielt selbstsichere Miene auf und sagte: »Hi, ich habe gerade die Lehrerausbildung abgeschlossen und dachte mir, ihr könntet etwas Hilfe gebrauchen.« Das Personal ließ mich unterrichten, putzen, alles, was ich so tun konnte. Als die Inhaber – Ganga und seine Frau Lily – vom Unterrichten und Reisen zurückkamen, war ich bereits ziemlich fest integriert.

Tag für Tag suchte ich immer noch einen Grund zum Leben und einen Ausweg aus diesen schrecklichen Abgründen in meinem Kopf zu finden. Mit dem Praktizieren und Unterrichten von Yoga begann sich mein Körper allmählich zu lockern, und ich bekam langsam ein Gefühl für Freiheit und Kraft, das ich zuvor nicht gehabt hatte. Das war wunderbar, doch es genügte nicht. Ich war hungrig, aber ich wusste nicht einmal, worauf.

Ich hatte alles gelesen, was man zum Thema Erleuchtung finden konnte. Aber je mehr ich las, umso verzweifelter wurde ich, denn diese Texte hatten nichts mit mir und meinen Problemen zu tun. Erleuchtung? Ich wollte einfach nur aufwachen, ohne mich umbringen zu wollen. Jeder Tag war ein Kampf, mich für das Leben zu entscheiden.

In all der Yogaphilosophie ging es darum, den Körper zu transzendieren, was ich eher als schädliche Botschaft interpretierte: *Wir werden belohnt, nachdem wir sterben, also ist eigentlich egal, wie wir unseren Planeten oder einander oder unsere Körper zugrunde richten.* Ich wollte aber wissen: Wie lebt man auf dieser Erde spirituell in seinem Körper? Daran, diesen Sack aus Haaren, Blut, Scheiße und Knochen zu transzendieren, war ich hingegen weniger interessiert.

Mein Kotzen spiegelte meinen Geisteszustand wider. Während meiner Zeit in Mexiko war es in den Hintergrund getreten, weil es dort wunderbarerweise jeden Tag eine Fülle von Essen gegeben hatte. Ich hatte alle Phasen durchlaufen, von einem panischen Gefühl, zu verhungern, bis zu dem Vertrauen, dass es jederzeit Frühstück, Abendessen oder überhaupt immer etwas zu essen geben würde. Obwohl mich weiterhin das Gefühl verfolgt hatte, ich würde es nicht verdienen. Eines Tages, auf dem Weg in den Speisesaal, hatte ein Stinktier meinen Weg gekreuzt und mich verjagt – wieder eine

Bestätigung, dass ich nicht verdiente zu essen. Inzwischen aber, während ich im Yogazentrum arbeitete, wurden das Essen und das Kotzen allmählich zentraler Bestandteil meines Tagesablaufs. Ich hatte meine Abhängigkeit von Alkohol, Drogen und Zigaretten durchbrochen, aber in Wirklichkeit hatte ich nur meine Abhängigkeit von diesen Substanzen gegen eine andere, noch viel heimtückischere eingetauscht. Von frühester Kindheit an hatte ich mich immer übergeben – kein Wunder, wenn man bedenkt, wie viel Alkohol und Drogen ich zu mir genommen und wie viel Traumata ich hatte ertragen müssen. Und ich hatte nie eine gute Beziehung zum Essen: Mit krankhaft fettleibigen Menschen zu leben kann deinen Geist ziemlich durcheinanderbringen, vor allem wenn ein Schloss am Kühlschrank hängt (ich habe nie erfahren, wer es dort angebracht hatte und ob es da war, um mich und die restliche Familie fernzuhalten) und wenn dir deine eigene Familie dein Essen stiehlt.

Ich konnte dir bis aufs Gramm genau sagen, wie viel ein Pferd fressen muss, wenn es an einem Wettkampf teilnehmen soll, im Vergleich dazu, wenn es sich in einer Ruhepause befand; aber ich hatte keinen blassen Schimmer, wie ich mich selbst ernähren sollte. Als Teenager wurde das Kotzen immer mehr zu einem Ritual – es war eines der wenigen Erlebnisse, das mich mit meiner Schwester verbunden hatte, einer Tänzerin, die sich abmühte, ihr Gewicht niedrig zu halten. Du weißt, dass du eine völlig verkorkste Beziehung zu jemandem hast, wenn deine angenehmste Kindheitserinnerung ist, wie du deiner Schwester beim Kotzen in der Nachbarkabine der Restauranttoilette zuhörst und feststellst: *Hey, du machst das ja auch!*

Ich realisierte, dass Bulimie der Versuch meines Körpers war, eine spirituelle Lücke zu schließen, und entschloss mich, andere Quellen zu finden, die mir den Weg zeigen konnten. Meine Beziehung zu Ganga, einem drahtigen, kompakten Mann mit einer wilden, lockigen braunen Mähne und einem gepflegten Oberlippenbart, wurde sexuell, nachdem er und seine Frau sich getrennt hatten. Zusammen begannen wir, unsere Spiritualität zu erforschen. Er überzeugte mich davon, dass es total angesagt wäre, wenn ich ein Armutsgelöbnis ablegen würde. Wir entwickelten ein System von Doppelyoga, in dem alle Positionen als Partnerübungen erfolgten, veröffentlichten das

Buch *Double Yoga* und machten sogar eine kleine Lesereise. Ganga schlug vor, dass wir nach Indien reisen sollten – dem Ort der Erleuchtung schlechthin –, um unsere Yogapraxis weiterzuentwickeln. Vielleicht würde das Jagen nach Erleuchtung genauso nutzlos sein, wie mit Squirrel dem Ende des Regenbogens hinterherzujagen, aber ich machte mit.

Ich war völlig unvorbereitet auf die drückenden Menschenmassen, die allgegenwärtige Armut, den Gestank und die grassierenden Krankheiten, die ich in Indien vorfand. An den Vormittagen saßen wir Stunde um Stunde in Vorträgen über Homöopathie und Naturheilkunde, und am Nachmittag machte die öffentliche Klinik ihre Pforten auf für jeden in Indien, der ein Problem hatte. Und da krochen ein paar wirklich schlimme Fälle durch die Tür. Leprakranke, Menschen mit Krätze, ein Typ, der von Wildhunden attackiert worden war und aus dessen Wunden Eiter floss. Es war echt Hardcore, aber nichts davon schien unsere Lehrerin aus der Fassung zu bringen, ein sehr kleines, sehr rundes, sehr hellhäutiges, silberhaariges irisches Großmütterchen namens Naryiani. Sie war höchstens 1,40 m groß, dennoch setzte diese homöopathische Heilerin ihr ganzes Wesen dafür ein, Krankenhäuser zu errichten, Leute auszubilden und jeden zu behandeln, der sie brauchte – und alles, ohne dafür Geld zu nehmen. Ich war davon schwer beeindruckt. Wir waren umgeben von all diesen angeblich erleuchteten Menschen, die in orangefarbenen Kutten herumliefen und versuchten, einer heiliger als der andere zu sein, und diese kleine alte Dame versohlte ihnen den Hintern, wenn sie nicht spurten.

Manchmal nahm mich Naryiani mit auf ihre persönlichen Rundgänge. Eines Tages gingen wir los, um nach einem im Sterben liegenden Swami zu sehen, der von all seinen Gefolgsmännern umgeben war. Er saß auf einer Art Thron und sah grau und furchtbar krank aus. Während er und meine Lehrerin sich auf Englisch unterhielten, lehnte er sich plötzlich näher an sie heran und sagte: »Naryiani, ich habe Angst zu sterben.« Seine Gefolgsmänner gerieten außer sich; er sollte ja ein erleuchteter Lehrmeister sein, mit dem unerschütterlichen Glauben, dass der Tod nur ein Übergang sei, und doch, hier war er nun und gestand dieser weißen Frau seine Angst. Und Naryiani machte nur ein glucksendes Geräusch, schlang ihre Arme um ihn und drückte seinen Kopf an ihre Brust wie eine Trost spendende Mutter. Jetzt flippten seine Gefolgsmänner *völlig* aus. Eine *Frau*, die ihren Lehrmeister berührte, ihn an ihrer *Brust* wiegte, und sie war auch noch eine *Weiße*! Ich war so beeindruckt von ihrem Mut; sie sah, dass dieser Mann dringend Trost brauchte, also umging sie einfach die Regeln der spirituellen Ordnung und gab seiner unberührbaren Heiligkeit die Berührung, die er brauchte. Sie handelte aus purer Intuition und Liebe. Egal, was die Doktrin verfügte, sie wollte ihn während seines Sterbens nicht so allein lassen.

Als ich Naryiani dabei beobachtete, wie sie Menschen mit den allerschlimmsten Krankheiten mit ihrer unendlichen irischen Großmütterlichkeit überschüttete, konnte ich den Rahmen meiner eigenen Möglichkeiten erkennen und feststellen, worauf ich meine eigenen heilenden Kräfte ausrichten wollte. Es lag mir nicht, mich um die Leprakranken dieser Welt zu kümmern; einen solchen Mut hatte ich nicht. Aber von dieser kleinen Person mit dem riesigen Herzen lernte ich eine wichtige Lektion: Du demonstrierst deine Werte nicht, indem du dich in safrangelbe Stoffe hüllst, sondern du tust es mit deinen Handlungen im alltäglichen Leben.

Ich verbrachte viel Zeit mit den Sadhus, den wilden Yogis von Indien, und liebte es, von ihnen zu lernen. Über Jahre der spirituellen Praxis warfen diese Heiligen Schicht um Schicht jede Art von Bindung ab, bis sie buchstäblich alles bis auf den Spirit und Kuhdungpulver abgestreift hatten, sie lebten in Höhlen oder wanderten von Stadt zu Stadt mit ihren langen, herumfliegenden Dreadlocks und ihren dunklen, wilden, nackten, von Kopf bis Fuß mit weißer Asche bedeckten Körpern. Sie sind sehr starke Menschen; sie laufen sehr viel. Ich spürte, dass sie Gleichgesinnte waren; wie ich hatten sie sich dazu entschieden, am Rand der Gesellschaft zu leben. Von den Menschen in Indien werden sie tatsächlich als »selbst erklärte Tote« betrachtet und von staatlicher Seite für tot erklärt. Ich konnte das Leben zwischen den Welten der Lebenden und der Toten nachempfinden.

Als Nächstes suchte ich B.K.S. Iyengar auf, einen legendären Yogalehrer. Millionen haben von seiner Weisheit profitiert, und ich hatte seinen Bestseller *Licht auf Yoga* gelesen, also konnte ich es kaum erwarten, zum weltberühmten Yogainstitut nach Pune zu fahren, um vom Meister zu lernen. Ich war beeindruckt von seiner Gewichtung auf extreme Präzision in den Positionen; ich wusste, dass Iyengar-Lehrer eine Spezialausbildung machen mussten, und ich wollte einer von ihnen werden. Ich wusste jedoch nicht, dass Iyengar sein »aktives Korrigieren« durch Schlagen, Spucken und Schreien erzielte.

Ich ließ mir seine richtig schlechten Verhaltensweisen gefallen, denn immerhin hatte er bis dahin schon über vierzig Jahre unterrichtet. Er *musste* einfach all die Antworten haben, die ich unbedingt haben wollte. Feuerproben störten mich nicht; wie viele hatte ich bereits durchgemacht? Ich dachte mir, wenn ich mich einfach damit abfinden würde, dann würde ich den Test bestehen und er würde mir den Schlüssel geben. Iyengar tat eine ganze Menge, um mich fertigzumachen, wie zum Beispiel seine Zehen tief in mein Zwerchfell zu bohren, doch mit körperlichem Schmerz kann man mich nicht fertigmachen, nur mit Liebenswürdigkeit. Er machte sich ständig über mich lustig, nannte mich Expertin. »Na also, Expertin, endlich weinst du.« »Ich habe eine Erkältung, Herr Iyengar«, zischte ich ihn an. Ich hatte schon erlebt, dass eine halbe Tonne Pferd mich töten wollte; was konnte so ein kleiner Mann schon wirklich anrichten? Wir verhielten uns beide kindisch; er plusterte sich auf, ich widersetzte mich eigensinnig. Welche Weisheit er auch hatte, er war nicht bereit, sie mit mir zu teilen, weil ich seiner Forderung nach Unterwürfigkeit nicht nachkam. Am Ende der einmonatigen Ausbildung stellten wir uns alle während des Festessens in einer Reihe auf, um vor Iyengar niederzuknien und seine Füße zu berühren. Als ich mich ihm näherte, sagte er: »Also, Expertin, nun brauchst du nie mehr hierher zurückzukommen.« Und ich antwortete: »Oh, ich weiß das, Herr Iyengar.« Ich hatte gelernt, was ich wirklich wissen musste: dass ich nicht in anderen die Weisheit suchen konnte, die in mir selbst liegt.

Ein weiterer Durchbruch passierte, als ich in den Bergen in der grellen, brütenden Sonne auf einem Weg entlangging und auf eine Höhle stieß, in die ich hineinging. Während sich meine Augen an die Dunkelheit anpassten, stellte ich fest, dass sie voller Leute war. Da war eine Sadhu-Frau, eine mit Dreadlocks und Asche bedeckte königliche Erscheinung, mit funkelnden braunen Augen und klarem Blick. Sie saß auf einem glatten Felsen, bedeckt mit einer Art Fell, umgeben von Männern – eine ungewöhnliche Situation in Indien, wo Frauen als Bürger zweiter Klasse behandelt werden. Sie war offensichtlich eine Frau mit Macht, selbst in diesem Land. Ich sprach auf Englisch zu ihr, und sie sprach in einer Sprache, die ich nicht verstehen konnte. Wir haben sehr lange miteinander geredet – ich eine Tochter von Kali, sie eine der Strahlenden. Etwas in mir veränderte sich; ich realisierte, dass es mir möglich war, gleichzeitig sowohl wild als auch heilig zu sein.

Meine Reisen durch Indien waren ein verrückter Mix aus Mystik und Elend. Die Flüsse und Berge hier waren ein Zuhause für mich – ich verstand zwar nicht, warum, aber ich war mir sicher. In Indien war das Magische tägliche Realität, gewürzt mit dem Gestank von Leichen, die anlässlich der allgegenwärtigen Todeszeremonien am Ganges verbrannt wurden. Ich fühlte mich geehrt, eine Schülerin von Gangotri zu sein, einem der hervorragendsten und authentischsten, magischsten Sadhus des Landes. Ich spürte, dass die Sadhus und ich von einem Schlag waren, aber die Horden von Menschen, die Straßen, die vor kranken Leuten nur so wimmelten, machten mich wahnsinnig. In der einen Sekunde lächelte ich über einen Brahman-Bullen, der ganz frei die Straße hinunterspazierte, sein milchweißes Fell mit leuchtenden Farben bemalt; in der nächsten Sekunde hockte sich jemand direkt neben mich und kackte. Der Dreck, die Ignoranz und die Krankheiten waren allesamt zu viel für mich. Eines Tages aßen Ganga und ich im *Taj Mahal Palace Hotel* in Bombay – einem unglaublich protzigen Fünfsternehotel, sehr teuer nach indischen Standards. Wir aßen uns an einem üppigen, pompösen Buffet satt. Ich blickte aus dem Fenster und sah eine Frau in der Gosse sterben, während ich mir den Bauch vollstopfte – das wurde meine Metapher für Indien. Was soll man nur machen mit all dem Kummer und Leid dieser Welt?

Als ich von meinen langen Reisen nach L.A. zurückkehrte, betrachtete ich diesen Abschnitt meines Lebens als meine traditionelle

Yogaphase. Ich hatte natürlich sehr viel darüber gelernt, Heilerin zu sein, und noch mein Studium des Iyengar-Yoga vertieft, bevor ich dann damit aufhörte. Die heiligen Heiler, die ich am meisten bewunderte, waren jene, die die Regeln über den Haufen warfen und ihre Arbeit aus einer tiefen Intuition heraus machten – wie Naryiani, die Sadhus, die magische wilde Frau. Der Versuch, mich an Spielregeln zu halten – *Du musst diese Position genau so machen* oder *Ich werde dich schlagen* oder *Wenn du Erleuchtung erfahren möchtest, musst du xyz tun* –, passte so ganz und gar nicht zu mir. Etwas in mir rebellierte oder sabotierte die Situation. Jedes Mal, wenn ich meiner Intuition Beachtung schenkte, schien ich in der Lage zu sein, von der Weisheit meiner Lebenserfahrung zu schöpfen.

Ich hatte während meiner Reisen durch Indien mein Ritual des Vollfressens und Auskotzens beibehalten, und jetzt, wo ich wieder zurück in den Staaten war, hörte ich auch nicht damit auf. Jahrelang war ich während meiner Träume bei lebendigem Leib verschlungen worden; ich hatte von zu viel Alkohol derart schlimme Blackouts überlebt, dass ich danach an merkwürdigen Orten neben völlig Fremden aufgewacht war und erst einmal eine Zeitung finden musste, um herauszufinden, welcher Tag gerade war und in welcher Stadt ich mich befand. Also was war so schlimm an ein bisschen Kotzen? Ich war stolz, kotzen zu können, ohne meinen Finger zu Hilfe nehmen zu müssen. Erst als Ganga mir einen sehr kurzen Artikel gab, in dem etwas über den Einsatz von Einläufen zum Abführen stand, lernte ich ein neues Wort kennen: Bulimie. Bis heute weiß ich nicht, ob es seine Art war, mir zu verstehen zu geben, dass er es spitzgekriegt hatte und mir helfen wollte, oder nicht, aber ich kam sehr schnell zu der Ansicht, dass das Wort nicht auf mich zutraf. Einläufe? Bäh! Wer macht denn so was? Also, *das* war vielleicht durchgeknallt!

Die Kombination aus meinen Reisen mit meinen Erkenntnissen über Autoritäten begann etwas in mir zu verändern. Nach meinen Jahren der Abstinenz experimentierten Ganga und ich mit Gras, Hasch, Pilzen und Acid während *Pranayama*, der Atemarbeit, um in neue Sphären zu gelangen. Wir versuchten, der Tradition zu folgen und sie als heilige Lehrerpflanzen zu nutzen, doch es fühlte sich absolut falsch an. Ich hatte Carlos Castaneda gelesen und über andere mystische Traditionen, aber es war für mich immer noch beängstigend, meine Nüchternheit aufzugeben. Wenn ich zum Zahnarzt ging, ließ ich mir beim Bohren nicht einmal eine Spritze geben, so eine Angst hatte ich, dass es mich wieder in die Welt der Drogen zurückwerfen würde. Ich wollte aber wissen, ob mich das der Erleuchtung näher bringen würde. Aber das war nicht mein Weg – es war für nichts von dem, was ich erreichen wollte, der richtige Weg. Ich stellte fest, dass ich lernen musste, auch ohne Drogen in diese Sphären zu gelangen.

Allmählich wurde mir klar, dass ich, so viel ich auch von unserer gemeinsamen Arbeit und unseren Reisen gelernt haben mochte, auch unter Gangas Einfluss zu ersticken drohte. Er kassierte das ganze Geld ein, das ich beim Unterrichten von Yoga verdient hatte. Ich erhielt nichts von den Einnahmen aus dem Buch, das wir zusammen geschrieben hatten; Ganga sagte mir, dass wir es für unsere Indienreise gebraucht hatten. Ich gab ihm sogar die Erstzahlung, die ich für eine kleine Nebenrolle im Film *Das fliegende Auge* bekam. Ich war dabei, dieses Armutsgelöbnis ernsthaft zu überdenken.

Schließlich gelangte ich an den Punkt, an dem ich beschloss, mir eher in den Kopf zu schießen, als noch einmal zu erbrechen. Ich hatte es satt, so viele Stunden jeden Tag mit Wunschfantasien, Essen in Trance und Kotzen zu vergeuden – ich konnte mich überhaupt nicht entspannen, wenn ich nicht durch mein gesamtes Ritual des Vollfressens und Kotzens gegangen war. Ich hatte die Nase voll von der enormen körperlichen Anstrengung – als ob ich jeden Tag meines Lebens einen Marathon laufen würde. Ich unterrichtete also Yoga und Ausgeglichenheit im Leben und war gleichzeitig völlig erledigt davon, dass ich »am großen weißen Porzellantelefon mit den Dinosauriern redete«, wie Bulimiker zu scherzen pflegen.

Meine Erlebnisse in dieser traditionellen Yogaphase lösten eine erstaunliche Offenbarung über den Zusammenhang zwischen meinem Kotzen und Ganga aus. Mein Körper sagte mir buchstäblich: *Ich kann diese Beziehung nicht länger verdauen.* Es war an der Zeit, auf meinen Körper, meine Wahrheiten und meine eigene Weisheit zu hören.

Ich musste nach innen gehen und herausfinden, wie ich mit dem umgehen sollte, was da gerade mit mir passierte.

MEINE BULIMIE HEILEN

Meine Bulimie in den Griff zu bekommen bedeutete, auf den echten Hunger meines Körpers hören zu lernen. Jeder von uns ist hungrig nach etwas, aber wir werden diese Hungerqualen so lange nicht bezwingen, bis wir gelernt haben, den angeblichen Autoritäten außerhalb unseres Selbst nicht mehr blind zu folgen, den Stimmen unserer Abhängigkeiten nicht mehr zu gehorchen und uns stattdessen auf etwas Spannenderes einzustellen.

Ich wählte die Versuch-und-Irrtum-Methode. Die Essstörung war die Sucht, die ich nicht einfach aus meinem Leben verbannen konnte. Bei den Abhängigkeiten von Drogen konnte ich meinen sehr starken Willen einsetzen und mich weigern, die Flasche oder den Tabak in die Hand zu nehmen. Bei Bulimie konnte ich das nicht; ich musste ja essen, um zu leben. Also musste ich eine gesunde Beziehung zum Essen aufbauen. An diesem Punkt meines Lebens war eine Therapie für mich undenkbar; selbst wenn ich das Geld dafür gehabt hätte, glaubte ich nicht, dass ich es verdienen würde, geheilt zu werden. Ich konnte nichts von dem umsetzen, was ich von meinem Entzug in Guadalajara gelernt hatte, weil ich ja nur eine trockene Alkoholikerin war; ich hatte einfach durch einen trockenen Entzug mit dem Trinken aufgehört, ohne je die Gründe zu untersuchen, warum ich überhaupt damit angefangen hatte. Ich dachte, dass ich mir einfach einen Weg durch das Dickicht in Richtung Gesundheit schlagen würde.

Da einer der Gründe für mein Kotzen war, mein Gewicht unter Kontrolle zu halten, versuchte ich zuerst, ohne Kotzen abzunehmen. Das führte zum Fasten, was zum Hungern führte, was wiederum zu Fressattacken führte – was letztlich zum Scheitern führte. Dann versuchte ich, mich einfach dazu zu zwingen, von heute auf morgen mit dem Kotzen aufzuhören. Fehlschlag. Scheitere nur oft genug und du wirst deinen Willen verlieren, es weiterhin zu probieren. Dann machte es klick: Du musst selbst lernen, was du lehrst! Ich lehrte meine Schüler, bewusst zu bleiben, also musste ich hier bei meiner eigenen Heilung ansetzen. Ruhig werden. Zuhören. Atmen. Nach innen gehen und lernen, Fragen zu stellen, die du in Handlungen verwandeln kannst. Konnte ich aufhören zu kotzen? Nein. Konnte ich die Menge, die ich aß, unter Kontrolle halten? Nein. Was ich hingegen tun konnte, war, zu erkennen, dass ich ein Problem hatte. Und ich konnte mich dazu entschließen, etwas dagegen zu unternehmen und dem Kotzen gegenüber bewusst zu bleiben.

Ich beschloss, dass ich während des ganzen Kotzvorgangs bewusst bleiben wollte. Das bedeutete, immer dann klar zu bleiben, wenn ich spürte, dass ich in eine Art Trance gezogen wurde, und mir nicht zu gestatten, dabei gefühllos zu werden. Ich brachte mich dazu, innezuhalten, zu atmen und mir bewusst zu werden, wie ich krampfhaft das Essen kaute, alles in mich hineinstopfte und wie das Auskotzen ablief. Ich zwang mich, als Beobachterin präsent zu bleiben und den Ekel zu spüren. Nachdem ich gelernt hatte, den Prozess zu beobachten, fand ich den Mut, einen weiteren Schritt zu unternehmen. Ich aß nur eine Mahlzeit pro Tag, doch diese Mahlzeit dauerte *Stunden*. Der nächste Schritt war, meine gigantische Mahlzeit auf drei Stunden einschließlich der Pausen für das Kotzen zu beschränken. Das klappte.

Nächste Phase: Ich gestattete mir nicht zu erbrechen, *koste es, was es wolle*, selbst wenn das bedeutete, dass ich fett werden würde, was eine unsagbare Horrorvorstellung für mich war; fett zu werden hieß, so wie meine Mutter zu werden. Und ich nahm zu. Ich hörte auf, mich auf die Waage zu stellen, nachdem ich 67 Kilo erreicht hatte, aber wahrscheinlich kam ich sogar noch auf fünf bis sieben Kilo darüber – ziemlich viel für meine 1,70 m. Ich hatte zwar noch ab und zu einen Rückfall, aber ich war zumindest so weit, dass ich nicht jeden Tag kotzte.

Der nächste Schritt war, dass ich meine Mahlzeit auf nur einen Teller Essen reduzierte, *koste es, was es wolle*. Es konnte ein voll gehäufter Servierteller sein, aber: nur *ein* Teller. Ich konnte zwar immer noch nicht erkennen, ob mein Magen voll oder leer war, aber das Essen auf die Größe meines Tellers zu beschränken würde verhindern, dass ich mich bis zum Platzen vollfraß.

Langsam, sehr sanft, aber sehr deutlich, begann mein Körper während dieses Prozesses mit mir zu sprechen. Er sagte mir, dass ich mir meine Beziehung zu Ganga genauer ansehen müsste, die auf bestimmte, entscheidende Weise widerspiegelte, was ich in meiner Beziehung zu meiner mich misshandelnden Mutter hatte ertragen müssen. Ganga war natürlich nie gewalttätig, aber wie meine Mutter verstand er es meisterhaft, mich auszunutzen. Wie meine Mutter nutzte er meine Dummheit, Ignoranz und Naivität aus. Ich hatte nicht genug Selbstwertgefühl, um für mich selbst einzustehen; ich wusste nicht, wie. Ich hatte davon profitiert, im Yogazentrum zu leben, die Welt mit ihm anlässlich der Lesetour zu bereisen und mich so sehr auf meine Yogapraxis konzentrieren zu können. Ganga war ein guter Spielkamerad, denn er nahm mich auf seine Wanderungen mit und brachte mich mit neuen Dingen in Kontakt. Doch mein Körper sagte mir nun, dass es an der Zeit war, weiterzuziehen. Trotz all der Aspekte unserer gemeinsamen Zeit, die ich schätzte, insbesondere unser Buch über Partneryoga, das wir gemeinsam gestaltet hatten, wurde mir klar, dass meine Beziehung zu Ganga einfach nur eine weitere Art eines orthodoxen Denkens war, nämlich das zu tun, was mir jemand anders sagte. Es funktionierte für mich einfach nicht, nach den strengen Regeln des orthodoxen Yoga zu spielen, und genauso wenig funktionierte für mich, nach Gangas Spielregeln zu spielen. Ich musste meine eigenen entdecken.

Ich begann, meinem Körper Fragen zu stellen, und er begann, mit mir zu sprechen. Er verlangte Fisch von mir. Das ergab keinen Sinn. Ich war seit Jahren schon eine fanatische Vegetarierin; immerhin verlangte die Orthodoxie, dass alle guten Yogis und Yoginis Vegetarier sind. Aber ich bereitete Fisch zu. Ich aß ihn wie eine Wissenschaftlerin, die mit erwartungsvollem Blick auf die Reaktion wartete. Ich war mir sicher, dass mein Magen ihn wieder rauswerfen würde. Stattdessen reagierte mein Körper mit *Gott sei Dank*. Das war etwas, was er verarbeiten konnte. Dann sagte mir mein Körper, dass er Meeresalgen wollte, vor allem Nori. Er wollte kein Getreide. Das war der Beginn eines sehr langsamen Prozesses, bei dem ich herausfand, was mein Körper wirklich wollte. Anfangs war es schwierig, zwischen der Stimme meiner Abhängigkeiten und der Stimme meiner Weisheit und Heilung unterscheiden zu können. Wenigstens machte ich nun statt der alten neue Fehler. Mühsam, Schritt für Schritt, formte ich meinen einzigartigen Zugang zur Heilung.

Ich hatte gehört, dass Jäger für die von ihnen getöteten Vierbeiner beten. Das fand ich wirklich bezaubernd. Ich war so weit gekommen, dass ich alles, was ich aß, als eine Art Gift sah, folglich war es grundlegend wichtig und heilend für mich, über meinem Essen zu beten, ihm zu danken, dass es mir seine Lebenskraft gab, damit ich leben konnte. Das half mir dabei, das Essen nicht durch Kotzen zu verschwenden. Zu beten, Dank auszusprechen, war ein weiterer Weg, mich immer wieder für das Leben zu entscheiden. Ich fand einen Ausweg aus dem Irrgarten, einen Weg, mich zu heilen. Jahre später ging ich zu einem Ernährungsberater, der mir herauszufinden half, was ich noch essen sollte. Als ich in ein Indianerreservat zog, begann ich Wild zu essen. Aber fürs Erste hatte ich gelernt, dass ich zuhören musste, um zu verstehen, was ich am meisten für meine Heilung brauchte.

Bulimie ist ein Verhaltensmuster, das weit über das Essen hinausgeht. Ich war bulimisch in allen Arten von Dingen. Ich verschlang Informationen und kotzte sie wieder aus. Ich tauchte wahllos in irgendetwas ein und haute dann einfach wieder ab. Ich begegnete allem mit der Haltung *Ich komme da schon durch. Ich kann das ertragen.* Die Bulimiker in meinen Workshops machen alle auf die gleiche Art Yoga: *Lass mich das einfach durchboxen. Ich halte das schon aus.* Der Schlüssel zur Bezwingung bulimischer Verhaltensweisen – eigentlich jedes Suchtverhaltens – besteht darin, innezuhalten, zu atmen, zu fühlen und dann den wahren Hunger in dir zu stillen.

Bulimie ist das perfekte Beispiel, das zeigt, dass du inmitten des Überflusses verhungern kannst. Lass uns daran arbeiten, wie du auf den tiefsten Hunger deines Körpers hören und deinen ausgehungerten Spirit wahrhaft nähren kannst. Wenn du die Weisheiten deines Körpers hören möchtest, ist es äußerst wichtig, Zugang zu deiner Intuition zu finden und dieses Level deines Urteilsvermögens zu festigen.

SPIRITUELLER FOKUS:
STELL DICH AUF DIE WEISHEIT DEINES KÖRPERS EIN

Deinen Körper zu spüren kann eine unglaublich faszinierende Herausforderung sein. Viele von uns haben sich von großem Schmerz abgeschottet und dabei einen Teil von sich verloren. Dieser Schutzmechanismus ist oft notwendig, um zu überleben. Doch es ist möglich, dieses Kapitel des Lebens wieder aufzuschlagen und die Schätze dieser intensiven Zeiten herauszudestillieren. Zehn, zwanzig, dreißig Jahre später habe ich eine Heilung von der Zeit damals vollziehen können. Ich war jetzt in der Lage, den Teil meiner Person zurückzufordern, den ich »Annie, das Pferdemädchen von damals« nannte, und ihm zuzuhören. Ich brauchte lange, bis ich die Weisheit aus Annies Leben einschätzen und bewusst nutzen konnte. Ich hatte das alles mit den Schmerzen und Abhängigkeiten und Selbstmordversuchen ausgeschaltet. Teil meiner Heilung war, zu diesem Teil in meinem Leben zurückzugehen; den Reichtum und die Weisheit zu suchen, die aus dieser Zeit stammten und die ich jetzt jeden Tag nutzen kann. Mein Leiden war nicht umsonst. Und auch deines ist nicht umsonst; ich möchte dich die Weisheit lehren, wie du dich auf deinen Körper einstellen und auf die Botschaften hören kannst, sodass auch du dein ganzes Selbst wieder zurückfordern kannst.

WONACH HAST DU HUNGER?

Der langsame, allmähliche Heilungsprozess meiner Bulimie lehrte mich, wie herrlich es ist, meinem Körper zuzuhören und den Hunger von innen heraus zu stillen, anstatt ihm gegenüber gefühllos zu werden. Ich lernte, meiner inneren Weisheit bessere Fragen zu stellen. Zum Beispiel: *Was brauche ich genau jetzt? Was kann ich tun, um mein Bedürfnis auch nur ein wenig zu stillen?* Das waren Fragen, die ich jetzt allmählich beantworten konnte. Ich möchte dir helfen, zu erforschen, wonach du dich in *Wahrheit* sehnst und wie du diesen tiefen Seelenhunger stillen kannst – der üblicherweise so gar nichts mit Essen zu tun hat.

Viel von unserem Suchtverhalten stammt von dem Versuch (und dem anschließenden Scheitern), unser verhungertes Selbst zu befriedigen. Wonach sehnst du dich? Wenn du eine ausgeprägte Sucht hast – nach Essen, Alkohol, Zigaretten, Drogen –, ist die Wahrheit, dass der Stoff, nach dem du dich sehnst, niemals dein wahres Verlangen stillen wird. Selbst der beste Trip, der beste Rausch, hilft uns nur, das tiefere Verlangen zu vergessen, mit dem wir scheinbar unmöglich fertigwerden können.

Schau dir deine Symptome genauer an. Sei neugierig. Was geht da vor sich? *Warum* musst du diese Packung Zigaretten rauchen? *Warum* musst du am Wochenende einen draufmachen? Hinterher verabscheust du dich dafür und weißt, dass du dich selbst zerstörst, aber es scheint dir etwas zu geben. Welches tiefere Bedürfnis versucht dein Suchtverhalten zu befriedigen?

Werde ruhig, erde dich und fühl in dein Inneres. Viele meiner Kunden haben ein tiefes Verlangen oder eine Abhängigkeit entwickelt, weil sie etwas aufgegeben haben, was ihnen eigentlich aus verschiedenen Gründen wichtig war – sie sagten sich, es sei nicht praktikabel, sie könnten nicht davon leben, es wäre nichts, was sogenannte gute Menschen oder echte Erwachsene tun usw. Hast du je Dinge aufgegeben, die dir Vergnügen bereitet haben – Malen, Laufen, Weben, Tanzen? Gab es einen Moment, in dem du zum Beispiel verkündet hast: *Ich werde nie Tänzer/Tänzerin sein, also werde ich auch nicht tanzen.* Schau mal, ob dir das bekannt vorkommt. Vielleicht erinnerst du dich an den Moment, als du diesen Traum aufgegeben und einen anderen Weg eingeschlagen hast.

Es ist nicht immer falsch, in eine andere Richtung zu gehen, aber manchmal wenden wir uns von etwas ab, weil wir fälschlicherweise glauben, dass wir keine andere Option haben. Wenn das passiert, sickert unser Herzblut aus dem Loch heraus, das in uns zurückbleibt. Suchtverhalten ist ein zerstörerischer – und ineffektiver – *Versuch, dieses Loch zu stopfen.*

NÄHRE DEIN HUNGERNDES SELBST

Wie kannst du dich nähren, wenn dich ein zerstörerisches Verlangen packt? Der erste Schritt ist immer, tief zu atmen, denn was wäre besser geeignet, dein hungerndes Selbst zu nähren, als zu versuchen, das Zellgewebe quasi mit Leben spendendem Sauerstoff zu versorgen? Wie durch ein Wunder wirst du dich bereits lebendiger und frischer fühlen.

Frage als Nächstes deinen Körper: *Was genau brauchst du jetzt unbedingt?* Dann tue etwas, was zumindest einen Anfang darstellt, um dieses Bedürfnis zu befriedigen. Es ist immer eine gute Entscheidung, etwas zu tun, was deine Endorphine anregt – die Glück produzierenden chemischen Stoffe in deinem Gehirn. Was kannst du jetzt sofort machen, um diesen lustvollen Kick auszulösen? Lachen? Singen? Tanzen?

So viele meiner Kunden haben Verlangen nach Schokolade. Frage dich: *Was will ich hier wirklich?* Wenn die Antwort ist, dass du etwas Süße in dein Leben bringen möchtest – Süße mit positiven Folgen –, werde kreativ. Frage deinen Körper, was ihm noch Vergnügen bereiten würde. Süße auf der Zunge ist nur eine von vielen Geschmacksrichtungen. Was würde sich noch süß anfühlen? Nimm ein Bad mit herrlichen Ölen, die deine Nase erfreuen. Gönn dir eine Massage. Riech an einem Blumenstrauß.

Wenn du aus heiterem Himmel einen Fressanfall hast, halte inne, atme tief und frage dich: *Esse ich so, dass es mir hilft, zu der Person zu werden, die ich unbedingt sein möchte, oder esse ich, um meine Abhängigkeiten zu befriedigen? Wird diese Art zu essen meinen Spirit erhellen oder trüben?*

Wie kannst du den Süchtigen in dir von deinem Spirit unterscheiden? Wenn der Süchtige spricht, spürst du eine Anspannung im Bauch oder ein Gefühl der Übelkeit. Das ist ein Hinweis. Es ist schwierig, diesbezüglich ehrlich zu bleiben, weil wir diese Gefühle nicht wahrhaben wollen, aber kannst du dir selbst gegenüber ehrlich sein? Kannst du dich dabei ertappen, wenn du auf die übliche Weise auf dieses Verlangen reagieren willst?

In Zeiten, in denen du dich mutlos fühlst oder in diese unvermeidbaren Sackgassen gelangst, sei es im Yoga oder im Alltag, frage dich: *Was kann ich genau jetzt tun, um meine alten Verhaltensmuster zu besiegen?* Anders gesagt: Widersetz dich den Befehlen deiner alten Konditionierung und verschiebe deinen Fokus darauf, wo du auf deinem Lebensweg hingehen möchtest, anstatt noch einmal in diese alten düsteren, beschämenden Abgründe einzutauchen.

Dies ist eine Übung darin, die Wahrheit über dich selbst anzuerkennen. Die Vielfalt an inneren Reaktionen und Optionen, die als Antwort auf diese Frage kommen werden, wird dich vielleicht überraschen. Denn was du wirklich willst, ist ein neuer Weg. Das setzt Energie frei, um voranzukommen. Es kann wirklich erhebend sein, das geschulte Bewusstsein in alltäglichen Momenten anzuwenden. Das kann echt Spaß machen! So wird ein Spiel daraus, das dein Bewusstsein dazu ermutigt, einen Quantensprung zu vollführen.

Hier ist ein Beispiel aus einer Alltagssituation: Du kommst nach Hause von einem langen, frustrierenden, harten Arbeitstag, gehst direkt zum Kühlschrank, nimmst dir ein Bier und fläzt dich vor den Fernseher. Dein innerer Monolog könnte so lauten: *Ich bin erschöpft. Ich brauche eine Pause. Ich muss es mir gut gehen lassen. Es steht mir zu. Ich habe es mir verdient.* Hast du es dir wirklich verdient, zwei, drei Stunden später völlig schlapp mit dumpfen Kopfschmerzen vom Bier und vom Fernsehen in der Gegend rumzuhängen? Vielleicht hättest du dir etwas Besseres tun können. Zum Beispiel mit einer Dusche und einer halben Stunde Yoga? Ich habe beides in meinem Leben ausprobiert, doch Letzteres machte jedes Mal das Rennen! Du wirst dich großartig fühlen, wach, gestärkt und stolz auf dich selbst statt vergiftet und gehirnamputiert. Frage dich: *Was brauche ich so sehr, dass ich es mir von Bier und Fernsehen/Eis und Kuchen/Zigaretten und Kaffee erhoffe?*

Nutze deine Weisheit in Bezug auf Handlungen und deren Konsequenzen. Fressgelage zum Beispiel führen zu Selbsthass, dem Verlust des Selbstwertgefühls und einer Verschlechterung deiner Gesundheit.

Werde ruhig und frage dich: *Was möchte ich wirklich?* Wenn die Antwort lautet, dass du dich gut fühlen willst, was kannst du darüber hinaus noch tun, was zu diesem guten Gefühl führt und gleichzeitig dein Selbstwertgefühl hebt? Frage deinen Körper, ob es ihn nähren würde, wenn du Yoga oder einen Spaziergang in der Natur machen oder Musik einschalten und in der Wohnung herumtanzen würdest. Mach ein *Dharma-Duell*: Was kannst du stattdessen genau in diesem Augenblick tun, um dich wirklich wohlzufühlen? Hör deine Lieblingsmusik. Schalte den Computer aus und spiel mit deinem Kätzchen – vergrabe deine Hände in seinem Fell und genieße sein Schnurren.

Lechzt du nach Berührung, der elementarsten aller menschlichen Verbindungen? Die meisten von uns haben hier ein Defizit. Ein Teil unserer Bedürftigkeit könnte auf unsere Kindheit zurückgehen, in der unsere Eltern womöglich nicht die Bedeutsamkeit von liebevollen Berührungen und Kuscheln verstanden haben. Vielleicht versuchen wir, dieses Bedürfnis auf eine Weise zu befriedigen, die uns nicht guttut, zum Beispiel durch wahllosen Sex. Oder vielleicht geht es in die andere Richtung – wir können uns nicht sexuell auf unseren Partner einlassen, weil die Situation so aufgeladen ist. Oder wir sind allein und haben keinen Partner. Wenn das auf dich zutrifft, leiste dir eine erstklassige Massage. Kannst du auch auf diese Art deine Bedürfnisse beachten? Das Allermindeste, was du tun kannst, ist, deine Hände und Füße mit etwas Öl zu massieren, insbesondere bevor du zu Bett gehst. Begreife, dass Berührung unsere elementarste Sprache überhaupt ist. Durch erstklassige Berührungen wird unser Selbstwertgefühl gefestigt. Begrüßt du deine Freunde und Liebsten noch mit einer Umarmung? Das ist eine gute Gelegenheit, um dich und sie zu verwöhnen. Atme ein und fühle, wenn du jemanden umarmst. Lass dieses kostbare Geschenk der Zuneigung in deine Zellen sickern, um dieses Riesenloch der Bedürftigkeit zu stopfen. Das kostet dich weder Zeit noch Mühe.

Triff Maßnahmen, die dir auf lange Sicht helfen, deine Talente zu fördern, arbeite mit dem, was dir Freude bereitet, und beginne, mit den Flügeln deines Spirits zu schlagen.

Einer meiner Kunden, Karl, war Werbegrafiker und eine absolute Fressmaschine, die an Diabetes erkrankte. Süßigkeiten waren Gift für ihn, aber er aß sie pausenlos, weil er ständig Verlangen nach ihnen hatte. Ich fragte ihn: »Auf welche Weise kannst du noch Süße in dein Leben bringen?« Nicht durch seine Ehe, sie befriedigte ihn nicht, sie unterstützte ihn nur. Nicht durch seine Arbeit; er hatte das Gefühl, dass seine Werbegrafiken keine Seele hatten. Ich verlangte von ihm, nach innen zu hören und sich zu fragen, wonach er sich am meisten sehnte. »Ich möchte wieder malen«, kam als Antwort. Ich forderte ihn auf, genau damit zu beginnen. Seine Ölgemälde waren riesige – fast lebensgroße – realistische Darstellungen von in Gedanken versunkenen Frauen: leidenschaftlich, wunderschön, ausdrucksstark. Sie erinnerten mich an van Gogh. Als Karl seine Leidenschaft für das Malen wiederentdeckte, verlor er sein Verlangen nach den Süßigkeiten, die seine Gesundheit gefährdeten.

So viele meiner Kunden haben das Leben auf eine Entweder-oder-Aussage reduziert: *Entweder bin ich Brotverdiener oder Künstler.* Wenn du ein am Hungertuch nagender Künstler bist, ist es an der Zeit, dass du einen Weg findest, deinen kreativen Ausdruck wieder in dein Leben einzubeziehen. Kurz gesagt, das Ziel ist die Aussage: *Ich bin Brotverdiener* und *Künstler.*

Du bist dir nicht sicher, was dir Befriedigung verschafft? Experimentiere herum! Geh freitagabends tanzen oder melde dich zu einem Kurs an. Schau in dein Inneres. Hat dein zerstörerisches Verlangen bereits nachgelassen? Wenn ja, dann bist du auf dem Weg, deine hungernde Seele zu nähren.

ENTGIFTE DICH: WAS NÄHRT DEIN GEHIRN

Womit fütterst du dein Gehirn? Ich spreche hier nicht von Bier oder Zucker oder Schokolade – ich spreche vom ständigen Tratsch am Wasserspender, dem Gemeckere über die Arbeit oder die Ehefrau oder den Ehemann. Das ist Gift, das du in deinen Kopf und dein Zellgewebe schüttest. Was nährt noch deinen Wahnsinn? Wie viel

Zeit verbringst du vor dem Fernseher oder mit Lesen von Illustrierten, die Unmenschlichkeit und Widerwärtigkeit in den Mittelpunkt stellen? Ich musste teures Lehrgeld dafür bezahlen, wachsam zu bleiben, damit mein Geist nicht zu einer Giftmülldeponie wird. Selbst Filme, die ich gerne anschaue, bereiten mir am nächsten Tag scheußliche Kopfschmerzen – ist es das wert?

Es ist wichtig, dieses Gift auszusieben, um meinen Spirit am Leuchten zu halten. Wenn zu viel Lärm in meinem Kopf ist, kann ich mich unmöglich auf meine Bedürfnisse einstellen. Ich schaue keine Nachrichten, wenn ich es vermeiden kann. Ich lese keine Tageszeitungen. Ich sehe nicht fern. Ich bin vielleicht nicht auf dem aktuellsten Stand über das Weltgeschehen, aber ich schaffe es immer, das zu erfahren, was ich wissen muss. Ich weiß vielleicht nicht, wer die heißesten Kandidaten bei *American Idol* – der amerikanischen Version von *Deutschland sucht den Superstar* – oder der Kochshow *Top Chef* sind, beziehungsweise nicht viel mehr, als dass diese Shows überhaupt existieren (meine Koautorin hat mir davon erzählt), aber das hält mich nicht davon ab, die wahren kulturellen Schätze um mich herum zu genießen – Musik, Kunst, Cirque du Soleil. Ich möchte mich nur mit dem Allerbesten und Erstrebenswertesten nähren und mich nicht mit dem Durchschnitt begnügen.

Das ständige Nörgeln, Tratschen, Verbreiten von negativer Energie – bringt das deinen Spirit zum Strahlen oder trübt es ihn? Bei einem guten Tratsch fühlt sich die Energie strahlend an, doch hinterher sickert ein bitterer Nachgeschmack in dein Herz und deinen Geist, als wenn du zu viel Kaffee getrunken hättest. Je mehr wir schädlichem Verhalten frönen, desto weiter vertreiben wir unseren Spirit, und dabei bleiben wir spirituell beraubt zurück; wir lassen unsere Seelen mitten im Überfluss verhungern.

KÖRPERLICHER FOKUS:
KÖRPER UND SEELE NÄHREN

Yogapositionen können so hilfreich sein, Urteilsvermögen und Bewusstsein zu entwickeln und auch ruhig genug zu werden, um zu hören, was dir dein Körper und deine Intuition sagen möchten.

POSITIONEN, UM DEN HUNGER IN DIR ZU ERKENNEN

Wenn du Schwierigkeiten hast, zu erkennen, wonach du wirklich hungerst, können bestimmte Positionen sehr hilfreich sein.

Atme in den Teil des Körpers, wo du den Hunger verspürst, das heißt in deinen Bauch. Bauchmuskelübungen sind großartig dafür geeignet. Oder wenn du dich nach Liebe verzehrst, atme in dein Herz. Ich empfehle *Chest Opener on the Wall* (siehe Seite 135), *Camel* (siehe Seite 53), *Warrior I* (siehe Seite 94) oder *Wheel* (siehe Seite 218).

Geh fünf bis zehn Atemzüge lang tief in diese Positionen hinein, während du dich fragst: *Was möchte ich tatsächlich genau jetzt?* Hör auf die Antwort deines Körpers.

POSITIONEN FÜR GESTEIGERTE BEWUSSTHEIT

Bestimmte Yogapositionen verstärken speziell die Bewusstheit. Das zweite Chakra steht für die Weisheit der Eingeweide: die Fähigkeit, zu erkennen, was dich stärkt und was nicht. Die *Basics*, die Grundprinzipien von *Forrest Yoga*, wie sie im ersten Kapitel beschrieben wurden, Bauchmuskelübungen wie *Elbow to Knee*, *Abs with a Roll* und *Frog Lifting Through*, und die neuen Positionen, die hier aufgelistet sind, wie etwa *Bridge with a Roll* und *Dolphin*, steigern die Intelligenz im zweiten Chakra.

Hier ist eine Abfolge, die alle genannten Positionen beinhaltet. Einige sind schon in früheren Kapiteln beschrieben worden, während andere neu sind und ihre Beschreibungen noch folgen. Die Positionen dieser Sequenz sind sicher und heilsam für deinen Körper und werden deine Bewusstheit gewaltig steigern.

POSITION	SEITE	DAUER/WIEDERHOLUNGEN
Cross-Legged Side Bend	93	5 Atemzüge
Abs with a Roll	90	3–5 Wiederholungen
Frog Lifting Through	91	3–5 Wiederholungen
Bridge with a Roll	215	10 Atemzüge
Dolphin	216	10 Atemzüge
Sun Salutations	301	10 Runden

Geh in der letzten Runde statt in den Lunge in den Warrior I (siehe Seite 94) und halte ihn 5 Atemzüge lang.

Cobra over a Roll	217	5–10 Atemzüge
Camel	53	5 Atemzüge
Wheel	218	3–5 Wiederholungen
Elbow to Knee (mit einem gestreckten Bein)	89	6 Wiederholungen
Cross-Legged Twist	219	3–5 Atemzüge
Back Release Pose	219	5 Atemzüge
Neck Release Pose	96	5 Atemzüge
Savasana	220	5 Minuten

SIDE BEND IN BADDHA KONASANA
MIT ZWEI ARMPOSITIONEN

Side Bend in Baddha Konasana (Seitwärtsbeuge in Baddha Konasana) mit zwei Armpositionen dehnt die Hüften und die Lungen und öffnet die Lymphknoten. Tiefe Atemzüge reinigen die Lymphdrüsen und schärfen das Wahrnehmungsvermögen.

Setz dich in Baddha Konasana, Fußsohlen zueinander und Füße aktiv. Strecke die linke Hand gerade von der linken Hüfte weg und leg die Fingerspitzen auf den Boden. **Erste Armposition:** Atme ein, hebe den rechten Arm hoch. Atme aus, entspanne den Nacken nach links, indem du das linke Ohr Richtung linke Schulter neigst und dabei den linken Ellbogen leicht beugst, während du die Handfläche der linken Hand auf den Boden drückst. Zieh mit dem rechten Arm, der über dem rechten Ohr ausgestreckt ist, nach links und halte dabei beide Hände aktiv. Beweg die linke Schulter weg vom linken Ohr.

Atme durch die ganze rechte Seite, indem du deinen Atem durch die Lymphdrüsen in die Achselhöhlen, durch die rechten Rippen und die rechte Seite der Taille hinunter bis zu den Lymphdrüsen in der rechten Leiste schickst. Bleib drei bis fünf Atemzüge dort, verlängere den Atem und dehne die Zwischenrippenmuskeln.

Zweite Armposition: Streck den rechten Arm nach rechts aus mit den Fingerspitzen ca. 30 cm über dem Boden und finde mit dem Arm genau den Winkel, in dem die rechte Seite des Nackens und des rechten oberen Trapezius gedehnt wird. Halte die Position drei bis fünf Atemzüge.

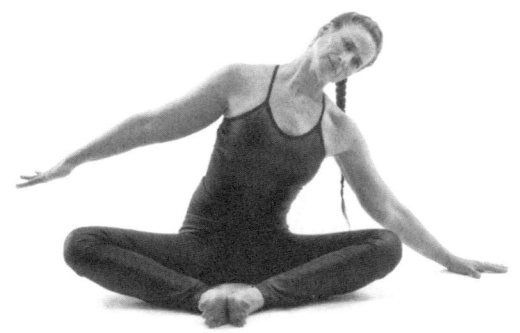

Side Bend in Baddha Konasana mit zwei Armpositionen

Um aus der Position herauszukommen, lass den Nacken entspannt nach links hängen und streck den rechten Arm nach rechts auf Schulterhöhe, um so deinen Rumpf wieder aufzurichten. Lass den Nacken entspannt hängen, nimm die linke Hand zur Hilfe, um dem Kopf hochzuhelfen.

Wiederhole das Ganze auf der anderen Seite.

BRIDGE WITH A ROLL

Bridge with a Roll (Brücke mit der Rolle), eine *Bridge*-Variation (siehe Seite 92), soll die Muskeln auf den Beininnenseiten anregen, um dich im *Wheel* zu stützen.

Klemm eine Rolle zwischen die Beine und leg dich auf den Rücken, Knie angewinkelt und Füße flach auf dem Boden, ca. 30 cm voneinander entfernt, sodass die Fersen in einer Linie mit den Knien sind. Atme aus und roll das Steißbein ein. Drück die Rolle zwischen den Beinen zusammen und hebe das Becken und den Rumpf nach oben, während du Schultern, Nacken und Kopf am Boden lässt. Atme ein, zieh das Brustbein Richtung Gesicht und weite den Brustkorb. Atme aus, drück dich fest durch die Füße nach oben und rolle das Steißbein noch stärker ein; drück weiterhin die Rolle zusammen. Nimm fünf bis acht tiefe Atemzüge. Halte das Steißbein weiterhin eingerollt, während du wieder aus der Position herauskommst.

Leg die Rolle beiseite, sobald du wieder ganz auf der Matte angelangt bist.

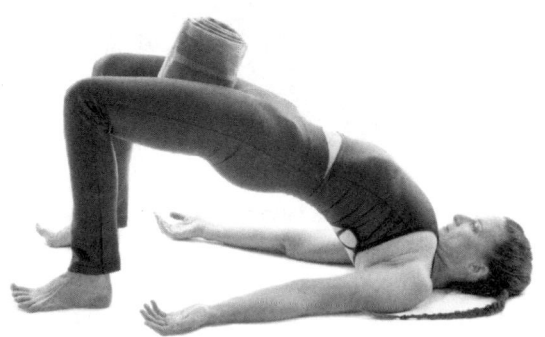

Bridge with a Roll

DOLPHIN

Dolphin (Delfin) ist eine echte Kraftposition.

Geh auf deine Unterarme und Knie in den Vierfüßlerstand. Greif die Oberarme, um den richtigen Abstand zwischen den Ellbogen zu messen, und leg dann die Unterarme so ab, dass sie parallel sind.

Atme aus, stell die Zehen auf und streck die Beine durch. Halte die Position zehn Atemzüge lang.

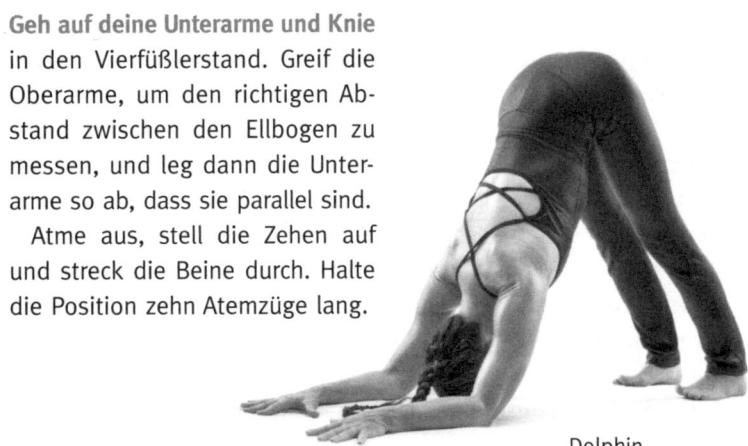

Dolphin

COBRA OVER A ROLL

Cobra over a Roll (Kobra über der Rolle) geht richtig ans Einge-
machte und treibt die kleinen Geister aus, die dort drinnen sein
könnten.

Nimm die Rolle und leg dich mit dem Bauch darüber, die Rolle
unter dem Nabel. Nimm drei tiefe Atemzüge, während du dich
nach unten auf die Rolle sinken lässt, die dann die Verhärtungen
in deinem Bauch und den Eingeweiden massiert. Um in die *Cobra*
zu kommen, bring die Ellbogen unter die Schultern und roll dein
Steißbein Richtung Boden, wobei du die Knie und Knöchel fest
zusammendrückst. Aktiviere die Füße.

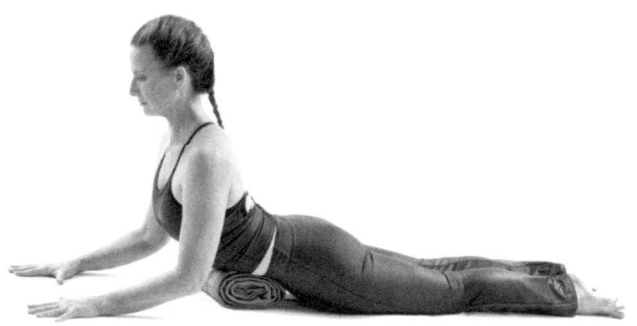

Cobra over a Roll

Atme ein und hebe dich nach oben in die *Cobra*, wobei du die Ellbogen ca. 8 bis 10 cm vom Boden hebst und dich mit dem Brustbein nach vorne ziehst und so Länge in der Wirbelsäule schaffst.
Zieh beim Ausatmen die Schulterblätter an der Wirbelsäule abwärts und entspanne den Bauch auf der Rolle, um den unteren
Rücken zu entlasten. Zieh bei jedem Einatmen das Brustbein weiter nach vorne und bring dem mittleren und oberen Rücken bei,
sich zu wölben, während der untere Rücken lernt, sich in die
Länge zu ziehen. Halte die *Cobra* fünf bis zehn Atemzüge bei ent-
spanntem Nacken.

Zum Verlassen der Position lass das Steißbein eingerollt und das Brustbein nach vorne gezogen, während du dich wieder nach unten absenkst.

WHEEL

Mach die Sequenz von Seite 213, um dich sicher für *Wheel* (Rad) aufzuwärmen. *Wheel* ist eine kraftvolle, belebende, tiefe Rückwärtsbeuge!

Beginne in Bridge (siehe Seite 92). Leg die Hände unter die Schultern, Finger Richtung Fersen, atme aus und drück dich kräftig nach oben! Senke den oberen Rand des Kreuzbeins 2 cm Richtung Boden ab, roll das Steißbein nach oben Richtung Decke und zieh den Brustkorb vom unteren Rücken weg. Stemme dich kräftig durch die Beine gegen den Boden, während du die Füße aktiv hältst und den Nacken entspannst. Beim Herauskommen geh zuerst zurück in *Bridge* und komm dann aus *Bridge* heraus.

Wiederhole *Wheel* drei- bis fünfmal.

Falls *Wheel* heute nicht deine Position ist, mach noch zweimal *Camel* (siehe Seite 53).

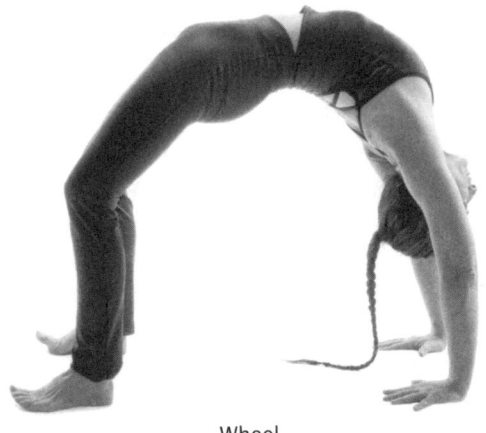

Wheel

CROSS-LEGGED TWIST

Cross-Legged Twist (Drehsitz im Schneidersitz) bringt Beweglichkeit in die Wirbelsäule und vertreibt etwas von der Taubheit aus dem Gehirn und dem Hintern. Mit *Twists* kannst du Verspannungen im oberen, mittleren und unteren Rücken sowie in den Organen herauswringen.

Setz dich in den Schneidersitz, leg die rechte Hand auf das linke Knie und die linke Hand entweder auf den Boden hinter dem Becken oder um den Rücken, um deinen rechten Oberschenkel oder den Hosenbund zu fassen. Atme ein und zieh dich durch die Wirbelsäule und den Brustkorb in die Länge, setz dabei die Arme als Hebel ein. Atme aus. Zieh dich weiter in die Länge, während du dich nun vorsichtig drehst. Nimm drei bis fünf Atemzüge und wechsle zur anderen Seite.

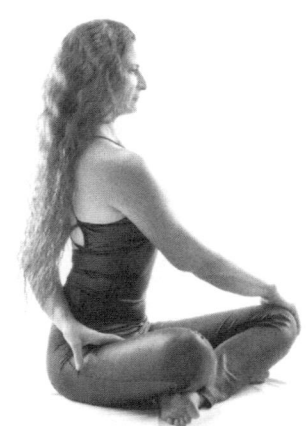

Cross-Legged Twist

BACK RELEASE POSE

Die *Back Release Pose* (Rückenentspannungsposition) ist sehr gut dazu geeignet, deinen Rücken langsam wieder zu entspannen.

Leg dich auf den Rücken. Stell die Füße auf. Bring den linken Knöchel auf den rechten Oberschenkel und lass dabei das linke Knie nach außen fallen. Halte beide Füße aktiv, während du einatmest und die Beine vom Boden hochhebst. Atme aus und fädle den linken Arm durch die Beine, leg den rechten Arm um die Außenseite des rechten Oberschenkels und verschränke die Hände auf dem rechten Schienbein oder der Rückseite des rechten Oberschenkels. Bleib fünf Atemzüge in der Position.
Wiederhole das Ganze auf der anderen Seite.

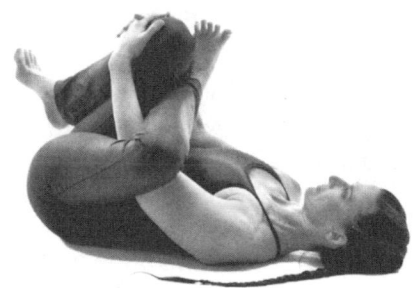

Back Release Pose

SAVASANA

Savasana (Schlussentspannung), oder Totenposition, ist eine kurze Zeit der Ruhe, um die wunderbare neue Energie in das Zellgewebe einsickern zu lassen.

Leg dich auf den Rücken mit gerade ausgestreckter Wirbelsäule, Hände und Füße fallen zur Seite. Beweg die Schulterblätter die Wirbelsäule entlang nach unten, während du die Schultern vom Nacken wegziehst. Drück das Steißbein auf den Boden und entspanne den unteren Rücken. Atme fünf Minuten lang ganz tief.

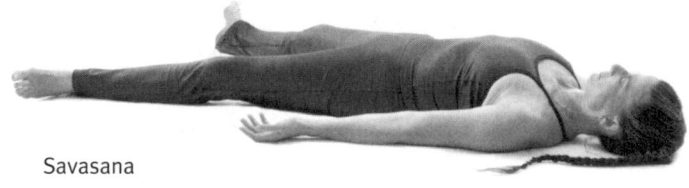

Savasana

Bist du bereit, das Verhungern inmitten des Überflusses zu beenden? Bist du bereit, deine Aufmerksamkeit auf diese Hungerqualen zu richten, die die tiefsten Weisheiten deines Körpers sind? Wenn du anfängst, auf deine Intuition zu hören, genau hinzuhören, wirst du die Kraft finden, keinen Autoritäten mehr zu folgen, die deinem Herzen und deinem Spirit widersprechen. Du wirst dich den Befehlen deiner Abhängigkeiten widersetzen. Das ist aufregend! Du wirst eine Welt beschreiten, die weitaus spannender ist.

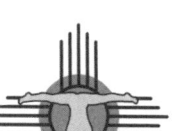

7

GEH DEN GUTEN ROTEN WEG:
EIN HEILER WERDEN

DER FLYER warb für einen Workshop mit dem Titel »Indian Summer«. Die Lehrerin, eine Geistheilerin und Medizinfrau der Hopi-, Navajo- und Cree-Nationen, wurde die »Ehrwürdige Rosalyn Bruyere« genannt und kündigte an, die Heilkunst aus der Perspektive der Ureinwohner Nordamerikas zu lehren. Als ich den Zettel so in den Händen hielt, rührte sich eine Sehnsucht in mir, die zwei Jahrzehnte zurückreichte.

Als Kind stellte ich fest, dass ich mich nicht mit den Menschen verwandt fühlte, sondern mit dem Wind, der Erde, den Tieren, den Sternen, dem Feuer, dem Blitz und dem Donner und den Stürmen. Ich wanderte oft in den *San Gabriel Mountains* nördlich von Glendora, wo sich vor langer Zeit die Tongva-Indianer zwischen dem felsigen Boden und dem oberen Chaparral, dem typischen Hartlaubgehölz dieser Region, niedergelassen hatten. Ich bewegte mich dort in Stille, als ob ich ihre Traditionen nach mir rufen hören konnte. Ich tat das, wovon ich dachte, dass ein Indianer es tun würde – den Spuren der Waschbären, Kojoten, Präriefüchse und Rotluchse folgen; hinter der dicken Rinde einer Pinyon-Kiefer, einer Eiche oder eines Wacholderbaums verschwinden; nach Essbarem wie Kaktusfeigen suchen.

Ich hatte Sehnsucht nach einer tiefen Verbindung zur Erde, wie sie die Ureinwohner Nordamerikas zu haben schienen. Immer wenn ich über die prekäre Situation der Ureinwohner Nordamerikas las – vertrieben von ihrem Land und ihrer Kultur beraubt –, blutete mein Herz. Ein Stamm nach dem anderen: einfach ausgelöscht. Mein eigenes Leben zu jener Zeit fühlte sich gleichermaßen verkümmert und sinnlos an; es war typisch für mich, Sehnsucht nach etwas zu haben, was so gut wie tot und Vergangenheit war.

Zwanzig Jahre später war ich in Los Angeles. Ich hatte Ganga verlassen und mein erstes Studio eröffnet, das ich passenderweise »The Turning Point« (Der Wendepunkt) genannt hatte. Meine orthodoxe Yogaphase hatte ich vielleicht hinter mir gelassen – mein ganzes Leben ist ein Heraustreten aus dem Orthodoxen gewesen –, aber ich brannte immer noch darauf, jemanden zu finden, der mir in meinem Bestreben, Heilerin zu werden, ein Mentor sein wollte. Vielleicht würde das Studium bei Rosalyn meine eigenen Heilkräfte in eine entsprechende Richtung lenken und mich in die Magie einführen. Ich meldete mich für den Workshop an.

Als Rosalyn sich am ersten Tag auf die Bühne des *Healing Light Center* begab, haute sie mich geradewegs vom Hocker. Man hätte niemand Besseren auswählen können, um all meine Vorurteile auf die Probe zu stellen. Da war also diese Tussi, aufgetakelt und voll geschminkt, mit falschen Wimpern und spitzen Absätzen, die gute fünfunddreißig Kilo überschüssiges Fett mit sich herumtrug. Es war unmöglich, nicht an meine Mutter erinnert zu werden. Und dennoch, ab dem Moment, als sie ihren Mund zum Sprechen öffnete, war Rosalyn zum Schreien komisch, unwiderstehlich, provozierend, verführerisch.

Ich hatte das Medium für meine Magie gefunden.

Rosalyn beherrschte die Bühne auf ihren halsbrecherischen, goldenen, glitzernden High Heels. Sie fesselte uns alle mit ihren Vorträgen über Medizinräder und andere Formen der Heilkünste der Ureinwohner Nordamerikas und die Macht der Stürme, Blitze, Überschwemmungen, Erdbeben – dieselben reichlich vorhandenen chaotischen Manifestationen von Energie, von denen ich mich immer angezogen gefühlt hatte. Vieles von dem, was sie uns erzählte über Mediumismus, Heilen durch Handauflegen und Chelattherapie – Energie in bestimmten Mustern bewegen zu lassen, um Gift aus dem Körper eines Menschen herauszuziehen –, hatte sie von den Stammesältesten der Navajo gelernt. Sie brachte uns bei, zu fühlen, wo Energie blockiert, konzentriert oder gar nicht vorhanden ist, und wie wir sie wieder frei fließen lassen können, indem wir sie aus der Erde herausziehen und durch unser Herz und dann aus unseren Händen wieder hinausschicken lassen.

Während der einen Hälfte des Unterrichts war ich so elektrisiert von dem, was ich erlebte, dass mir die Haare zu Berge standen; während der anderen Hälfte standen sie mir zu Berge, weil ich die Schüler um mich herum nicht ertragen konnte. Der Workshop war ein Magnet für all diese schrägen Typen: viele missbrauchte Frauen und eine ganze Menge durchgeknallter Spinner, die mit dem ganzen Larifari-New-Age-Scheiß um sich schmissen. Ein Typ machte sich an mich heran und verkündete: »Wir waren in einem früheren Leben ein Liebespaar.« Mit dem Satz hast du gewonnen, das kommt ja gleich nach: »Magst du mit hochkommen und dir meine Briefmarkensammlung anschauen.« Ich war so allergisch gegen all dieses Zeugs. Als Yogalehrerin arbeitete und lebte ich in diesem sehr skurrilen New-Age-Markt, der so voller trügerischer Versprechungen war, dass es mir peinlich war, damit assoziiert zu werden; ich war besorgt, dass alles, was ich der Welt zu bieten hatte, in derselben Schublade des Nichtnahrhaften landen würde. Ich nenne diesen süßlichen, krank machenden Prozess »spirituelle Diabetes«.

Doch Rosalyn schien ihren eigenen inneren Bullshit-Detektor zu haben. Sie fegte die aktuellen Trends beiseite: »Affirmationen sind wie Schlagsahne auf Abfall«, sagte sie uns. »Ihr könnt ihn zwar versüßen, doch er bleibt trotzdem Abfall.« Aber sie hatte auch Kräfte, die ich nicht verleugnen konnte, selbst wenn ich es gewollt hätte. Als Rosalyn Menschen channelte, die sie als »nicht inkarnierte Wesen« bezeichnete, *imitierte* sie nicht einfach nur beispielsweise einen alten Chinesen – diese Dorfmama *wurde* durch Transformation in Stimme und Körpersprache geradezu zu ihm –, ich konnte mir beim besten Willen nicht vorstellen, wie. War sie einfach eine melodramatische Diva oder eine ausgezeichnete Schauspielerin? Wenn es eine Masche war, dann war sie ziemlich ausgefeilt. Sie machte sich ständig über meine Zweifel lustig und erklärte: »Hier geht es nicht darum, ob es Mediumismus überhaupt gibt. Wenn du dich das immer noch fragst, brauchst du gar nicht erst zu diesem Workshop zu kommen. Diese Haltung ist im Workshop nicht erwünscht. Hier geht es darum, wie man als Medium arbeitet.«

Ein Medium zu sein war nicht gerade reizvoll für mich; ich mochte die Vorstellung nicht, im Geist beiseitezutreten, damit jemand anderer hereinkommen konnte. Doch als Rosalyn begann, über das Erspüren von Energie zu sprechen, spitzte ich die Ohren. Aber wieder wurde ich von all diesen Spinnern abgelenkt, die von den Wirbeln und Wellen schwärmten und was immer sie auch sahen. »Oh, schau, ich sehe Einhörner! Und Regenbogen! Ist das nicht wunderbar?« Ich sah überhaupt nichts. Waren diese Leute wahngesteuerte Lügner oder war ich zu blind im Kopf, dass ich mir selbst im Weg stand? Es war eine Zeit der intensiven Selbstzweifel und des Zweifelns an allem um mich herum (und das aus gutem Grund!).

Dann stellte ich fest, dass die Gabe, Energie in anderen Menschen zu sehen, eine Fähigkeit ist, die wir alle haben, genauso wie wir alle auch Augen haben. Ich hatte das Potenzial, Energie zu sehen, doch meine Sehfähigkeiten waren wie ein verkümmerter Muskel. Bingo! Ich wusste, was ich mit einem verkümmerten Muskel tun muss. Du musst in dem Maß an ihm arbeiten, wie er darauf reagieren kann.

Ich erfand etwas, was ich »Sehspiel« nannte. Ich schaute etwas an, blickte dann weg und dann noch einmal hin, um nachzuschauen, was ich übersehen hatte. Ich konnte sehen, dass alles, was ich ansah, etwas ausstrahlte, wie ein Flimmern in der Luft; ich begriff, dass das Energie war. Dort, wo die Energie am stärksten war, zeigte sich auch die stärkste Bewegung. Durch meinen Entschluss, nach ihr zu suchen, wurde ich immer besser darin, sie zu entdecken.

Ich war gewillt, mich auch über meine Augen hinaus zu schulen – Informationen aufzunehmen, in welcher Form sie auch kamen. Insbesondere Gerüche lieferten mir viele Informationen. Wenn der Körper nicht ganz in Ordnung ist, riecht er irgendwie seltsam. Es dauerte eine Weile, bis ich diese Signale entschlüsseln konnte. Ich fragte Leute, wie sie sich fühlten. Schließlich stellte ich fest, dass ein dehydrierter Mann nach Katzenpisse riecht. Frauen mit einem Myom haben einen speziellen Geruch. Wenn von jemandem ein metallischer Geruch ausging, überlegte ich, ob er ein Problem mit einem seiner inneren Organe hatte oder auf Drogenentzug war.

Als ich das erste Mal Energie fließen ließ, war ich mir nicht sicher, ob ich sie wirklich fühlte, doch schon bald begann ich, geradezu nach den Signalen zu jagen. Schon bald konnte ich eine beinahe magnetische Anziehung fühlen. Fest sitzende Energie fühlt sich an wie Schlamm oder ein Blutgerinnsel; es ist ein Wirbel statt eines Stroms. Manchmal spürte ich eine heiße Stelle unter meiner Hand, fast wie eine Sonneneruption; die eingesperrte Energie erinnerte mich an ein Pferd, das in die Enge getrieben wurde. Ein andermal fühlte sich die Energie wie ein schwarzes Loch an; sosehr ich es auch versuchte, ich konnte dieses Fass ohne Boden nicht auffüllen. Das ist eine andere Art von Signal. Aber es gab auch Situationen, in denen ich versuchte, Energie in jemandes Körper hineinfließen zu lassen, um daraufhin zu spüren, wie Energie wieder zurückdrängte, als würde der Körper sagen: *Ich kann nichts mehr essen. Ich bin satt.*

Ich fing an, mich auf jemanden einzustellen, indem ich einfach beobachtete, welche Empfindungen ich einfangen konnte. Alles strahlt Energie ab. Ich scannte zum Beispiel eine Frau und schaute, in welchen Teilen ihres Körpers die Energieausstrahlung anders war. Trübe, schwache Energie fühlte sich wie eine richtige Straßensperre an. Ein Übelkeitsgefühl in meinem Bauch sagte mir, wenn jemand mit etwas zu kämpfen hatte, was ich »emotionale Eiterblasen« nannte, schmerzliche Empfindungen, die im Zellgewebe eingelagert waren. Ich stellte mich auf den Bereich ein, mit dem ich arbeiten wollte, und fühlte, hörte, roch die nächste Spur. Meine Hände wollten vielleicht jemandes Nacken untersuchen, selbst wenn ich ein Übelkeits- oder Erstickungsgefühl hatte. Ich dachte nicht so sehr darüber nach, was ich tat, da ich mit meiner Intuition und meinem Einfühlungsvermögen arbeitete.

Ich experimentierte damit, wie ich mit jeder dieser Energien arbeiten konnte. Wenn ich diese Sonneneruption spürte, musste ich den Bereich darum herum öffnen, sodass sich die Energie verbreiten konnte. Wenn sie durch ein Loch davonfloss, musste ich ein Auffangsystem entwickeln, in dem sich die Energie sammeln konnte – so, wie eine Sturzflut in der Wüste eine Weile stehen können muss, bevor sie versickern kann. Langsam entwickelte ich ein persönliches Heilungsvokabular. Frauen mit Osteoporose haben undichte Stellen. Krebs sah aus wie ein mit wimmelnden Maden zum Bersten gefüllter Pool, ein gieriger Parasit, der seinen Wirt verschlingt. Die Knochenenergie ist langsam; das Nervensystem ist ein gewaltiges elektrisches Rauschen von Energie.

Ich begann, mit den Leuten zu sprechen, in die ich Energie fließen ließ, und stöberte nach einer Erklärung für die Dissonanz, die ich spürte. Eine Frau hatte mir von einer Nackenverletzung erzählt, aber die wahre Geschichte war, dass sie mit ihren Kindern in einen Autounfall verwickelt gewesen war und furchtbare Angst hatte, weil sie ihre Mama-Bär-Energie nicht hatte nützen können, um die Kinder zu schützen. Meine Heilarbeit musste tiefer gehen, als nur Knochen und Muskeln zu massieren; ich musste ihr helfen, die Energie wieder frei zu bekommen, die aufgrund des psychischen Traumas blockiert war. Hinter Schmerzen liegt oft eine verborgene Geschichte; und als ich ihre Geschichte freigelegt hatte, konnte ich die Schmerzen effektiver heilen.

Ich konnte immer noch nicht diese schnatternde Stimme der Negativität in meinem Kopf abstellen – *Du bist paranoid; du bist verrückt* –, aber ich konnte es auch nicht abstreiten, dass ich Menschen zu heilen half. Ich arbeitete an und mit ihnen, und sie sagten mir, wie viel besser sie sich fühlten. Dennoch hatte ich mit meinem eigenen Wunsch, Heilerin zu sein, zu kämpfen.

Obwohl ich das Gefühl hatte, große Fortschritte als Heilerschülerin zu machen, fehlte etwas in meinem Leben. Ich begann mir selbst einzugestehen, dass ich einsam war. Ich wollte nicht einfach nur einen Ersatz für Ganga gegen die Leere in meinem Bett; ich wollte einen richtigen Partner, jemanden, der meine Mission, andere zu heilen, teilte. Eines Nachts träumte ich von Adlern. Adler sind immer schon ein Signal für mich gewesen. Wenn du einen siehst, lass alles liegen, was du gerade tust, und pass auf! Der Adler fliegt am höchsten und ist ein Bote der Götter. In meinem Traum stiegen zwei Adler im Aufwind empor und vollführten diese unglaublichen akrobatischen Kunststücke. Es schien, als ob sie kämpften, sich am höchsten Punkt ihres Fluges aneinanderkrallten und dann herabtaumelten und auseinanderflogen. Immer und immer wieder. Als ich aus meinem Traum erwachte, hatte ich das Gefühl, dass ich eine wichtige Information erhalten hatte, aber ich wusste nicht, was ich damit anfangen sollte.

Monate später sah ich zufällig eine Dokumentation über Adler. Das Paar in meinem Traum kämpfte nicht; sie paarten sich! Da machte es klick. Ich hatte auf die mir bekannte bestmögliche Weise nach einem Partner gerufen – indem ich einfach die Energie ins Universum hinausgeschickt hatte. *Komm zu mir! Ich warte!* Der Traum sagte mir etwas darüber. Kurz danach sagte mir ein Freund: »Ich möchte, dass du diesen Mann kennenlernst. Er ist Künstler, und sein Name ist Heyoka. Hier ist sein Portfolio.« Auf dem Umschlag war ein Foto einer Skulptur von Heyoka Merrifield: eine prächtige Schnitzarbeit, die einen Mann darstellte mit mächtigen Flügeln und dem Kopf eines Adlers mit durchdringendem Blick. Mein Adlermann. Ich bekam eine Gänsehaut.

Als Heyoka, ein drahtiger Cherokee-Mann mit ruhigen, tief liegenden Augen wie ein Hirsch und langen braunen, von silbergrauen Strähnen durchzogenen Haaren, vorbeikam, um sein Portfolio abzuholen, rollte er ein Stück Samt auseinander, um mir seine exquisiten Schmuckstücke zu zeigen, die er aus Gold, Silber, Türkisen und Pfeifenstein anfertigte. Das handwerkliche Können und die Liebe zu den Details waren atemberaubend, doch das war es nicht, was meine Aufmerksamkeit weckte. Die Stücke strahlten reine, leuchtende Energie aus. »Was hast du mit denen gemacht?«, fragte ich ihn. Erstaunt erklärte mir Heyoka, dass er eine Zeremonie für sie durchgeführt hatte, um die Energie in den Steinen, Metallen und archetypischen Symbolen zu wecken, sodass sie die Träger beschützen würden.

In jenem Augenblick waren wir eine magische Verbindung eingegangen, nicht nur als späteres Liebespaar, sondern als einer, der mit Magie arbeitet, und sein potenzieller Lehrling. Heyoka fixierte mich mit seinen tief liegenden Augen. »Ich muss in den Norden fahren. Komm mit mir.« Ich sprang in seinen Wagen, und wir fuhren in ein Camp in Nevada City, das von Hyemeyohsts Storm geleitet wurde, dem gleichen Medizinmann, der Rosalyn ausgebildet hatte – eine weitere magische Verbindung. Das Camp war zauberhaft — Menschen unterschiedlichster Herkunft, Hautfarbe und Größe machten dort Kunst und *Medizinarbeit* und lebten zusammen. Der Hauptversammlungsplatz hieß *Phoenix Lodge*, was meine Aufmerksamkeit erregte; auch ich versuchte, aus der Asche meines Lebens wieder aufzuerstehen. Ich sah zum ersten Mal zu, wie Heyoka in eine Zeremonie ging. Und ich lernte auch seine Familie kennen. Während meiner Zeit dort gewann ich die Überzeugung, dass diese Art des Lebens der nächste Schritt auf meinem Weg zur Heilerin war. Es war, als ob alles, was uns Rosalyn beigebracht hatte, mit Leben erfüllt wurde. Das waren keine ausgestorbenen Indianer; sie lebten und praktizierten alles, was ich gelernt hatte, und noch viel mehr.

Das Universum hat sein eigenes Timing. Ich tätigte einen Anruf und erfuhr, dass der Pachtvertrag für mein Studio *The Turning Point* abgelaufen war. Ich sah das als ein weiteres Zeichen, um auszusteigen – und zu Heyoka auf sein Land dort oben in Washington State zu ziehen und das zu lernen, was die Ureinwohner Nordamerikas »Red Road« nannten, den Roten Weg: der Weg der guten Medizin und Heilung.

Mit meiner typischen Organisationsschwäche warf ich alles, was ich besaß, in meinen Subaru BRAT (die Abkürzung las sich wie das englische »brat«, »Göre« – gab es je ein Auto mit einem bezeichnenderen Namen für mich?) und in den Anhänger und machte mich auf den Weg Richtung Norden mit einer Landkarte, die mir Heyoka geschickt hatte. Kaum oben in Washington angekommen, gab es einen Temperatursturz, und da stand ich nun, in Shorts und bauchfreiem Top, und fühlte mich buchstäblich fehl am Platz. Als ich die Fähre verließ, die den *Columbia River* überquert hatte, und auf der Landkarte die Richtung prüfte, stellte ich fest, dass an jeder verzeichneten Straße »provisorische Straße« stand – vielen Dank auch, liebe US-Regierung! Ich hatte mich verirrt und fuhr frierend stundenlang ziellos umher, als die Nacht anbrach. Schließlich kam ich an einen riesigen grauen Hügel, der nicht viel anders aussah als der Hintern eines Brontosaurus. Es war eine Erdhöhle – ein unterirdisches, mit Erde bedecktes Haus – das Heyoka gerade baute. Bis auf die Knochen durchgefroren, stolperte ich in etwas hinein, was für die folgenden fünfeinhalb Jahre mein Zuhause werden sollte.

Am nächsten Morgen wachte ich auf und schlenderte nach draußen, wo ich Heyoka dabei fand, wie er Löcher rund um die Schwitzhütte grub, um dann einen ganzen Fisch und ein Maiskorn in jedes Loch zu stecken. Ich hatte gelesen, dass dies die Art ist, wie Indianer etwas anpflanzen. Ein weiteres Zeichen, das die Indianer keineswegs ausgestorben waren. Ich spürte einen Funken Hoffnung. Sie hatten einen Weg gefunden, um zu überleben, und so würde es mir auch gelingen.

Anfangs war ich sehr einsam. Heyoka lebte in ziemlicher Isolation auf seinen sechzehn Hektar Land und war die meiste Zeit mit der Herstellung von heiligem Schmuck beschäftigt. Wir hatten kaum mit anderen Mitgliedern des Stammes Kontakt. Langsam fand ich heraus, wie ich mich nützlich machen konnte. Ich lernte, wie man Holz hackt und Wasser holt, wie man Polier- und Schleifwerkzeug und eine Lötlampe benutzt, um bei der Herstellung der Kunstwerke zu assistieren. Hin und wieder gab ich einen Workshop, um etwas Geld zu verdienen. Manchmal gab ich Leuten Yogaunterricht, die wegen Medizin vorbeikamen.

Dann lernte ich die Perlenstickerei. Ich kreierte wunderschöne, aufwendige Perlenstickereien auf Heyokas Hemden, die er trug, wenn er seine Kunst verkaufte. Ich hatte nie zuvor etwas künstlerisch gestaltet und stellte fest, dass ich es liebte. Aber der Vorgang war neu für mich. Die Fertigkeiten, die ich mir bis zu jenem Zeitpunkt angeeignet hatte – Pferde trainieren, Yoga unterrichten –, hatten keinen klaren Abschluss. Heyoka musste mir beibringen, wann ein Kunstwerk vollendet war. Ich lernte, wie man ein Kunstwerk schafft, das einen Anfang, eine Mitte und ein Ende hat. Ich stellte fest, dass ich ein gutes Gespür für das Zusammenstellen von Farben hatte. Schon bald baten mich die Leute, für sie Perlenstickereien anzufertigen. Dann betete ich und bat um eine Vision, wie das Kunstwerk aussehen und wie seine Energie beschaffen sein sollte, um für den Einzelnen am besten zu funktionieren. Perlenstickerei war ein solcher Willensakt und eine so anstrengende Handlung, dass sie mir half, mich zu fokussieren. Ich verbrachte meine Tage also mit Perlenstickerei, Yoga, im Atelier zu helfen, zu kochen und zu putzen. Doch meine wichtigste Beschäftigung wurde, quasi wie durch Osmose zu lernen, was Heyoka mir über den Spirit beibringen musste.

Heyoka lebte ein Leben des Spirits. Er hatte den Namen Heyoka angenommen, weil es »Heiliger Clown« bedeutet – jemand, dessen Rolle es manchmal ist, sich über andere lustig zu machen oder sie zu imitieren, um ihnen zu zeigen, dass ihr Schmerz unnötig ist. Er war ein meisterhafter Handwerker und das, was man als »Amulettmacher« bezeichnet; er sieht seine Mission darin, nicht nur bloße Schmuckstücke zu kreieren, sondern zeremoniell erweckte *Medizinamulette*, die den Menschen, die sie tragen, Segen und Schutz bieten und gleichzeitig einen Spiegel ihrer selbst darstellen. Für ihn ist das Gebet ein wesentlicher Teil seiner Kreation. Ich beobachtete, wie Heyoka in die Zeremonie ging, um über jeden Aspekt des Prozesses zu beten, vom Segnen seiner Werkzeuge und seines Arbeitsbereiches am Beginn jedes Arbeitstages bis hin zum Segnen jedes einzelnen Stückes nach der Fertigstellung. Er reinigte den Raum mit Salbeirauch, wusch sich selbst bei diesem Vorgang, fokussierte seine Absicht und machte sich frei von jeglicher Energie, die nicht dienlich war. Er nutzte sowohl unglaubliche Präzision als auch seine tiefe Intuition für das Erschaffen seiner Schmuckstücke.

Wenn er etwas fertig hatte, brachten wir es in seinen verborgenen Raum hinter einem Wandteppich, seine *Kiva* – ein heiliger Ort der Indianer des Südwestens –, wo wir das Erwecken und die Segnung als Schutzzeremonie vollzogen. Während Heyoka seine Pfeife mit Tabak füllte, rief er zuerst die Energie und die schützenden Mächte der vier Himmelsrichtungen herbei und dann die der Elemente und der Planeten. Danach rief er die Weiße Büffelkalbfrau hinzu, den mächtigen Spirit der ersten Frau, die zu den Lakota gekommen war und ihnen ihre sieben Zeremonien einschließlich der Schwitzhütte und der Pfeife überbracht hatte, um ihnen wieder zu spiritueller Erfüllung zu verhelfen. Er betete, dass jede Person, die sich von seinem selbst gefertigten Schmuckstück angezogen fühlte, auch von der besonderen Energie und dem Schutz vor bösen Mächten profitieren würde, dass *Schönheit* sie durchdringen würde und dass sie lernen würde, diese auch zu verkörpern. Er betete dafür, mit seiner Kunst *Schönheit*, Magie und Balance in die Welt senden zu können.

Heyoka beim Beten zu beobachten war eine Offenbarung. Ich war einmal mit meiner katholischen Freundin Annette zur Kirche gegangen, aber ich kann mich erinnern, dass ich nur ein einziges Mal als Kind gebetet habe. Wie schon vorher geschildert, litt mein Bruder sehr an seiner Fettleibigkeit. Ich wollte die Last von ihm weg- und auf mich nehmen, also schlich ich mich in den Hinterhof und richtete meine Worte dorthin, wo ich dachte, dass der Himmel sei.

Wenn es dich dort oben wirklich gibt, lieber Gott, dann lass mich das von ihm nehmen. Ich war nicht besonders überrascht, keine Antwort erhalten zu haben. Als Heyoka sah, wie sehr ich mir wünschte, Zeremonien zu erlernen, lud er mich ein, an diesem Prozess teilzuhaben. Ich begann, die Macht und das Mysterium des Gebets zu erkennen und wie wirkungsvoll es sein kann, wenn es richtig vollzogen wird.

Tabak spielt in der Pfeifenzeremonie eine zentrale Rolle. Heyoka begann, mich Zeremonien zu lehren, bei denen ich anfangs Zigaretten verwenden sollte, denn das schien für mich den meisten Sinn zu ergeben; gleichzeitig fand ich es auch irrsinnig komisch, denn es erinnerte mich an Maya, meine ursprüngliche *Wahrheitssprecherin.* Eines Tages, als ich Heyoka auf einem Markt in Santa Fe half, seine Schmuckstücke zu verkaufen, lernte ich zwei Frauen kennen und führte schließlich eine Heilzeremonie mit ihnen durch. Eine von ihnen schenkte mir zum Dank eine Pfeife. Ich hatte schon Monate vor diesem Ereignis von meiner eigenen Pfeife geträumt. Der Pfeifenkopf war wunderschön, aus Catlinit, dem Pfeifenstein. Ich war mir nicht sicher, ob ich sie verdient hätte, und Heyoka war sich nicht sicher, ob ich schon dafür bereit wäre, aber er gab mir Anweisungen, wie man sie schnitzt, damit ich sie an meinen Mund anpassen konnte, und brachte mir dann bei, wie man sie verwendet.

Im Laufe der Jahre lernte ich, Medizinfrau, Heilerin und Pfeifenträgerin zu sein – jemand, der die Verantwortung für die Gesundheit und das Wohlbefinden von Menschen übernimmt. Es ist so ähnlich wie bei Rabbinern. Ich bin dafür verantwortlich, die Menschen meines Stammes zu lehren, aber was sie damit machen, bleibt ihnen überlassen. Ich sehe das so, dass ich als Pfeifenträgerin jedes Mal, wenn ich die Pfeife heraushole, das Geflecht des Mysteriums und der Magie erneuere.

Zuerst lernte ich zu beten, indem ich eine ganze Gruppe von Wesenheiten herbeirief, die ich die *Übernatürlichen* oder die *Schutzgeister* nenne – Donnervogel, Sisiutl, der Spirit oder die Intelligenz des Windes Kachina. Die Pfeife half mir, mich mit den *Schutzgeistern* zu verbinden. Sie half mir, mich auf denjenigen zu konzentrieren, der mich darum gebeten hatte, eine Zeremonie durchzuführen oder zu beten oder zu heilen. Wenn jemand im Krankenhaus war, betete ich vielleicht, dass sein Schmerz nachließ und seine Heilung schneller voranschritt. Ich begann, aktiv für die Kinder auf der Welt zu beten. Das war ein gewaltiger, mutiger Akt für mich – die mühselige Apathie des Ich-kann-die-Welt-nicht-ändern zu überwinden.

Immer wenn ein Pfeifenträger eine Pfeife raucht, raucht er sie für das ganze Volk, sich selbst eingeschlossen. Das hieß, dass ich auch für mich selbst beten musste, und das war wirklich ein schwieriger Schritt für mich. Ich konnte für das Land, das Wasser, die Menschen, das Hirschvolk beten – aber es war sehr schwierig, herauszufinden, was ich für mich selbst erbitten konnte, oder zu spüren, dass ich es verdiente, überhaupt fragen zu dürfen. Ich betete lange Zeit dafür, dass die *Schutzgeister* so zu mir sprachen, dass ich sie verstehen konnte.

Trotz meiner Rolle als Pfeifenträgerin kämpfte ich um Akzeptanz im Stamm. Ich war schrecklich schüchtern, hatte Angst, etwas Frevelhaftes zu tun, doch mein Wunsch zu lernen trieb mich weiterhin voran. Noch bevor ich offiziell aufgenommen wurde, führte ich einen Sonnentanz durch, eine Reinigungs- und Wiedergeburtszeremonie. Dieser Akt des Ungehorsams führte mich zu der Erkenntnis, dass es noch etwas gab, was größer war als ich, in das ich mein Vertrauen und meinen Glauben legen konnte und das mir die Erlaubnis gab, weiterzugehen. Diese Einsicht führte zu einer tief verankerten Vision. Seitdem haben mich viele verschiedene Stämme aufgenommen und für mich gebetet, und ich bin wirklich sehr dankbar dafür.

Eines Tages saß ich mit meiner Pfeife am *Columbia River* und blickte auf das Wasser, das über die rund gewaschenen Flusssteine rauschte. Mein Kopf pochte von einer Migräne. Ich fastete gerade, ohne Essen und Wasser, wie es die Tradition verlangte. Ich hatte Angst, meinen Körper so sehr unter Stress zu setzen, dass ich dadurch einen epileptischen Anfall auslösen würde. Vielleicht war ich zu vergiftet für die *Schutzgeister*, als dass sie sich um mich kümmern würden. Heyoka hatte immer sehr respektvoll gebetet, aber in meinem Geisteszustand war das Einzige, was ich herausbrachte: »Verdammte Scheiße, ihr *Schutzgeister*, was mache ich hier eigentlich?«

Kennst du das, wie sich die Luft bei einem Regenbogen oder Blitz oder dem Nordlicht fühlbar verändert? Plötzlich spürte ich, wie sich

Tore öffneten. Ich wurde ruhig und unterbrach meine grollende
Energie lange genug, um eine Veränderung zu bemerken. Die Haare
standen mir zu Berge. Ich suchte die Felsen nach Raubtieren ab.
Klapperschlangen? Luchse? Pumas? Bären? Dann hatte ich eine Vision. Drüben, auf der anderen Seite des Flusses, stand ich, riesen-
groß, mit ausgestreckten Armen und herabhängenden Haaren.
Meine Füße waren in der Erde verwurzelt, aus meinen Händen und
Füßen strahlten Regenbogen, die kreuz und quer um den Planeten
verliefen und dann wieder zurück um meine Beine und meinen Körper herum und hindurch. Ich war umgeben von der Sonne und dem
Mond und den Sternen. Ich hatte Angst, wegzuschauen, aber ich
wollte auch, dass die Vision vorüberging. *Du bist ja irre*, sagte eine
Stimme in mir, aber ich befahl ihr, sie solle gefälligst die Fresse halten. In jenem Augenblick fühlte ich, wie das Eis um mein Herz herum brach. Mein Herz pochte schneller, obwohl es spröde war, und
ich fürchtete, dass es sich nicht ausdehnen könnte, ohne dabei zu
zerbersten. Ich gestattete mir, meinen tiefsten Wunsch zu spüren –
etwas Gutes für die Welt tun zu können, was auch immer das war.

Ich drehte mich ein wenig und sah es mir aus den Augenwinkeln
an. Ich wühlte in meiner Tabaktasche herum, füllte meine Pfeife erneut und zündete sie an. »Ihr *Schutzgeister*, das ist zwar wunderschön, aber was zum Teufel hat das zu bedeuten?« Ich bekam keine
direkte Antwort, aber etwas veränderte sich in mir in diesem Moment. Ich spürte, wie groß ich eigentlich war im Vergleich dazu, wie
ich mich früher gesehen hatte – dieses kleine Stück Müll, das sich
damit abmühte, Gutes zu tun. Ich hatte gedacht, dass ich nur dadurch einen Strich unter meine Vergangenheit ziehen konnte, indem ich mich zu Tode arbeitete. Aber nun spürte ich, dass da etwas
Mysteriöses, etwas Erhabenes in mir war. Was ich sah, war eine Einladung der *Schutzgeister*, meinen Teil des Heilens der Welt anzunehmen und mich in Bewegung zu setzen. An den folgenden Tagen und
in den folgenden Jahren fiel ich zwar noch oft in die Verzweiflung
zurück, aber seit diesem Erlebnis kannte ich diese unerschütterliche
Wahrheit in mir.

Es dauerte viele Jahre und brauchte viele Experimente, bis ich die
Bedeutung dieser Vision verstehen konnte. Ich begann, über Black

Elk zu lesen, einen Heiler und Medizinmann der Oglala-Lakota-Indianer (Sioux). Er ist vor allem dafür bekannt, dass er die Lehren der Sioux mit einem Weißen namens John Neihardt teilte (der den Namen *Flaming Rainbow* erhielt) und sie in einem Buch mit dem Titel »Black Elk Speaks« (*Schwarzer Hirsch – ich rufe mein Volk*) veröffentlichte. Darin erzählt er von einer mächtigen Vision, die ihm durch ein »Regenbogentor« widerfuhr, als er neun Jahre alt war; von seiner Mission, das »Band des Volkes« um einen heiligen Baum auf dem »Guten Roten Weg«, der wahren, guten Medizin der Ureinwohner, zu beschützen. Zu jener Zeit, als Black Elk seine Vision hatte, waren die Übergriffe auf die Traditionen der Sioux in vollem Gange; ihre Kultur und ihr Spirit waren am Aussterben. Black Elk proklamierte: »The Rainbow Hoop of the People has been broken.« (etwa: Das Regenbogenband der Menschheit ist zerstört.) Er wollte es wiederherstellen, und das wurde zunehmend seine Lebensaufgabe. Er betete dafür, »dass der heilige Baum wieder blühen und das Volk seinen Weg zurück zum heiligen Band und dem *Guten Roten Weg* finden möge ... Oh, lass mein Volk leben!«

Wenn du den *Roten Weg* gehst, entscheidest du dich dafür, deinen Weg mit der Anerkennung für und das Bewusstsein über die Gesetze der Medizin und der Natur zu gehen. Es bedeutet, dass du den Himmel und die Erde spürst. Du bist dir der Energie rund um dich herum bewusst. Du bist offen für die *Schönheit* auf der Welt und entscheidest dich bewusst dafür, die *Schönheit* zu verkörpern, während du durch das Leben gehst.

Über Black Elks Lebenswerk zu lesen hat mir geholfen, mein eigenes zu formulieren – ich nenne es *Wiederherstellen des Regenbogenbandes des Volkes*. Ich liebe es, im großen Mysterium des Lebens und der Schöpfung mitzuspielen. Ich liebe es, dass meine Mission mit solcher Anmut wächst und sich entfaltet.

WERDE DEIN EIGENER HEILER

Ein Teil meiner Mission, das *Band des Volkes wiederherzustellen*, besteht darin, anderen beizubringen, wie auch sie Heiler werden können. Ich glaube, dass wir alle unsere Intuition entwickeln können, um uns selbst und andere zu heilen. Eines der Dinge, die ich in den Jahren im Reservat sehr schätzte, war, die Initiationsriten zu verfolgen. Sie werden von den Menschen genutzt, um die Intuition zu schärfen und die Geschicklichkeit, sie auszuüben, zu trainieren. Kinder, die mit den Traditionen der Ureinwohner Nordamerikas aufwachsen, verstehen, wie wichtig es ist, diese Fähigkeiten zu entwickeln und sich unseres feinsinnigen, magischen Teils bewusst zu werden, der sich noch nicht äußern kann. Die westliche Kultur erstickt und entwertet unsere Wesensart, sodass wir weder unsere Intuition entfalten noch wissen, wie wir die Information unserer Intuition als Werkzeug nutzen können, um die Qualität unseres täglichen Lebens zu verbessern. Ich arbeite daran, das zu ändern.

Ich habe gelernt, den Menschen als ein fantastisches, in Haut gehülltes Mysterium zu sehen. Für dieses menschliche Mysterium müssen wir höchsten Respekt entwickeln, und das können wir tun, indem wir die Energie in unserem Körper in Bewegung bringen.

Heyoka brachte mir bei, dass das Gebet ein schönes und mächtiges Werkzeug ist, um nach innen und nach außen zu hören. Ich habe durch Versuch und Irrtum gelernt, wie ich auf effektivste Weise für mich selbst beten kann. Wenn es darum geht, mit Intuition und Heilung zu arbeiten, prüfe, was sich für dich wahr anfühlt. Sei deine eigene höchste Instanz und lerne, deinen eigenen Wahrheitsschild zu entwickeln. Am Anfang wirst du noch herumtasten und ins Schleudern kommen. Klar, du wirst es vermasseln. Na und? So lernst du es!

SPIRITUELLER FOKUS:
ENERGIE SEHEN UND SICH EINFÜHLEN

Ich bringe meinen Schülern nun das Sehspiel bei, das ich als Kind erfunden und in Rosalyn Bruyeres Unterricht und darüber hinaus weiterentwickelt habe. Es hilft dir, dessen bewusster zu werden, was genau vor dir liegt. Die Verbesserung der Qualität deiner Wahrnehmung öffnet dich für die Wunder der Welt, in der du lebst, und vertieft deine Weisheit.

Wir filtern ständig das, was uns umgibt, damit wir in der Welt funktionieren können. Wenn ich etwas aufspüren möchte, suche ich nach Fußabdrücken und blicke nicht zu den Sternen oder dem Himmel. Wir sind so sehr darauf konzentriert, zur Arbeit oder ins Kaufhaus zu kommen, dass wir einen riesigen Prozentsatz des magischen Kosmos ausschließen. Manchmal müssen wir nach oben blicken, wie ich es im Himalaja in Nepal bei Sonnenaufgang erlebt hatte. Ich musste über die Wolkenschichten hinwegschauen, um zu sehen, wie die Gipfel des Himalajas vom Morgenlicht geküsst wurden.

Der erste Teil des Sehspiels ist, sich umzusehen. Schließ dann die Augen und bilde deine Umgebung so detailliert wie möglich nach. Nun öffne die Augen und schau dich wieder um. Was hast du übersehen? Jetzt beobachte wirklich genau, was in deinem Blickfeld ist, bis ins kleinste Detail. Wenn du einen Raum betrittst, mach ein Spiel daraus, so viel wie möglich zu bemerken. Das trainiert dein Gehirn, mehr Informationen aufzunehmen. Sei spielerisch; locke deine Intuition aus ihrem Versteck.

Nun vertiefe die Übung, indem du trainierst, Energie zu sehen. Das ist keine esoterische Fähigkeit, die nur Medien besitzen. Wir alle wissen bereits, wie wir Energie sehen und spüren können. Geh zur Arbeit und stell fest, was für eine Laune dein Chef heute hat. Wie hast du das mitbekommen? Indem du die Energie, Körpersprache, Körperhaltung, Stimmlage, Atmung und so weiter gedeutet hast. Jeder von uns hat das Potenzial, intuitiv zu sehen; wir praktizieren diese Fähigkeit nur nicht aktiv in unserem Alltag. Wir können uns jedoch daranmachen, diese verkümmerten »Sehmuskeln«, wie jeden anderen Muskel auch, aufzuwecken und zu trainieren.

Beruhige als Erstes deinen Geist, deinen Körper und deine Energie, indem du tief atmest. Nun schau jemanden an. Stell fest, wovon deine Augen angezogen werden. Vertraue dieser Information und schau genauer hin, worauf sich deine Augen fokussieren. Was siehst du? Ist dieser Bereich des Körpers dunkler oder leuchtender im Vergleich zu den anderen Bereichen? Fühlt sich die Energie an der Stelle eingeengt oder starr an? Wenn du mit einem Freund/einer Freundin arbeitest, kannst du ihn/sie bitten, dir zu bestätigen, was du fühlst. Übe auf jeden Fall, Menschen sowohl aus gesamtenergetischer Perspektive – die allgemeine Ausstrahlung, die du aufnimmst – als auch einen spezifischeren körperlichen Bereich zu betrachten.

Jetzt wende dein Einfühlungsvermögen an, den Vorgang, bei dem du fühlst, was jemand anders fühlt. Spüre, was in deinem eigenen Körper passiert, wenn du bei jemandem bist, der nervös oder ängstlich ist. Was spürst du und wo? Wie ist deine Reaktion? Zieht sich dein Magen zusammen, oder hörst du zu atmen auf? Spüre, was in deinem eigenen Körper passiert, wenn du bei jemandem bist, der unglücklich oder wütend ist, im Gegensatz zu jemandem, der glücklich und aufgekratzt ist. Wie verändern sich dein Körper und die Energie in seiner Anwesenheit?

Es ist genauso wie beim Sehen von Energie: Wichtig ist, dass du deine eigenen inneren Schwingungen zur Ruhe bringst und vom Denken zum Wahrnehmen und Fühlen übergehst, sodass du dich auf die subtileren Signale einstellen kannst, die dein Körper von anderen um dich herum empfangen könnte. Wenn du dich mit dem Atem, der Energie oder der Stimmung einer anderen Person verbindest, was spürst du dann in deinem Körper und wo? Wenn du mit einer Freundin oder einem Freund arbeitest, teile deine Erfahrung mit ihr/ihm, um herauszufinden, ob du das Gleiche gefühlt hast wie sie/er; das wird dir bei der Feineinstellung deiner Information helfen. Wenn du dich einzufühlen beginnst, spiel damit, diese Gefühle durch deinen eigenen Körper zu bewegen. Experimentiere … was funktioniert bei dir? Bitte dann deine Freundin/deinen Freund, genau das Gleiche zu tun, was bei dir erfolgreich die Energie in Bewegung gebracht hat. Verfolge die Ergebnisse nach.

Wenn du anfängst, dich einzufühlen, passiert es sehr häufig, dass du dich zu Bereichen hingezogen fühlst, die für dich selbst ein Thema sind. Wenn du zum Beispiel deinen Beckenbereich aufgrund eines vergangenen Traumas ausgeschaltet hast, wirst du vielleicht spüren, dass die Beckengegend deines Gegenübers ausgeschaltet, abgeschirmt oder starr ist – oder dass sein Nacken- und Halsbereich blockiert ist. Wenn du bereits mit ähnlichen Themen oder Bereichen in deinem Körper zu tun hattest, werden diese Problembereiche (die du bereits bearbeitet hast) zu deinen Verbündeten, weil du sie in anderen wiedererkennst. Wenn du jedoch mit deinem eigenen Kram nicht vertraut bist, wirst du durch die andere Person mitgerissen, und deine eigenen Verhaltensmuster werden wieder ausgelöst. Wenn du zum Beispiel bulimisch bist oder warst, hast du vielleicht das Gefühl, kotzen zu müssen. Mach dir keine Vorwürfe wegen deiner Reaktion auf die Person, mit der du arbeitest. Verfolge diese verborgenen Bereiche in dir selbst und untersuche deine Muster und Dynamiken; arbeite bitte, falls notwendig, mit einem qualifizierten Psychotherapeuten. Das ist die Gelegenheit, eine Methode kennenzulernen, dich von dem Muster zu befreien und dich durch es hindurchzuarbeiten. Du kannst dann vielleicht anderen mit dem gleichen Muster helfen, wenn du dich dafür entscheidest.

Wenn ich meine Yogazeremonien bei den Lehrerausbildungen mache, helfe ich meinen Schülern mit einer Übung, die ich »Sehkreis« (*Seeing Circle*) nenne. Dabei lernen sie, in andere hineinzusehen und sich in sie einzufühlen. Alle Schüler sitzen im Kreis. Eine Freiwillige geht in die Mitte des Kreises und begibt sich in eine Yogaposition, die es für die anderen einfacher macht, ihre Energie zu spüren. Jeder Schüler berichtet der Reihe nach, was er sieht: »Ich sehe hier eine Anspannung, ein weit offenes Gesicht, viel Energie in den Armen, einen tauben Hintern.« Die Schüler wechseln einander dabei ab, ihre intuitiven Eingebungen zu testen: Erkennen sie eine Anspannung in ihrem Nacken oder Kiefer? Gibt es Bereiche in ihrem Körper, wo sich die Energie strahlender oder dunkler anfühlt – oder feststeckt? Nehmen sie heiße Stellen oder schwarze Löcher wahr? Die Schülerin in der Position bestätigt die richtigen Annahmen, sodass die anderen sich noch weiter hineinzoomen können. Angenommen, ihre Brust fühlt sich dunkel an. Was könnte hier vor sich gehen? Gibt es dazu eine Geschichte? Beim Zusammenarbeiten stellen sie vielleicht fest, dass sie ein sensibles Herz hat, weil sie zum Beispiel ein schmerzliches romantisches Erlebnis hatte, an dem sie zerbrach, und zum Selbstschutz schnürte sie ihren Brustbereich ab. Wir arbeiten dann mit ihr daran, Atem in diese Region zu senden und zu beobachten/spüren, wie die Energie dort aufsteigt, während wir sie dazu ermutigen, ihre Position so zu verändern, dass sie dort physisch mehr Raum schaffen kann. Ein neues Gefühl und Atem in eine Stelle zu bringen, in der alte Gefühle festsitzen, öffnet das Tor, alte Gefühle und Geschichten loszulassen.

Diese Übung ist effektiv, weil die Schüler, die sich einzufühlen lernen, ein direktes Feedback bekommen, ob sie auf der richtigen Fährte sind oder nicht. Am wichtigsten dabei ist, nicht zu filtern, was in dir hochkommt, während du erforscht, dich in einen anderen einzufühlen. Es kann eine Weile dauern, wahre Urteilskraft und Geschicklichkeit zu entwickeln oder zu unterscheiden zwischen dem, was du wirklich von der Energie eines anderen aufnimmst, und dem, was deine eigene Erfahrung hineinprojiziert. Es kann auch eine intensive emotionale Erfahrung für den Heiler sein, wenn die eingeschlossenen Emotionen der Schüler hervorbrechen. Wenn die Arbeit mit einem Menschen zu schwierig ist, übe das energetische Sehen an einer Pflanze oder deinem Haustier – du musst diese Fähigkeiten sehr oft üben. Dich in andere hineinzufühlen macht dich zu einer feinfühligeren, kultivierteren Person, da du Wahrheiten aufnimmst, die auf der Weisheit deines Körpers basieren.

INTUITION IM ALLTAG

Du kannst deine Intuition auch durch tägliches »Fahrtraining« verbessern. Das nächste Mal, wenn du inmitten einer dieser Situationen im Leben bist, die dich ins Schleudern bringen, halte inne, mach einen Atemzug und frage dich mitten in diesem Wirbelsturm: *Was sagt mir meine Intuition über diese Situation?* Wenn du diesen Augenblick nutzt, um still zu werden, zu fragen und zuzuhören, lädst du deine Intuition ein, an deinem täglichen Leben teilzuhaben.

Deine Intuition und die inneren Körpersignale werden häufig zu dir sprechen, wenn du zuhörst. So, wie du das Reden oder Kommunizieren aufgibst, wenn jemand dir nicht zuhört, wird die Stimme deiner Intuition schwächer werden und dann schließlich verstummen, wenn du nicht auf sie hörst. Wenn wir mit unseren intuitiven Eingebungen arbeiten, öffnen wir uns dem Wunder und der Möglichkeit an sich, und dann kann unser Leben die funkelnde magische Qualität wiedererlangen, die vor so langer Zeit verblasst ist oder vielleicht nie auch nur die Chance hatte zu erstrahlen.

Bei *Forrest Yoga* geht es darum, herauszufinden, was *genau jetzt* passiert, und darauf zu reagieren. Wie kannst du dich selbst anerkennen und heilen? Indem du aufpasst, was in dir und außerhalb passiert, und in erster Linie, indem du herausfindest, was dir diese Anerkennung verweigert. Wie fühlst du dich in deinem Inneren auf emotionaler Ebene? Und auf körperlicher? Wie sprichst du mit dir selbst? Durch das Schärfen deiner Intuition fängst du damit an, die zerstörerischen Verhaltensmuster, die einen subtilen Akt der Aggression gegen dich selbst darstellen, zu erkennen, sie neu zu formen und eine heilsame Entscheidung zu treffen.

DIE MACHT DES GEBETS

Das Gebet verbindet deinen Geist und Spirit mit einer höheren Ebene, von wo aus du ein Problem beurteilen kannst. Wenn ich an diese besser vernetzte Ebene gelangen will, bete ich. Das Gebet hilft mir, tief in mich hineinzuhören und auch nach draußen. Selbst wenn ich keine Antworten bekomme, schätze ich die tiefe Stille. Wenn ich an einen heiligen Ort komme, um zu beten, sei es auf meiner Matte oder mit meiner Pfeife, habe ich dieses unglaubliche Gefühl, dass ich Teil des Heiligen bin – und deshalb bin auch ich heilig. Mit dieser Wahrheit muss ich mich regelmäßig wieder verbinden.

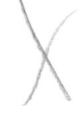

Das Gebet ist auch eine Möglichkeit, etwas heilige Zeit auf das zu verwenden, was für dein Herz von größter Wichtigkeit ist. Um Dinge geschehen zu lassen, widme dem Zeit, was du in dein Leben einbringen musst oder was jemand anderer braucht.

Wenn ich ängstlich bin, spürt ein Teil dieser Ängstlichkeit, dass ich kaum eine Chance habe. Ich fühle mich herumgewirbelt wie ein fallendes Blatt. Das Gebet gibt mir den Mut, weiterzumachen. Das Gebet ist auch eine Möglichkeit, sich zu erneuern. Es ist eine Zeit, sich wieder mit dem zu verbinden, was von Bedeutung ist, nicht nur zu flehen: *Oh, hilf mir, bitte!* Meine Freundin Kelley nennt es ihre »Dankbarkeit praktizieren«. Ich nutze die wertvollen Augenblicke in der Zeremonie, um zu spüren, wofür ich dankbar bin. Wenn ich bete, kann ich über das reflektieren, was kostbar für mich ist. Und während ich darüber nachdenke, werde ich immer mehr gestärkt: Ich habe ein Zuhause in der wunderschönen Natur. Ich habe eine ehrgeizige Vision. Ich unterrichte Yoga und liebe es. Wie toll ist das denn? Ich werde geliebt und ich liebe; da ich einen großen Teil meines Lebens ohne diese Erfahrung verbringen musste, weiß ich, wie kostbar dies ist. Zu beten bedeutet, sich die Zeit zu nehmen, dieses Dankbarkeitsgefühl wirklich tief zu empfinden. Denken ist ein großartiger Sport, aber nur zu denken, ohne dabei zu fühlen, genügt nicht, um Realität entstehen zu lassen.

Ich bete auch für andere. Nur weil ich mich mitten in meinem eigenen Sturm befinde, heißt das nicht, dass ich nicht für andere fühlen kann, und anderen zu helfen erneuert wiederum mich selbst. Um für die Heilung von jemand anderem zu beten, muss ich zuerst diese unermesslichen Energiereservoire in mir anzapfen, und das ist erhebend; ich fühle mich dadurch besser.

Als Medizinfrau bitten mich Menschen oft: »Schicke mir Licht. Ich brauche es.«

Vor Kurzem vollzog ich eine Zeremonie für eine Freundin, die gerade eine Bauchoperation hinter sich hatte und furchtbare Schmerzen litt. Ich konzentrierte mich darauf, ihre Schmerzen abfließen zu lassen, betete dafür, dass ihr Narbengewebe minimal sein würde, dass das Leid meiner geliebten Freundin nachlassen würde und sie von jenen umgeben sein würde, die sie lieben. Und ich realisierte nicht einmal, dass ich diese liebende Verbindung zu ihr genau so sehr spüren musste, wie ich ihr helfen musste. Dabei erfuhr auch ich enorme Heilung.

Die Leute fragen mich oft, zu wem ich bete, und die Antwort ist: zu den spirituellen Wesen, die ich die *Schutzgeister* nenne, die geliebten Verstorbenen, deine und meine. Ich erwarte nicht, dass diese

Wesenheiten kommen und das Problem lösen. Ich bitte sie um Energie, Zeit und Raum. Vielleicht hast du dafür einen anderen Namen: Gott, die Stille, der Spirit, der allen Dingen innewohnt. Finde heraus, was für dich funktioniert, und tu es.

Als ich mit dem Beten begann, wurde ich mit meinen eigenen Vorurteilen konfrontiert. Jahrelang hatte ich mich an die Vorstellung geklammert, dass es keinen Gott gab, und falls doch, dass Gott nicht an mir interessiert sein würde. Ich beschloss zu experimentieren. Was würde passieren, wenn ich trotzdem beten würde, selbst wenn ich keinen Glauben hatte? Selbst wenn mir das Gebet nicht helfen würde, vielleicht würde es anderen helfen, also war es die Sache wert. Es gibt Dinge, die größer sind als unser Glaube. Die Kräfte im Universum gehen weit über unseren Glauben und unser Wissen hinaus. Wenn du mit ihnen interagierst, ist das Leben viel faszinierender.

Der Glaube hat eine Macht, aber ist nicht allmächtig. Ich danke allem, was heilig ist, weil mein Glaube ziemlich beschissen war. Ich kann auf ungläubige Weise atmen und trotzdem noch etwas davon haben. Wenn du keinen Grund dazu hast, einen Glauben zu haben, sei dir bewusst, dass eine Veränderung möglich ist. Ich glaubte an nichts und nun glaube ich an viele Dinge. Es ist eine neue Wahrheit für mich. Ich habe jetzt den Glauben, dass ich harte Zeiten überstehen kann, weil ich es schon so oft getan habe. Mein Glaube ist aus meiner Erfahrung dessen, was funktioniert, entstanden.

Anfangs, als ich zu beten lernte, konnte ich nicht einfach zu einem weißhaarigen, bärtigen, böse aussehenden Typ im Himmel beten; ich hatte kein Interesse, diese Art von Wesenheit um etwas zu bitten. Jemand versuchte, mir die Zen-Tradition des Verbeugens näherzubringen, doch das war nichts für mich. Ich habe kein Interesse an einem Wesen, einer Person oder einem Übernatürlichen, vor dem ich mich verbeugen oder kleiner machen muss. Ich habe es nicht nötig, für irgendjemanden weniger wert zu sein.

Ich bete für das, was Teil meines Lebens werden soll. Manche Leute sagen: »Gott weiß das viel besser als du.« Ich aber weiß, dass die *Schutzgeister* einen merkwürdigen Sinn für Humor haben, also lernte ich, konkreter zu werden. Wenn ich zum Beispiel um einen

Freund bitte, sollte ich besser auch darum bitten, dass ich diese Person dann auch erkennen kann und dass sie nicht tot sein darf. Einmal nämlich betete ich um einen Liebhaber und alles, was ich bekam, war ein Vogel. Ich nahm meine Pfeife und fing noch einmal von vorne an: *Ja, das war ein sehr hübscher Vogel, aber es muss ein Säugetier sein.* Dann bekam ich eine Katze. Also noch einmal von vorne. Dieses Mal bekam ich eine Frau. *Nein, nein, nein, ich brauche einen Mann.* Das war die Art, wie mir die *Schutzgeister* beibrachten, meine Wünsche sehr konkret zu formulieren, aber gleichzeitig eine Tür offenzuhalten, sodass es noch viel großartiger sein kann, als ich mir vorzustellen wage. Wenn ich um etwas Spezielles bete, kann ich verfolgen, ob es wirklich passiert. Wenn ich jedoch für etwas Grandioses und Vages bete – sagen wir mal, Frieden auf der Welt –, kann ich das nicht verfolgen.

Bitte eher um das, was du willst, als um das, was du *nicht* willst. Statt zu sagen: »Ich möchte nicht länger von meinem Missbrauch beherrscht werden«, sag: »Ich möchte frei von meinem Missbrauch sein«, oder: »Hilf mir, mein Leben von meinem Missbrauch zu befreien.« Wenn du ständig betest: *Befreie mich von diesem, befreie mich von jenem,* dann sei nicht überrascht, wenn du ständig Durchfall bekommst!

Ich persönlich denke nicht, dass es falsch ist, um Wohlstand im Leben zu beten. Ich möchte frei von der Last von Schulden sein, aber ich sehe Wohlstand in erster Linie als emotionale, geistige, körperliche und spirituelle Gesundheit; das ist wahrer Reichtum.

Falls du ihn nicht schon hast, bete darum, die Werkzeuge und Fähigkeiten zu entwickeln, um ihn zu erreichen. Wenn du in einer finanziellen Sackgasse festsitzt, bete dafür, dass du lernst, wie du finanziell wieder gesunden kannst. Wenn du dich zu sehr an Geld klammerst, bitte um das, was du brauchst, um diese Klötze am Bein aus deinem Leben entfernen zu können. Wie auch immer: Geld muss im Fluss bleiben, aber irgendwo muss Schluss sein, also bitte um Balance, damit es dir nicht gleich wieder ausgeht.

Manchmal kannst du um spezielle Werkzeuge bitten oder du kannst einfach sagen: »Ich möchte loslassen. Lass es geschehen.«

Es ist unsere Aufgabe, zu wachsen und uns weiterzuentwickeln, doch wir müssen aktiv an diesem Prozess teilnehmen. Sich zurückzulehnen und wie ein Baby darauf zu warten, dass uns alles gebracht wird, ist unreif und faul.

Ich bin immer wieder entzückt von der Geschichte einer Frau, die sich *Peace Pilgrim*, Friedenspilgerin, nannte. Zwischen 1953 und 1981 wanderte sie mehr als 40 000 Kilometer im Land umher, um andere für den Frieden zu inspirieren. Für sie war jeder Schritt ein Gebet. Ich liebe diese Vorstellung. Kümmere dich genug um deine Gebete und leg die Absicht fest, entsprechend zu handeln.

Die Gegenstände, die in der Zeremonie verwendet werden, können dabei eine Hilfe sein, weil sie die Aufmerksamkeit der Menschen bündeln – insbesondere meine, wenn ich mit meiner Pfeife bete. Wenn ich der Tradition der Ureinwohner Nordamerikas folge, dem Herbeirufen der vier Himmelsrichtungen zum Schutz, braucht es eine gewisse Zeit, denn ich muss auf etwas in meinem Inneren oder außerhalb von mir warten, das mich darauf hinweist, was ich als Nächstes sagen soll. Manchmal kann ich das nicht unterscheiden. Ist es mein eigenes Herz oder der Spirit, oder sind es die *Schutzgeister*? Ich weiß es nicht immer. Obwohl die Zeremonie hilfreich ist, hast du manchmal einfach keine Zeit dafür. Wenn ich es eilig habe oder erschöpft bin, bete ich zum Beispiel unter der Dusche; das ist dann alles, was ich an Kraft aufbringen kann. Ich habe gelernt, das zu respektieren.

Bete auf die Weise, die sich für dich authentisch anfühlt. Letztlich kann das Gebet dir helfen, die Antwort auf zwei wichtige Fragen zu finden: *Wie kann ich so durch diese Situation gehen, dass ich darauf stolz sein kann? Wie kann ich mich mit dem, was heilig ist, verbinden, auch wenn mein Leben ein Chaos ist?*

KÖRPERLICHER FOKUS:
YOGA UND INTUITION

Unsere Yogapraxis kann für uns einen privaten, sicheren Schauplatz darstellen, an dem wir die »Muskeln« unserer Intuition entwickeln und aktivieren können. Indem wir auf unsere inneren Signale hören, können wir anfangen, zu experimentieren und damit zu spielen, wie wir diese vergrabenen und verkommenen Teile unseres Selbst nutzen können.

Während du zum Beispiel tiefer in eine Yogaposition gehst, höre und spüre in dich, wo du an deine erste Grenze kommst. Wenn dein Körper Widerstand leistet, sagt er: *Warte.* Wenn du wartest und in dieses Ziehen hineinatmest, kann sich eine Öffnung einstellen, wie ein innerliches Erblühen, das die Qualität der Energie verbessert und versüßt, die du in diesem Augenblick in dir hast. Wenn du dieses Signal einfach übergehst, weil du in Gedanken damit beschäftigt bist, wo du in der Position sein solltest, weichst du der Stimme deiner Körperintelligenz aus und verpasst somit diese wirkliche Süße! Behandle dich mit der Anerkennung und dem Respekt, nach denen du dich sehnst und die du verdienst. Ja, du verdienst Anerkennung und Respekt! Wenn ich sie verdiene, verdienst du sie auch!

Sagen wir, du bist tief in einer Position, du spürst Schmerzen und du hast einen Geistesblitz. Woher weißt du, ob du eine körperliche Reaktion auf ein intuitives Signal erhältst, oder ob der Schmerz einfach nur die Reaktion deines Körpers ist, weil du an deine Grenzen gegangen bist? Gibt es eine schmerzliche Geschichte hinter dem Schmerz? Atme, spüre und warte auf mehr Informationen. Wenn du mit dem intuitiven Erkennen beginnst, wirst du anfangs viele Fehler machen; gestehe dir das zu. Fehler sind notwendig, um daraus zu lernen.

Versuche, so gut wie möglich zu lokalisieren, wo du das Gefühl in deinem Körper spürst. Atme tief ein und versuche, den Bereich zu erfassen, der schmerzt; spüre es mit deinem ganzen Ein- und Ausatmen. Bleib dabei, in den Bereich zu fühlen; wechsle die geistige Gangart von Denken zu Fühlen. Gib diesem Fühlen Raum, indem du den Bereich mit deinem Atem ausdehnst. Atmen hat eine physiologische Wirkung; der frische Sauerstoff stimuliert die Blutversorgung, die natürliche Art des Körpers zu heilen. Es bricht die Stagnation auf; Dinge können nicht in einem stehenden Tümpel heilen. Schmerz ist oft eingeschlossene Energie; wenn sich also die Blockade löst, könnte es anfangs vielleicht noch schmerzhafter werden; die meisten von uns werden Schmerzen gegenüber ein wenig taub, insbesondere wenn sie chronisch sind, weil das die einzige uns bekannte Art ist, damit fertigzuwerden. Aber wenn du tief atmest, gehen die Taubheit und der Schmerz langsam zurück.

Sei neugierig, die Qualität der verschiedensten Empfindungen aufzuspüren, anstatt auszuflippen, weil sich jede Empfindung wie Schmerz anfühlt – *Oh mein Gott, ich spüre meinen Rücken!* Fühle einfach, was du fühlst! Hitze, Kälte, ein Jucken? Spüre jedes kleinste Zittern. Das sind alles Informationen. Du spürst vielleicht ein Aufflackern von Ängstlichkeit. Ein Teil dessen, was schmerzhafte Blockaden herbeiführt, sind die Emotionen, die wir diesbezüglich haben – traurige, beängstigende Gedanken, was dieser Schmerz für uns bedeuten kann. *Ich bin gefangen. Ich kann mich nicht aufrecht halten. Ich werde immer so fühlen.* Atme das weg, fordere zurück, was du verleugnet hast, um zu überleben.

Iris hatte viele Schmerzen, Anspannungen und manchmal eine Taubheit im oberen Rücken. Ich brachte ihr *Shoulder Shrugs in Warrior II* bei (siehe Seite 97) und wie sie ihren Atem in diesen Bereich bringen konnte. Langsam, während Iris in ihren oberen Rücken atmete, begann sie, Eingebungen eines tieferen emotionalen Schmerzes zu bekommen. Schon bald konnte sie den Schmerz in ihrem Rücken mit einer problematischen Situation in der Arbeit in Verbindung bringen, in der sie sich hilflos fühlte. Eine Kollegin wollte ihren Job, und Iris hatte das Gefühl, dass diese Kollegin ihr das Messer ins Kreuz rammte. Die Reaktion ihres Körpers war eine buchstäbliche Interpretation dieses Gefühls. Weitere Gefühle kamen in Iris hoch – sie war traurig und verängstigt, dass jemand sie dafür hasste, dass sie in ihrem Job gut war, doch je mehr sie diese tiefere

Wahrheit aussprach, umso mehr lockerte sich das Muskelgewebe und wurde sogar noch empfindlicher. Ich fragte: »Wie fühlt es sich da drinnen an?« »Es tut ein wenig weh, aber es fühlt sich nicht so an, als ob ich immer noch diesen großen Rucksack mit mir rumtrage«, antwortete mir Iris. Genauer auf ihren Körper zu hören half Iris dabei, eine Geschichte an die Oberfläche zu bringen, die ihrem Schmerz eine Stimme gab, damit sie ihn auflösen konnte.

Alle Yogapositionen sind Lehrer für das Nach-innen-Hören; folge deiner *Ujjayi*-Atmung nach innen. Zu spüren, wie der Atem und die Energie dich immer weiter durchdringen, ist Bestandteil des Erlernens deiner Fähigkeit, zuzuhören und deine Intuition zu spüren.

LYING OVER A ROLL

Wenn du nicht all diesen unverdaulichen, ungesunden Müll aus dem Weg räumst, kannst du nicht hören, was dir dein Körper zu sagen versucht. *Lying over a Roll* (Liegen über der Rolle) hilft dir buchstäblich, den »Mist« beiseitezuschieben und gleichzeitig eine enorme Vitalität in deinen Bauch zu bringen, sodass sich deine Eingeweide gewissermaßen klarer anfühlen. Bauchgefühle sind Teil der intuitiven Kommunikation. Wenn jemand den Raum betritt und dir das im wahrsten Sinne des Wortes auf den Magen schlägt, gibt es einen Grund dafür; das ist deine Intuition, die spricht.

Platziere die Rolle unter den Nabel zwischen dem Schambein und den Rippen. Entspanne dich in diese Intensität in deiner Mitte hinein – das hilft, die Energieblockaden aufzubrechen. Außerdem vertreibt es Rückenschmerzen, die dich sehr ablenken können, und wenn du abgelenkt bist, bist du kein guter Zuhörer.

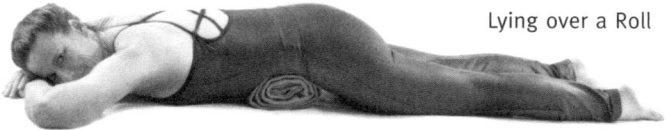

Lying over a Roll

Das Geschenk der Intuition kommt zu jenen, die sich in Geduld üben. Das ist es, warum so viel mehr Silberhaarige intuitiv sind. Kürzlich mussten Heyoka und ich über die Tatsache lachen, dass er der älteste Sonnentänzer in seiner Gruppe der Krähentänzer ist. Er ist jetzt siebzig. Wir sind jetzt zu den Ältesten geworden, die wir früher beobachtet und von denen wir gelernt hatten.

Mein Freund, tu es auf diese Weise, das bedeutet,
was immer du im Leben tust,
tu das Beste, was du kannst,
sowohl mit dem Herzen als auch dem Geist.
Und wenn du es auf diese Weise tust,
und sofern dein Herz und Geist in Einheit sind,
wird dir die Macht des Universums zu Hilfe kommen.
Wenn man vom *Band des Volkes* umfangen wird,
muss man Verantwortung tragen, denn
die gesamte Schöpfung hängt zusammen.
Und einen zu verletzen bedeutet, alle zu verletzen.
Und einen zu ehren bedeutet, alle zu ehren.
Und was auch immer wir tun, hat Auswirkungen auf
das gesamte Universum.
Wenn du es auf diese Weise tust – das bedeutet,
wenn du dein Herz und deinen Geist aufrichtig miteinander
zu Einem verbindest,
dann wird sein, was auch immer du verlangst.
Es wird genau so sein.

Aus den Lehren der Weißen Büffelkalbfrau

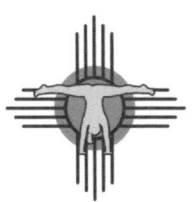

8

VERKÖRPERE DEN SPIRIT:
DIE SEELE UMWERBEN

ICH SASS IN DER SCHWITZHÜTTE auf Heyokas Land in Washington. Die Hütte war ein hübscher, umgedrehter Weidenkorb, zusammengehalten durch Bindedraht, der an den Befestigungspunkten mit heiligen roten Bändern umwickelt war. An jenem Tag war es nur ein nackter Rahmen; wir bedeckten ihn nur dann mit Decken, wenn wir ein Schwitzritual vorhatten. In eine verborgene Senke im Hügel eingebettet, bot sie mir einen Blick auf das Haus, und nach Osten lag hügelabwärts der große, breite *Columbia River*. Er war ziemlich ruhig an diesem Tag, obwohl ich zu anderen Zeiten gesehen hatte, wie der Wind hohe Wellen aufpeitschte. Im Westen war die Weide, wo Heyoka und ich immer unsere Sonnentänze aufführten, um die *Schutzgeister* um Führung während des Sommers zu bitten. Im Süden war der Bach, der fast immer sprach; wir gingen gerne dort hinaus und aßen zu Mittag inmitten der Blumen und der Miniaturseerosenblätter des Tellerkrauts, das süß und bitter und grün schmeckte, mit so viel Lebensenergie, die buchstäblich in unseren Mündern explodierte. Im Norden war Heyokas kuppelförmiges Haus.

Ich ging in die Hütte, um zu beten, um nach Verbindung mit meiner einsamen Seele zu bitten. Im Reservat ging eine Heilung vor sich. Die Stammesmitglieder hatten enorme Verluste und Niederlagen durch die Hand der Weißen erlitten. Die Weißen hatten sich einen Ruf als Diebe, Lügner und Zerstörer erworben. Die Medizintraditionen zu lernen und weiterzutragen war für mich ein langsamer und vorsichtiger Gang durch dieses Minenfeld von Angst und Hass. Wie die Ureinwohner Nordamerikas wusste ich, was es bedeutet, wenn man angelogen, bestohlen und zerstört wird. Ich nutzte das als Tor zur Medizin.

Jetzt im Winter fiel überall Schnee, Schneeflocken schwebten zwischen die Weidepfosten und landeten dort auf mir, wo ich mit eng an meine Brust gezogenen Knien saß. Als ich mich in der Kälte zusammenkauerte und versuchte, meinen Geist zu beruhigen, begann es zu blitzen und zu donnern.

Heyoka sagte mir später, dass sich Blitz und Donner nie mit Schnee mischten – und dennoch habe ich das oft erlebt. Als ich so dasaß und zuhörte, war es, als ob ich etwas jenseits des Donners hören konnte. Es waren keine tatsächlichen Worte, aber da war definitiv etwas, was mit mir kommunizierte. Ich hörte aufmerksam hin. Zuerst ein Poltern, dann ein leises Gemurmel. Es hörte auf und begann dann erneut. Manchmal musste ich mich äußerst anstrengen, damit ich es überhaupt hören konnte. Es sprach ganz offensichtlich zu mir, auf die gleiche Weise, wie wenn ein Pferd dich anschnaubt: Es spricht zu dir, aber was es sagt, geht in der Übersetzung verloren. Es lag an mir, mich anzustrengen und zu hören, was mir der Donner zu sagen hatte. Der Klang dröhnte bis ins Knochenmark – nicht weil er so laut und ohrenbetäubend war, sondern weil er so resonant war. Er war dabei, etwas Totes in mir wieder zum Leben zu erwecken.

Die Donner-*Kachina* oder -Geister sprachen mit mir! Ich hatte das Gefühl, dass es ein liebevoller Kontakt war – etwas wirklich Großes, das mit etwas wirklich Kleinem wie mir kommunizierte. Die Botschaft war klar: Ich war wichtig. Mein mürrisches, gehässiges Selbst bedeutete den *Schutzgeistern* also etwas. Das öffnete mein Herz.

Das war eine echte Erfahrung dessen, was in allen Dingen lebt und was die Ureinwohner Nordamerikas *Wakan Skan* oder Heiliges Mysterium nennen – ein Konzept von Spirit, das ich nur allzu gut nachvollziehen kann. Mein Glaube wächst mit meiner Erfahrung. Ich habe eine Beziehung mit den *Schutzgeistern*, bin ein Teil ihrer Gemeinschaft.

Meine Erfahrung in der Hütte war Beweis einer tiefen Verbindung mit diesem größeren Spirit. Es schüttelte die alten wahnhaften Überzeugungen über meine Wertlosigkeit aus mir heraus und ließ sie im Boden versinken. Ich konnte nicht länger die Wahrheit bestreiten, dass das, was in all den Dingen lebt, auch durch mich floss.

Es fühlte sich an, als ob ich ganz langsam, Zentimeter um Zentimeter, vom Spirit angezogen wurde. Vielleicht war das die einzige Möglichkeit, dass dieses sture Selbst es akzeptieren würde. Ich hatte meine Vision vom *Wiederherstellen des Regenbogenbandes des Volkes*. Ich hatte diese Erfahrung dessen, was sich in allen Dingen bewegt. Und dann passierte noch etwas, was mir die Triebkraft gab, mich in Richtung meiner Mission in Bewegung zu setzen.

Es war tiefster Winter. Ich erwachte aus einem schuldbeladenen Traum von meinem Pferd, das ich vor all den Jahren im Stich gelassen hatte, als mich noch der Alkohol und die Drogen im Griff hatten – Chelsey, mein weißes, magisches Pferd mit den blauen Augen, meine Schöne, die aussah wie ein Einhorn, das sein Horn verloren hatte. Ich hatte sie an eine angesehene Schule verkauft, aber ich fühlte mich immer noch so schrecklich, dass ich dieses so sanfte, freundliche Wesen aufgegeben hatte. Ich stand auf, immer noch im Netz dieses schrecklichen Traums gefangen, zog mir eine Jacke über meinen nackten Körper, steckte meine bloßen Füße in Schneestiefel und stolperte hinaus zum Klo. Nachdem ich den Hang hinuntergerutscht und -geglitten war, stapfte ich in das Klohäuschen, um zu pinkeln. Ich blickte durch die offene Tür hinunter zum *Columbia River* und konnte sehen, dass da unten etwas war. Ich konnte nicht genau sagen, was, aber ich spürte einen merkwürdigen Zwang, es herauszufinden zu wollen. Ich lief geradewegs den Hügel hinunter zu dem steilen Abhang über dem Fluss, wo Heyoka und ich ein Medizinrad errichtet hatten, einen Kreis aus Steinen mit einem Durchmesser von etwa drei Metern, mit Linien aus Steinen und kostbaren Zeremoniengegenständen, die vom Mittelpunkt in jede der vier Himmelsrichtungen liefen – Norden, Osten, Süden und Westen. Ich verstand zwar nicht, warum, aber ich rannte im Uhrzeigersinn dreimal um das Medizinrad herum. Dann blickte ich die Klippe hinunter und sah eine Hirschkuh, die in silbriges Mondlicht getaucht auf dem kleinen Sandstreifen zwischen dem Felsen und dem Fluss stand.

Wir starrten einander eine Weile lang an. Es war ein magischer Moment. Irgendwann sandte ich eine Frage in Form eines Bildes an sie: *Name?* Ich dachte, ich würde die Hirschkuh nach ihrem Namen fragen, ohne es damit in Verbindung zu bringen, dass ich in der Zeremonie um meinen Namen als Medizinfrau gebeten hatte. Die Hirschkuh sandte eine so klare Antwort zurück, dass es schien, als ob sie die Worte laut ausgesprochen hatte: *Shy Ayla*. Ich vermittelte der Hirschkuh in geistigen Bildern: *Bleib hier. Ich bin gleich zurück.* Ich lief wieder den Hügel hinauf, durch den Schnee rutschend und gleitend, und durchwühlte die behelfsmäßige Küche, bis ich einen Apfel und ein Milchbrötchen fand. Dann rannte ich wieder hinunter, hielt wieder beim Medizinrad an, um dreimal darum herumzulaufen. Die Hirschkuh stand genau am gleichen Platz. Ich streckte die Hand mit dem Apfel und dem Milchbrötchen aus – *Komm, da hast du* –, doch sie kam nicht näher, um sie zu fressen. Und dann sah ich, was ich zuvor nicht gesehen hatte: Ihr Hinterlauf war beinahe weggeschossen worden; er hing nur mehr an der Haut. Sie war dem Tod so nahe und litt offensichtlich. Ich legte den Apfel und das Milchbrötchen neben sie hin und bedeutete ihr, wieder ohne Worte: *Warte hier.*

Ich ging Heyoka holen; zusammen liefen wir dreimal um das Rad herum. Plötzlich traf es mich: Die Hirschkuh ist die Hüterin des Magischen. Ich stellte die Verbindung her: Chelsey war mein magisches Pferd; nun wurde ich von einer Magischen Hüterin besucht. Sie war hier, um mich daran zu erinnern, dass es an der Zeit war, meine eigene Magie aufzunehmen.

Heyoka legte das Gewehr an die Schulter, schoss aus geringer Entfernung auf die Hirschkuh und schaffte es irgendwie, sie zu verfehlen. Sie bäumte sich beim Knall der Waffe auf, blieb dann aber wie angewurzelt stehen. Sie muss unvorstellbare Schmerzen gehabt haben. Ich begann zu weinen. *Es wird nicht mehr lange dauern*, sagte ich ihr ohne Worte. Es brauchte drei Schüsse. Beim dritten Schuss knickte sie in den Beinen ein und fiel würdevoll wie eine Tänzerin zu Boden. Es gab kaum Blut; sie musste schon vorher beinahe verblutet sein. Ich ging zu ihr und streichelte sie, während der Glanz in ihren Augen schwächer wurde.

Ich zog sie diesen eisigen Hügel hoch. Auf dem Weg dorthin wurde sie immer schwerer und fühlte sich wie ein ausgewachsener Elch an. Ich kam mir vor wie Sisyphus, der den Felsblock bis in alle Unendlichkeit den Hügel hinaufrollen musste. Wir legten sie auf eine Plane, zogen sie ins Haus und nahmen sie aus. Wir nahmen das Herz und die Leber und überließen sie als Opfergabe meinen Adlern und Krähen am Futterbaum, der sich unten am Fluss befand, wo sie gestanden hatte. Sie hatte alte Schussverletzungen. Ihr Körper war so infiziert, er war voller Eiter. Ihr Tod war eine Opfergabe ihrer Magie, aber nicht ihres Fleisches. Wir brachten es in Säcken zur Müllkippe, das Fell gaben wir zum Gerben. Ich nahm ihren Kopf und steckte ihn in die Astgabel eines Baumes nahe dem Bach und bat die Krabbeltiere, dieses *Medizinwesen* für mich zu reinigen. Als schließlich der Frühling kam, ging ich zu diesem Baum, aber da war kein Totenschädel mehr. Dann blickte ich nach unten auf meine Füße und sah einen Teil eines Totenschädels mit Geweih und war verwundert über diese Verwandlung: Ich hatte ihren Totenschädel dort als Geschenk hinterlassen; was ich jedoch zurückbekam, war ein Teil eines Totenschädels mit Geweih. Heute hängt er bei mir zu Hause in Richtung Osten in meinem *Medizinraum*, in meinem kleinen Nest in neun Metern Höhe über dem Boden. Dieses mächtige *Medizingeschenk* funktioniert auch heute noch für mich.

Irgendwann danach besuchten wir Tom Yellowtail, einen alten Medizinmann in Montana. Ich erkundigte mich bei ihm nach der Hirschkuh und dem Namen *Shy Ayla.* »Was hatte das zu bedeuten? Wessen Name war das?« Tom antwortete: »Nun, *sie* suchte nicht nach einem Namen, nicht wahr? Wer war denn auf der Suche nach einem Namen?« Ich erfuhr von ein paar anderen Leuten, dass Shyayla der Lakota-Name für die Cheyenne war. Es bedeutet »Schild ihres Volkes«.

Und schon wieder wurde meine alte Programmierung, dass ich nichts wert sei, zunichtegemacht. Ich war noch nicht vollkommen bereit dazu, mich von diesen einengenden alten Überzeugungen zu befreien, aber jetzt war es eher wie ein Netz aus Schatten und kein massives Gefängnis mehr. Diese Hirschkuh gab mir ihren Tod, ihr Fell und meinen Medizinnamen; was für wunderbare Geschenke.

Es lag eine Veränderung in der Luft. Eine meiner Freundinnen, Madaline Blau, kam auf Besuch ins Reservat, und wir vollzogen am Silvesterabend an jemandem ein Heilritual. Es war ein schlimmer Abend für diesen Mann gewesen; er hatte verschriebene Medikamente zusammen mit Alkohol eingenommen. Sein Blutdruck schoss in die Höhe. Wie durch ein Wunder verbesserte sich sein Zustand nach unserem Heilritual. Plötzlich gab es Gerede – aber nicht: *He, diese Leute haben diesem Kerl das Leben gerettet!* Sondern: *Oh nein, diese Frau ist eine Hexe!* Dann steckte jemand einen Rinderschädel auf einen der Bäume auf unserem Land und zündete ihn an. Eine Warnung an alle – *Bleibt fern von der Hexe!* Eine Warnung an mich: *Verschwinde! Wir wollen deine böse Magie nicht.* Es war an der Zeit, meine Lage zu überdenken. Ich realisierte, dass Heyoka mir das, was ich am meisten von ihm brauchte, nicht geben konnte. Ich hatte so viel gelernt in der Zeit mit ihm, und es war eine wichtige und oft heilige Zeit für mich gewesen, aber nun war es an der Zeit zu gehen.

Viel früher schon hatte ich an einer weiteren Perlenstickerei zu arbeiten begonnen. Ich hatte das Gefühl, wenn ich sie fertiggestellt hätte, würde ich frei sein zu gehen. Es wäre mein Meisterstück – etwas, was ich ausdrücklich zu dem Zweck kreierte, mir Land zu kaufen – mit einem unglaublich anspruchsvollen Motiv: einem Appaloosa, der dem Betrachter entgegenblickt. Auf dieses Pferd stickte ich Hufabdrücke, Bänder und einen Blitz (für die Blitz-*Medizin*); ich stickte eine Feder in seinen Schwanz und einen altmodischen Sattel auf seinen Rücken, mit einer purpurroten Decke, einem Gewehr und einem silbernen Krähenschild, um die *Süße Medizin* der Krähen zu symbolisieren, die ich im Reservat lieben gelernt hatte. Man sieht auch noch eine Gewitterwolke am Himmel, eine Regenwand, Blitze und ein Medizinrad, in dem eine Zeremonie stattfindet. Ich stickte eine Schale und eine Rauchwolke, die aus der Schale aufsteigt und sich in einen Drachen verwandelt. Meine Medizinpfeife liegt neben der Schale. Der äußere Rand des Rahmens besteht aus Wildfell zu Ehren der *Medizin des Wildes*. Ich nannte dieses Stück »Ceremony of Calling in the Dream« (Zeremonie zum Herbeirufen des Traums).

Die Perlen sind beinahe mikroskopisch klein; für dieses Meisterwerk aus winzig kleinen Perlen brauchte ich mehr als ein Jahr, doch wenn ich mir damit die Freiheit eines eigenen Landes kaufen konnte, war es das Opfer wert. Als ich die letzten Perlen hineinarbeitete, fühlte es sich wie ein weiteres Zeichen an: *Meine Zeit hier ist zu*

Ende. (Wie sich später herausstellte, musste ich das Stück dann gar nicht verkaufen. Ich konnte die Schönheit behalten, die ich hier geschaffen hatte, und bekam dennoch, was ich mir wünschte.) Heute hängt mein Meisterwerk der Perlenstickerei bei mir zu Hause in meinem »Sonnenaufgangsdom«.

Ich war direkt von Rosalyn zum Reservat gekommen. Von meiner Zeit dort hatte ich so viele Geschenke erhalten: die Lehren der Medizinleute, die Anfänge der Verbindung mit dem Spirit. Ich machte einen letzten Spaziergang hinüber zu den Bäumen, wo meine geliebten Krähen mir regelmäßige *Sweet Medicine Reports* gebracht hatten. Im Laufe der Jahre hatte ich meine Beziehung zu Vierbeinern und meinen geflügelten Freunden zu lieben gelernt; in vielerlei Hinsicht war unsere Kommunikation tiefer als jene, die ich mit den Zweibeinern im Reservat hatte. Dann war es an der Zeit zu gehen. Ich warf das wenige, das ich besaß, in meinen Wagen und raste davon.

Während ich nach Kalifornien zurückfuhr, dachte ich weiter über die Vision von mir selbst nach, die ich im Reservat hatte. Wie könnte ich Regenbogenbänder der Heilung um die ganze Welt schicken? Als ich nach Santa Monica zurückkam, wusste ich die Antwort. Es war an der Zeit, etwas ganz eigenes zu eröffnen: *Forrest Yoga Circle.* Meinen Namen auf mein Studio zu schreiben war eine offizielle Erklärung, dass ich bereit war, voll in meiner Mission aufzugehen. Ich wollte nicht, dass es in meinem Yogastudio nur um hübsche Positionen geht. Ich wollte die Leute auf tiefer gehende Weise heilen, ihnen helfen, eine tiefere spirituelle Verbindung zu suchen und dabei mehr Abenteuer zu erleben. Ich fand, Yoga zu nutzen, um sich mit seinem Spirit zu verbinden, sich mit ihm auszutauschen und ihn zu umwerben, war das Sexyeste, was man sich nur vorstellen konnte.

Das Studio war erst ein paar Wochen geöffnet, als ich meine erste Eingebung hatte, wie ich meine Vision vom *Wiederherstellen des Regenbogenbandes des Volkes* umsetzen könnte. Ich bekam eine Botschaft während einer Pfeifenzeremonie: *Heile die Löcher im Ozon.*

Als ich mit Heyoka zusammengelebt hatte, begab ich mich einmal auf Bitte einer Freundin hin, die weit von mir entfernt lebte und deren Muttermund sich vorzeitig geöffnet hatte, für vier Tage in Zeremonie; sie kämpfte darum, ihr Baby zu behalten. Bei meiner Pfeifensitzung krabbelte eine Spinne auf mich zu. Nachdem ich meine erste Stadtkindreaktion überwunden hatte – *Igitt, eine Spinne! Töte sie!* –, fragte ich mich: *Ist das ein Medizinzeichen? Was bedeutet das?* Ich begriff: *Oh, ein Weber, Körbe, Gebärmutter.* Das war es, was ich zu tun hatte: einen stützenden energetischen Korb um die Gebärmutter meiner Freundin zu weben. Weben ist traditionellerweise Frauenarbeit. Ich legte also meine Freundin energetisch auf den Boden und webte und webte. Ein paar Stunden später rief sie mich an: »Was hast du getan? Ich kann herumgehen, ohne zu bluten.« Ihr und dem Kind ging es bis zur Geburt wirklich gut. Dann jedoch brauchte sie einen Kaiserschnitt, weil sie nicht genug geweitet war – ich schätze, ich habe den Muttermund zu fest zugewebt. Ich schwöre, dieser kleine Junge – jetzt ein prächtiger und mürrischer junger Mann – ist mir schon sein ganzes Leben lang böse!

Könnte ich die Ozonschicht heilen, indem ich sie zusammenwebte? Ich hatte im Reservat gelernt, wie man seinen Fokus auf ein ganz bestimmtes Ziel richtet. Ich erklärte meinen Schülern, dass wir uns zu einem höheren Zweck zusammenschließen müssten, wie etwa dem Heilen der Ozonschicht unserer Atmosphäre. Ich beschloss, dass wir jeden Freitagabend in Santa Monica eine Ozonheilmeditation machen würden. (Die Kuriosität eines Gruppentreffens, um die Ozonschicht zu heilen, lockte einen Physiker an, der später mein zweiter Ehemann wurde.) Es war erstaunlich; die Schüler hängten sich richtig rein, und jede Woche kamen neue Leute hinzu! Unsere Energiearbeit war für mich, als hätte ich noch einmal mit dem wilden Fleisch bei den Pferden zu tun – zuerst mussten wir die unregelmäßigen, verschmierten Ränder der Ozonlöcher säubern, sodass sie heilen und verwachsen konnten. Dann verwebten wir die Löcher energetisch.

Ich legte das Ziel fest – »Wir werden uns mehr auf das Reinigen konzentrieren« – und dann, fünfzehn Minuten vor dem Ende der Meditation, bat ich sie, langsam fertig zu werden. Dann fragte ich meine Schüler: »Was habt ihr gesehen? Was habt ihr getan?« Etwas Mächtiges und Tiefgreifendes passierte hier; wir alle spürten es – irgendwie waren wir alle dabei, uns auf das auszurichten, was auf planetarer Ebene erforderlich war. Ein Typ sagte mir: »Ich sah eine Million Spinnen, die am Weben waren.« – Ich hatte ihm nie von der Anwesenheit der Spinne erzählt, als ich den Muttermund meiner Freundin heilte. Die Visionen der Schüler begannen sich zu decken. Nach ein paar Monaten erfuhr ich, dass der Klimagipfel in Rio de Janeiro stattfand – eine radikal neue Entwicklung. Während wir unsere Meditation durchführten, waren diese hochkarätigen Leute anlässlich einer Konferenz beim Brainstorming. Na das war doch *gute Medizin*!

Ich begann, nach Botschaften zu handeln, die ich aus diesen Meditationen erhielt. Eines Tages fuhr ich an einer riesigen Reklametafel mit einem Foto eines kleinen Mädchens vorbei, das eine Waffe auf den Betrachter (mich) richtete, und den Worten »Stoppt die Gewalt«. Ich sah die Gewalt, die wir uns selbst und anderen gegenüber anwenden und wie sie weiterhin im wahrsten Sinne des Wortes zur Hitze unseres Planeten beiträgt und Probleme wie Löcher in der Ozonschicht schafft. Wir mussten die Gewalt stoppen, die wir uns selbst und anderen gegenüber antun. Ich begann, mit meinen Schülern darüber zu sprechen, wie wichtig es ist, selbstzerstörerische Gespräche zu beenden und unseren Körper und unsere Lebenserfahrungen anzuerkennen. Je mehr ich aus dem Herzen sprach, umso mehr fühlte ich, dass ich meinem Namen »Schild ihres Volkes« gerecht wurde und meinen Teil dazu beitragen konnte, das *Band des Volkes wiederherzustellen*. Endlich begann ich, den Ruf meines Spirits zu verkörpern und ihm Beachtung zu schenken. Je mehr ich ihm gerecht wurde, umso heller leuchtete mein Spirit in mir.

Nach einem Jahr dieser wöchentlichen Ozonheilmeditationen erhielt ich eine weitere Botschaft: *Verschließ die Löcher nicht vollständig.* Diese Löcher waren aus einem bestimmten Grund da; sie waren Kamine, damit die Hitze durch sie ausströmen konnte, und wir würden sie so lange brauchen, bis wir unsere Emissionen kontrollieren können. Ich erzählte der Gruppe von der Botschaft, und wir hörten damit auf, einfach so. Ich habe keine Ahnung, was ich getan habe, aber ich wusste, dass es ein notwendiger Schritt war, und es war letztlich auch ein Geschenk für mich. Vielleicht erfahre ich eines Tages, warum!

DEN RUF AN DEN SPIRIT AUSSENDEN

Der Spirit ist die heilige Essenz in jeder Person. Wir werden damit geboren, aber er bleibt nicht unbedingt bei uns; er kann durch einen Schock aus unserem Körper vertrieben werden. Ich habe ruhende Spirits erlebt; sie waren zwar da, aber sie haben sich versteckt. Ich habe erlebt, wie Spirits fortgegangen sind. Manche Spirits kommen und gehen. Ich hatte nach etwas sehr schwer Fassbarem siebzehn Jahre lang gejagt – meinem eigenen Spirit. Ich habe lange dafür gebraucht, ihn zu finden – mein authentisches Selbst, das unter all diesen Schichten von Schmach, Schuld, Angst und Schmerz begraben lag. Ich musste erst diese Schichten zertrümmern, bevor für meinen Spirit Platz war, in mir zu leben. Das Leben im Reservat und meine Entscheidung, im Sinne meiner Lebensaufgabe zu handeln, hatten mir die Chance gegeben, meinen Spirit nach Hause zu rufen. Als ich ihn fand, war ich dazu entschlossen, meinen Spirit zu nähren und ihn bei Laune zu halten, sodass er bleiben würde – dafür brauchte ich eine ganze Weile. Als ich erst einmal diesen ersten bewussten Pfad zum Wiederverbinden mit meinem Spirit entdeckt hatte, wollte ich gar nicht mehr woandershin gehen. Dennoch ist die Vorstellung erschreckend, dass ich den Kontakt zu meiner kostbaren Essenz wieder verlieren kann, wenn ich nicht achtsam bleibe.

Ich möchte dir beibringen, wie du einen Ruf an deinen Spirit aussendest und ihn bei Laune hältst, damit er dann auch bleibt. Bring die folgenden Übungen zum Umwerben deiner Seele ins Spiel. Dein Spirit muss entzückt sein. Zusammen werden wir in *Schönheit gehen*. Zu erforschen und zu lernen, wie man in Schönheit lebt, ist eine holistische Sicht der Welt, die anerkennt, dass sowohl das Gute als auch das Böse in allem akzeptiert werden muss; ein Teil des Verbindens mit dem Spirit ist, in *Schönheit zu gehen*. Ich werde dir auch zeigen, wie du deinen spirituellen Smog wegbläst. Wenn du möchtest, dass dein Spirit heimkommt und bleibt, musst du dich in Acht nehmen vor niederdrückenden, smoghaltigen Gedankenemissionen, die ihn vertreiben könnten.

Im Teil »Körperlicher Fokus« dieses Kapitels werde ich dir helfen, dass du ein besseres Bauchgefühl dafür bekommst, wie dein Leben mit dem Spirit aussehen kann, indem du zuerst einmal das Gegenteil praktizierst – das nenne ich »Verdunkelung«. Ich werde dir Anleitungen bieten, wie du den Atem nutzen kannst, um den Spirit einzuladen. Dann werde ich die Yogapositionen besprechen, die besonders vorteilhaft sind, um den Körper für die sprühende Energie zu öffnen, die den Spirit erfreut.

SPIRITUELLER FOKUS:
ÜBUNGEN ZUM UMWERBEN DER SEELE

Du musst nicht auf einem Berggipfel stehen, um dich mit dem Spirit verbinden zu können. Ich bringe Leuten bei, wie sie ihren Spirit auf der Matte finden, aber du kannst dich genauso gut ganz einfach zu Hause, auf dem Weg zur Arbeit oder ins Kaufhaus mit ihm verbinden.

Wo auch immer du gerade bist, denke darüber nach, warum das Verbinden mit deinem Spirit für dich wichtig sein könnte. Welcher Teil von dir würde davon profitieren, wenn du mit deinem Spirit verbunden wärst? Warum würdest du nicht diesen Segen in deinem Leben wollen? Was ist mit jenem Teil von dir, der sich den Lügen verschrieben hat, die dich kleinhalten, abgeschaltet und unter Kontrolle?

Ich fordere dich auf, das Risiko auf dich zu nehmen, durch deine Ängste zu gehen und zu erforschen, wie es sich anfühlt, wenn du dich mit deinem Spirit im Körper verbindest und das Verkörpern deines Spirits lebst und praktizierst. Wenn du spüren kannst, dass dein Spirit intakt ist, werden selbst die gewöhnlichen Augenblicke deines Lebens zu etwas Außergewöhnlichem. Wenn du den Spirit verkörperst, kannst du eine andere Person anschauen, und dein Blick wird mit Staunen und Ehrfurcht auf ihr ruhen.

Du glaubst, dass du nicht genug Zeit hast, den Spirit herbeizurufen? Ich bin ungefähr zweihundertfünfzig Tage im Jahr unterwegs. Ich habe gelernt, dass ich einen Ruf an den Spirit sogar dann aussenden kann, wenn ich bei der Sicherheitsabfertigung am Flughafen in der Schlange stehe.

Ob nun die Verbindung zu deinem Spirit unterbrochen worden ist oder dein Spirit an sich zerstört worden ist, es gibt immer Möglichkeiten, ihn nach Hause in deinen Körper zu holen und ihn zu heilen. Um den Weg deines Spirits zu gehen, beginne damit, achtsam zu bleiben. Dabei ist die Qualität der Achtsamkeit wichtig. Wann wird diese Achtsamkeit automatisch? Niemals! Um dich in deinem Spirit dauerhaft niederzulassen, halte dich fern vom Automatikmodus. Entwicklung geschieht bewusst, nicht automatisiert. Du gehst, du fällst hin. Das Hinfallen ist genauso ein Teil der Reise, also hör auf, so ein verdammtes Drama daraus zu machen, und steh einfach wieder auf.

RUF DEN SPIRIT AN

Wenn du den Spirit beim besten Willen nicht fühlen kannst, ruf ihn an und hinterlasse eine geistige Nachricht. Bitte die Macht, an die du glaubst oder an die du gerne glauben würdest, dir zu helfen, dich zu verbinden. Ich weiß, es fühlt sich riskant an, tatsächlich darum zu beten oder zu bitten, was du möchtest. Riskiere es trotzdem.

Der Spirit reitet auf dem Atem und wird durch das Ein- und Ausatmen genährt. Mit dem Atem kannst du deinen Spirit einladen, zurückzukommen. Um meinen Spirit anzulocken, musste ich mir gestatten zu atmen, sodass ich spüren konnte, wie sich ein unglaublich sprudelndes, *lebendiges* Funkeln in meinem Körper ausbreitete; mein Atem war die süßeste Götterspeise. Im selben Moment, in dem ich dieses sprühende Funkeln spürte, wurde ich von einem bittersüßen Gefühl überrollt, das mich hemmungslos weinen ließ. Durch das Verbinden mit meinem Spirit musste ich den Schmerz spüren, musste spüren, wie lange ich von ihm getrennt gewesen war, und dieser Schmerz war unerträglich. Ich musste die Trauer darüber durchleben. Ich schottete mich weiterhin von meinem Spirit ab. Dann musste ich jede Menge dummer Gedankengänge durchleiden:

Jetzt, wo ich mit meinem Spirit verbunden bin, wird dies und das und jenes passieren. Stimmt nicht, es ist nicht passiert. Auch musste ich über die Überzeugung hinauskommen: *Jetzt, wo ich den Spirit gefunden habe, werde ich diese Verbindung nie mehr verlieren.* Ich lag falsch. Ich verlor sie. Ich musste in diese Emotionen atmen, musste sie fühlen, tiefer und tiefer. Wellen über Wellen schier unerträglicher Gefühle durchfluteten mich. Ihre berauschende Süße, die Euphorie und gleichzeitig die alles durchdringende Angst, eben diese Gefühle zu verlieren, und das Zögern, die Ekstase zuzulassen, die dieser Verlustangst entsprang. All die Voraussetzungen und Begründungen, die ich für meine Taubheit fand, mussten weggefegt werden, bis ich tiefer durch die Emotionen gehen und die Verbundenheit wiederherstellen konnte.

Formuliere deine Absicht, den Spirit herbeizurufen, und erforsche dann das Atmen auf eine Weise, die dich mit deinem Spirit verbindet. Setz dich gerade hin und nimm tiefe, kräftige Atemzüge mit dem Ziel, den inneren Smog und die Spinnweben herauszublasen. Bring frische Energie hinein. Halte die Augen geschlossen, atme auf eine Weise, die dich sozusagen innerlich erhellt; du siehst vielleicht sogar ein helles Schimmern oder ein Aufblitzen hinter den Augenlidern.

Beginne anzuerkennen, dass du etwas Gutes für dich tust. Dieses Anerkennen lockt deinen Spirit zurück in deinen Körper. Du spürst vielleicht eine feine oder auch eine deutliche Veränderung in deiner Energie. Spüre nach den intuitiven Anzeichen, dass dein Spirit hervorkommt. Manchmal wirst du vor Kummer bittersüße Tränen weinen, als ob dein Herz damit gewaschen würde. Lass es zu. Für gewöhnlich zeigen meine Schüler ihre Verbindung zu ihrem Spirit mit Tränen, sobald sie Teile ihrer Schutzschilde ablegen. Sie strahlen dabei sogar.

Wenn du von deinem Spirit seit Langem abgetrennt warst – oder ihn womöglich noch nie zuvor gespürt hast – und dann erkennst, dass er hervorkommt, fühlst du vielleicht paradoxerweise eine große Traurigkeit (so war es zumindest bei mir), weil die Schmerzlichkeit dieser Trennung offensichtlich wird und weil die Süße der Heimkehr und der Verbindung mit deinem Spirit so herzerfüllend sind. Dieses Gefühl solltest du wertschätzen.

Wenn du die Verbindung mit dem Spirit spürst, frage: *Was kann ich heute für dich tun?* Ich habe gelernt, dass mein Spirit Atem, Aufmerksamkeit, Herausforderung, Abenteuer, Schönheit und Liebe braucht. Außerdem nährt es meinen Spirit, wenn ich herausfinde, was ich brauche, um mich selbst zu heilen oder jemand anderen, der seines Spirits beraubt ist. Nur weil du einen bewussten Geist hast, bedeutet das nicht, dass du weißt, was dein Spirit braucht. Geh nicht davon aus, dass du es weißt. Das ist Teil des Umwerbens deiner Seele. Frage deinen geliebten Spirit und lerne.

Mach ein paar Yogapositionen und arbeite daran, deinen Atem bewusster werden zu lassen. Spüre nach, wie du die Energie durch die Fingerspitzen aussendest. Anstatt zu spüren, wie weit du in die Position gehen oder wie lange du darin bleiben kannst, frage dich, wie lange du spürst, dass dein Spirit die körperliche Position erforscht. Schaff dir ein Repertoire dessen, was deinen Spirit stärkt, und arbeite daran, dies zu einer täglichen Gewohnheit werden zu lassen.

Wenn du keine Verbindung zu deinem Spirit fühlen kannst, gib nicht auf! Mach Folgendes: Atme tief in dein Herz. Dein Glaube ist in diesem Augenblick nicht so wichtig; du musst dich nur mit deinem Herzen verbinden. Es ist dazu da, um dich am Leben zu erhalten, ob du es glaubst oder nicht. Leg die Hand auf das Herz, schicke Wärme hinein und frag: *Was kann ich heute für dich tun?* Atme weiterhin so lange in dein Herz, bis du eine Antwort bekommst. Du bist vielleicht nicht in der Lage, eine Antwort zu erkennen; das kann schon mal vorkommen. Lass es einfach zu und experimentiere, tu trotzdem etwas für dein Herz. Es besteht keine Notwendigkeit, Riesenschritte zu machen und beispielsweise zu fragen: *Was möchte mein Herz für meinen Lebenstraum tun?* Mach stattdessen einen kleinen, machbaren Schritt – schicke drei Atemzüge in das Herz. Du willst mehr? Dann dreh eine Runde um den Häuserblock und atme weiterhin in dein Herz. Das ist wirklich ein guter Anfang. Mach jeden

Tag winzige Schritte. Während dein Herz gestärkt und empfängli-
cher wird, sende aus ganzem Herzen einen Ruf aus und nutze die
neu gewonnene Kraft deines Herzens, um deinen Spirit nach Hause
zu führen.

IN SCHÖNHEIT GEHEN

Eine andere Möglichkeit, dich mit dem Spirit zu verbinden, ist, in
Schönheit zu gehen. So reagierst du auf Schwierigkeiten nicht aus
Angst, sondern aus einer ehrlichen, intelligenten Einstellung heraus.
Du kannst Schwierigkeiten lediglich als eine Reihe von Problemen
betrachten oder du kannst sie als Test ansehen, der dich zu einem
großen Problemlöser macht. Das Leben so zu sehen heißt nicht etwa,
dass du aufgibst. Es bedeutet, dass du die Wahrheit dessen erkennst,
was es ist. Du kannst einen Meteor nicht davon abhalten, über den
Himmel zu rasen, doch du kannst in seinem Mysterium und seiner
Schönheit schwelgen. Du kannst eine Sturzflut nicht verhindern,
aber du kannst lernen, aus dem Canyon zu verschwinden, wenn du
nicht leichtes Futter für die Krähen werden möchtest.

Erinnere dich: *Schönheit*, bezieht sich auf eine Wahrnehmung der
Welt aus der Sicht der Ureinwohner Nordamerikas, eine Weltsicht,
die Balance, Harmonie und die grundlegende Richtigkeit dessen
einschließt, dass das Böse das Gute durchdringt und umgekehrt. Es
kommt darauf an, die Herrlichkeit des gesamten Zyklus zu sehen –
Geburt, Leben, Tod. *Schönheit* ist nicht nur da draußen und wartet
darauf, von uns bemerkt zu werden; sie existiert mit oder ohne uns.
Sie ist in uns und beeinflusst die Art, wie wir uns in der Welt bewegen. Wir kreieren Schönheit und schicken sie hinaus in das Multi-
versum. *In Schönheit zu gehen* heißt, zu akzeptieren, dass das (wahr-
genommene) Böse Teil des Ganzen ist. Wenn jemand, den du liebst,
an tödlichem Krebs erkrankt, ist das vielleicht unter dem Aspekt der
Schönheit betrachtet die Art, wie diese Person den Todestanz tanzt.
Tragödien, Traurigkeit: All das ist Teil der *Schönheit.*

Wenn du deine Wahrnehmung des Lebens wegschaltest vom Opfermodus – *Immer passiert mir alles Böse* – oder vom Beurteilungs-

modus – *Dies ist großartig, jenes ist beschissen* – und auf eine Neugierde und ein Verlangen verlagerst, die Wahrheit vollkommener zu erkennen, dann *gehst du in Schönheit.* Du lebst authentischer, wenn du aus dem Spirit heraus lebst.

Schau dir deine Welt an. Wie wunderbar ein Baum doch ist! Beachte doch mal das Muster der Rinde, die neuen Blätter, die bizarren Wurzeln, die über den Gehsteig drängen, anstatt dich darauf zu konzentrieren, sie als ein Ärgernis zu sehen, über das du gestolpert bist. Musstest du wirklich erst darüber stolpern, um sie zu sehen? Blick in den Himmel, die Wolken, die Sterne; schwelge in ihnen. Schau dir diese fabelhafte, mysteriöse Welt an, in der wir leben. Warum solltest du nicht das Heilige und das große Mysterium berühren, wenn du dir einen Kaffee holst? Du kannst das Leben Moment für Moment reichhaltiger gestalten. Du musst nicht zu einem Yoga-Retreat fahren, um diese Erfahrungen zu machen. Das Ungewöhnliche liegt im Gewöhnlichen.

Mach das *Gehen in Schönheit* zu einem lustigen Spiel. Nimm dir Zeit, die Katze zu streicheln und ihr seidenweiches Fell wirklich zu spüren und ihre freudige Reaktion zu bemerken; das ist ein *Beauty-Moment.* Anstatt über deine stressige finanzielle Situation nachzudenken, halte einen Augenblick inne, nimm einen Atemzug und verbinde dich mit deiner Katze. Atme weiter und finde dann heraus, welchen Schritt du machen kannst, der in deiner stressigen finanziellen Situation hilfreich ist. Wenn deine Kinder dich um etwas anbetteln, kannst du dann, statt mit diesem müden »Ja, mein Liebling, was möchtest du?« zu reagieren, diesen Augenblick ergreifen und ihn zu einer echten Interaktion machen, sodass du und dein Kind etwas davon habt, das auch von Wert ist?

Schönheit zu betrachten hilft dir, dich mit etwas jenseits deiner Probleme zu verbinden. *Beauty-Moments* sind nicht nur bei Stress gut; sie sind für einen gesunden Spirit notwendig – einen Spirit, der gestärkt werden will, mit dem gespielt wird, der Entscheidungsmöglichkeiten bekommt. Mach das Verbinden mit diesen *Beauty-Moments* zu deiner täglichen Nahrung für deinen Spirit.

Schwieriger kann es sein, *Schönheit* in unseren Beziehungen zu sehen. Wir können uns in der energetischen Aufladung unseres Grolls gegenüber anderen so sehr verfangen – wie sie unsere Bedürfnisse nicht befriedigen, und all das andere, was sie nicht für uns tun –, dass wir die Sicht darauf verlieren, wer sie wirklich sind. Konzentriere dich stattdessen darauf, was du an ihnen liebst. Ich sage nicht: »Halt den Mund und hör auf, dich zu beschweren.« Aber grabe nicht einfach in dieser gleichen alten Furche von Groll und Unzufriedenheit weiter – denn wenn du weitergräbst, tun sie es auch! Wenn du von dir forderst, die Person als Ganzes in deinem Chef, Mitarbeiter oder Partner zu sehen, wirst du eine reichere Erfahrung machen.

Meine Managerin und ich waren in eine Dynamik geraten, einander lediglich Probleme mitzuteilen. Mein Leben unterwegs ist unglaublich hektisch, und sie ist die Fluglotsin, die Tausende Details koordinieren muss. Wir waren mit unseren Gesprächen in einen Trott verfallen, wo es nur mehr darum ging, zu lösen, was falsch lief, für gewöhnlich innerhalb eines sehr knappen Zeitrahmens. Ich realisierte nur langsam, dass sie nicht da war, um die *Schönheit* der Yogazeremonien, die mich und meine Schüler nährten, mitzuerleben und sich daran zu laben, also erhielt sie nur ein einseitiges Bild von meinem Leben und meiner Arbeit. Das hat uns beide entmutigt. Also beschlossen wir, unsere Geschäftstreffen mit einem *Beauty-Report* zu beginnen und zu beenden. Das glättete die Wogen zwischen uns.

VERTREIBE DEINEN SPIRITUELLEN SMOG

Wenn du möchtest, dass dein Spirit nach Hause kommt, hör damit auf, dich einem Verhalten hinzugeben, das ihn vertreibt. Du weißt schon, dieses abstoßende Verhalten, bei dem du deinen deprimierendsten, spirituell smoghaltigen Gedanken nachhängst. Was du tief im Inneren tust, hält deinen Spirit entweder fest oder vertreibt ihn. Vielleicht hast du ein Chaos angerichtet, das du aufräumen musst, aber solange du das Heilige deines Spirits spüren kannst, kannst du dich mit seinem Glanz füllen; dann musst du nicht diesen giftigen Gedanken frönen, die den Spirit vertreiben.

Ich hatte einmal eine Vision von mir, wie ich die Straße hinunterging und im Geiste mit den verschiedensten Leuten stritt. Ich machte meine üblichen inneren Schießübungen, bei denen ich auf alle Menschen schoss, auf die ich böse war. *Peng. Peng. Peng.* Plötzlich verschob sich meine Wahrnehmung in eine Vogelperspektive. Es war so, als ob ich ein Adler wäre, der auf diese Person Ana hinabblickte und sah, wer sie wirklich war. Ich sah diese unglaubliche Psychokacke aus mir herausströmen, meinen eigenen, persönlichen dreckigen Smog. Ich war also erfüllt von dieser herrlichen Vision vom *Wiederherstellen des Bandes des Volkes*, aber was ich der Welt in Wirklichkeit gab, war dieser vergiftete Schwachsinn! Das war eine mächtige *Medizinerfahrung.* Ich konnte nicht länger die Wirkung, die ich wirklich auf die Welt hatte, ignorieren; die Folgen meines Handelns *genau jetzt,* in jedem Moment.

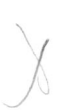

Es genügt nicht, deinen Spirit zu rufen. Werde dir auch dessen bewusst, dass du smoghaltigem, negativem Denken nachgibst; leg stattdessen deine Absicht fest, um Glanz auszustrahlen.

GESTALTE UND LEBE DIE ETHISCHEN GRUNDSÄTZE DEINES SPIRIT

Warum hast du bis heute so gelebt, wie du gelebt hast? Deshalb, weil du von einer persönlichen Ethik geleitet wurdest – ich definiere dies als die »Regeln, Richtlinien, Werte und Ziele, die sowohl bewusst als auch unbewusst deine Verhaltensweisen formen«.

Wenn du beginnst, den Weg deines Spirits zu gehen, überprüfe diese Ethik und schau, ob sie dich in Richtung deines authentischeren Selbst bringt – der Schlüssel ist, um dem Spirit die Tür zu öffnen – oder dich im Morast selbstsabotierender Verhaltensweisen einsinken lässt, die dich von deinem Spirit abgrenzen.

Alles, was wir nicht überprüfen wollen, tragen wir mit uns herum oder setzen es unbewusst fort. Das gilt vor allem für unsere ethischen Grundsätze. Wir lernen sie in erster Linie von unseren Eltern oder Betreuern, Lehrern, Religionsführern und Freunden. Was wir von ihnen gelernt haben, hört sich aber leider meist so an: *Tu, was ich sage, nicht, was ich tue*. Wir halten das innere Tonband in unserem Kopf für die unanfechtbare Stimme unseres ethischen Coachs, aber im Normalfall ist das, was sie uns sagt, ziemlich verrückt und teuflisch. Die Eltern sagen: »Streng dich mehr an. Streng dich mehr an«, und das Kind hört: »Du bist nicht genug. Du bist nicht genug.« Der Priester oder Rabbiner sagt uns: »Du musst das tun, ansonsten bist du ein schlechter Mensch.« Der Lehrer sagt uns: »Du bist durchgefallen; du bist dumm.« Unsere Freunde sagen uns: »Mach das, sonst bist du nicht cool.« Diese dich schwächenden Stimmen werden in unserem Gehirn fest verdrahtet, und solange wir sie nicht infrage stellen, beherrschen sie unser Leben. Wenn wir uns vom unbewussten Gehorsam gegen diese Regeln abwenden, können wir eine neue, lohnenswertere und spannendere Ethik entwickeln, nach der wir leben wollen.

Die einfachste Möglichkeit, deine eigene Ethik zu entwickeln, ist, zu erkunden, wie du selbst behandelt werden möchtest. Hast du Regeln dafür, die sich von denen unterscheiden, wie du andere behandelst? Begreife auch, dass andere vielleicht nicht so behandelt werden möchten, wie du behandelt werden willst. Kannst du jemanden so behandeln, wie er es möchte, sofern es nicht deine eigenen Grundsätze verletzt?

Die Art, wie du deine ethischen Grundsätze lebst, reflektiert auch deine Beziehung zur Wahrheit. Oft verrät deine Ethik, ob du in deinem Leben verletzt worden bist, und gibt dir Anhaltspunkte, wie diese Verletzungen heilen können. Wenn die Wahrheit benutzt wurde, um dich zu verletzen, bist du vielleicht der Meinung, dass es sich nicht immer lohnt, bei der Wahrheit zu bleiben.

Deine ethischen Grundsätze werden sich verändern, wenn du ständig bewusst daran arbeitest und mehr Lebenserfahrung sammelst. Ich unterteile Ethik in vier Kategorien:

Zielethiken: Sie definieren, wer du werden möchtest und welche Richtlinien dir helfen werden, dich zu dieser Person zu entwickeln.

Handlungsethiken: Das sind all die Handlungen, die dir helfen werden, dich zu dem zu entwickeln, der du sein möchtest. Handlungsethiken sind das, was du *tust* und wie du *jetzt lebst.* Wenn zum Beispiel eine deiner *Zielethiken* ist, ein Romanautor zu werden, dessen Bücher veröffentlicht werden, und du, um das zu erreichen, eine originelle Handlung erfinden und ein 250-seitiges Manuskript schreiben und an verschiedene Literaturagenten verschicken musst, dann bestünde deine Handlungsethik darin, einen Zeitplan festzulegen, den du auch gewissenhaft befolgen kannst, mit entsprechenden Fertigstellungsterminen für einen Abriss, Probekapitel und dergleichen.

Ursprungsethiken: Das sind die Handlungen, die du bereits ausführst, um deinem Ziel näher zu kommen. Zum Beispiel bist du vielleicht schon auf der Suche nach Literaturagenten, machst dir Notizen für die Handlung, denkst dir die Charaktere aus, nimmst dir kostbare Zeit für tägliches Schreiben und so weiter. Mit dem Feststellen der Ursprungsethiken, nach denen du bereits lebst, erkennst du die Arbeit an, die du geleistet hast. Sie halten dich auch davon ab, einen Zustand der Bedürftigkeit und des Selbstmitleids aufrechtzuerhalten.

Blockadeethiken: Das sind die vermeintlichen Regeln, die deine Versuche, voranzukommen, sabotieren. Es sind die falschen Überzeugungen, die dich blockieren. Vielleicht glaubst du, dass nur Leute mit Beziehungen zu literarischen Kreisen veröffentlicht werden; du hast keine Fangemeinde, also wird dich niemand veröffentlichen wollen; oder du hast keine großartige Ausbildung, also was glaubst du, wer du bist, dass du versuchst, ein Buch zu schreiben? Diese Einstellungen halten dich davon ab, deine Ziele zu erreichen.

Um herauszufinden, was deine ethischen Grundsätze sind, nimm einen Stift und Papier zur Hand und beantworte folgende Fragen:

Wie sehen deine ethischen Grundsätze aus bezüglich: Sex? Beziehungen? Macht? Spiritualität? Eigenverantwortung?

Frage dich als Nächstes: *Woher stammen diese ethischen Grundsätze? Eltern, Schule, Religion, Freunde?* Wenn du sie basierend auf Überzeugungen anderer entwickelt hast, war es eine bewusste Entscheidung? Schreib nun neben jede Kategorie des ethischen Grundsatzes auf, woher er stammt. Nun prüfe für dich: Passen diese ethischen Grundsätze wirklich für dich? Haben sie dich deinen Zielen näher gebracht oder weiter davon entfernt? Unterstützt dich dein Ethikkodex dabei, zu deinem weiseren Selbst zu werden? Sind deine ethischen Grundsätze so konzipiert, dass sie deine Bedürfnisse genauso berücksichtigen wie das Heilen, Lernen, Wachsen und Stärken deines Spirits? Reizen sie dich? Machen sie dich stolz? Wenn nicht, gestalte sie neu!

Geh zurück zu deinen Aufzeichnungen, die du während der Todesmeditation in Kapitel 4 gemacht hast. Was hast du da als deine Prioritäten angegeben? Inwieweit unterstützen deine ethischen Grundsätze sie?

Unterstützen deine ethischen Grundsätze das, was dir am meisten bedeutet? Wenn nicht, formuliere sie neu! Was sind jetzt deine Zielethiken – wer möchtest du werden? Welche Handlungsethiken brauchst du, um authentischer auf diesem Weg zu gehen? Welche Ursprungsethiken sind bereits vorhanden, um das zu unterstützen? Welche Blockadeethiken wirst du loslassen müssen, um dein Leben zu deinem persönlichen Meisterwerk zu gestalten?

Teste diesen neuen Ethikkodex. Funktioniert er jetzt für dich? Finde es heraus, indem du danach lebst. Mach deinen Ethikkodex zu einem lebendigen Dokument, das dich dabei unterstützt, zu deinem weiseren Selbst zu werden.

Als ich meinen eigenen Ethikkodex geschaffen hatte, bedurfte es einiger Abänderungen und Neuformulierungen und Tests. Je mehr ich nach meinen ethischen Grundsätzen lebe, umso einfacher bewege ich mich, wenn ich meinen Spirit verkörpere. Hier einige meiner wichtigsten ethischen Grundsätze:

- Behandle Schüler mit Respekt und Anerkennung für ihren einzigartigen Weg und ihr Bemühen.
- Nutze das Unterrichten, um deine Fähigkeiten, zu lieben und eine würdevolle *Wahrheitssprecherin* zu sein, zu üben.
- Sprich, hör, sieh, berühr, riech, fühl und *gehe in Wahrheit* und bring anderen bei, das Gleiche zu tun.
- Erkenne, wenn du nicht integer gehandelt hast, und korrigiere die Situation.
- Bring deine Handlungen in Einklang mit deiner Lebensvision: Trägt diese Handlung zum *Wiederherstellen des Bandes des Volkes* bei oder weicht sie davon ab?
- Übe Mitgefühl mit dir selbst für das noch nicht Erlernte.
- Bleib wachsam bezüglich deines Suchtverhaltens, damit es nicht wieder in Aktion tritt.
- Nutze diese Frage, um die Richtigkeit deines Handelns zu bewerten: Erhellt oder trübt das deinen Spirit?
- Nähre das Vergnügen als eine *Sadhana* (spirituelle Übung) und genieße es, dich zu entwickeln.
- Nimm dir genug Zeit für Liebe.

MEDITATION FÜR DAS ZUKÜNFTIGE WEISERE SELBST

Ich weiß aus Erfahrung, dass es eine große Herausforderung sein kann, den Weg des Spirits zu gehen. Du kannst noch so viel Zeit damit verbringen, deine ethischen Grundsätze auszufeilen, und trotzdem wirst du stolpern. Vielleicht fragst du dich, in welche Richtung dein Spirit dich führt. Wenn das passiert, wirst du enorm von der Weisheit eines Stammesältesten profitieren, der diesen Weg bereits gegangen ist.

Lass mich dir eine von Gloria Steinem inspirierte Methode anbieten, eine Art Meditationstagebuch, um dich mit deinem weiseren Selbst zu verbinden und einen Raum zu schaffen, in dem du deinem älteren, weiseren, weiterentwickelten Selbst begegnest. Diese Version von dir selbst kennt die Antworten auf die Fragen, die du heute hast, hat die Mühen der Gegenwart durchlebt und daraus Weisheit und

Durchblick gewonnen. Das ist die beste Person, die dich auf deinem Lebensweg führen kann. Diese Übung stellt dir einen Plan zur Verfügung, wie du zu der Person werden kannst, die du am liebsten sein möchtest.

Du brauchst ungefähr fünfundvierzig Minuten Ruhe und einen Ort, an dem du nicht gestört wirst. Lass es uns jetzt tun! Schnapp dir einen Notizblock und schreib *Zukünftiges weiseres Selbst* oben auf eine neue Seite – ich habe große Hoffnung, dass dein zukünftiges Selbst weiser sein wird. Du nicht auch? Während ich dich durch diese Meditation führe, schreib die Antworten zu den Fragen auf, die ich dir stelle.

Nimm ein paar tiefe, großzügige Atemzüge. Ich möchte, dass du dich mit einem Ort verbindest. Du kennst diesen Ort vielleicht schon, vielleicht warst du schon einmal dort, es kann aber auch ein Ort sein, der vor deinem geistigen Auge entsteht. Es ist ein Ort von überwältigender Schönheit, der sich wie das Zuhause deiner Seele anfühlt. Überall, wo du hinschaust, nährt dich die Schönheit.

Nun blick dich um. Da ist eine Straße, ein Weg durch diesen Ort von überragender Schönheit. Beginne, den Weg entlang zu gehen. Spüre die Erde unter deinen Füßen. Wie fühlt sich die Luft an? Welche Gerüche liegen in der Luft? Gibt es Blumen? Riechst du das Gras, das Meer, die Bäume? Inhaliere den Geruch der von der Sonne aufgeheizten Felsen. Lass all deine Sinne von dieser heiligen Stätte trinken. Erkenne, dass dies dein Lebensweg ist, den du gehst.

Blick nach vorne auf deinem Weg. Da ist jemand ein kleines Stückchen vor dir. Es ist dein zukünftiges Selbst. Das könntest du sein in sechs Monaten oder in fünfzehn Jahren. Dieses zukünftige Selbst ist bereits durch die Herausforderungen gegangen, die du gerade erlebst. Dein zukünftiges Selbst ist in der Entwicklung etwas weiter, vielleicht mehr im Frieden mit sich selbst. Zu wem auch immer du dich entwickeln möchtest, diese Person dort ist bereits dabei. Dein zukünftiges Selbst wird dich hier leiten. Niemand kennt dich besser als dieses zukünftige weise Selbst.

Geh zu dieser Person hin. Passe deine Schritte an die deines zukünftigen Selbst an. Welches Gefühl hast du bezüglich dieser Person? Bist du stolz darauf, bei deinem weiseren Selbst zu sein? Stell alle Fragen, die du hast; dein zukünftiges Selbst kennt die Antworten. Was musst du wissen? Frage nach den tiefer sitzenden Problemen. Bleib offen für die Antwort.

Pass deinen Atem Zug um Zug an den Atem deines zukünftigen Selbst an. Dann lass die Essenz deines Spirits in den Körper deines zukünftigen Selbst gleiten, sodass du sozusagen *im* Körper deines zukünftigen Du gehst. Wie fühlt sich das an? Rieche diesen schönen Ort, während du gehst. Wie anders erlebst du deine Sinne? Spüre jetzt in die Teile deines Körpers, in denen dein vergangenes Selbst Probleme hat, zum Beispiel eine Rückenverletzung. Überprüfe sie im Körper deines zukünftigen Selbst. Ist dieser Bereich dort immer noch ein Problem?

Magst du dein zukünftiges Selbst? Wie fühlen sich Selbstachtung und Selbstwertgefühl an? Was fühlt dein weiseres Selbst bezüglich deines Körpers und deiner Probleme? Wird dein zukünftiges Selbst immer noch beherrscht von den Überzeugungen des *Ich kann nicht* oder *Ich muss perfekt sein?* Beschäftigt sich dein zukünftiges Selbst noch mit den Herausforderungen, blinden Flecken und Schwächen deines vergangenen Selbst? Gibt es Mitgefühl für dieses vergangene Selbst? Ist da Verachtung?

Möchtest du nicht in deiner Weisheit deinem vergangenen Selbst helfen? Spüre diese Wahrheit in dir. Gib deinem vergangenen Selbst die Schlüssel, um sich durch die Herausforderungen des Lebens bewegen zu können. Verbinde dich noch tiefer mit dem Körper deines weiseren Selbst und frag: *Welch einzigartiges Geschenk habe ich dieser Welt zu bieten? Ein großzügiges Herz? Einen neugierigen Geist? Was habe ich zu bieten, um das Band des Volkes wiederherzustellen?* Lausche der Antwort.

Gleite zurück in dein gegenwärtiges Selbst, das noch neben deinem zukünftigen Selbst weitergeht. Frage dein weiseres Selbst, welche wichtigen Dinge du verstehen oder tun musst, um zu dieser Person zu werden, zu der du unbedingt werden möchtest. Frage dein zukünftiges Selbst, was du tun musst, um dich wieder mit ihm zu verbinden, wann immer du einen Rat von der Weisheit dieser Person benötigst.

Blicke tief in diese Augen, die dich so vollkommen verstehen. Gibt es noch etwas, was du sie fragen oder zurzeit sagen möchtest?

Sauge die *Schönheit* und das große Mysterium deines weiseren Selbst auf. Schau dich um in deiner heiligen Stätte, diesem vorzüglichen Ort, der ein Zuhause für dich bietet. Bleib mit dieser *Schönheit* verbunden. Komm zurück mit deinem Bewusstsein, dahin, wo du gerade jetzt sitzt. Bleib in lockerem Kontakt mit deinem weiseren Selbst und diesem wunderschönen Ort.

Die *Meditation mit deinem zukünftigen weiseren Selbst* wird dich leiten, den Weg deines Spirits zu gehen. Denk oft darüber nach. Schwöre, das zu tun, was nötig ist, um zu dieser Person zu werden, zu der du unbedingt werden möchtest, und schreib diesen Schwur auf. Nun hast du zusätzlich zu deinem Ethikkodex eine weitere gute Möglichkeit, deine Handlungen abzuwägen: Bringt dich das, was du tust, deinem zukünftigen Selbst näher, oder zieht es dich auf deinen alten Weg zurück?

Was kannst du heute und morgen tun, das dich den Weg deines zukünftigen weiseren Selbst gehen lässt? Welche ethischen Grundsätze musst du parat haben, um zu dieser Person zu werden? Lade alle Informationen, die du gerade erhalten hast, in deinen Körper ein, um darin zu leben. Gib diesen Informationen ein Zuhause in deinem Zellgewebe, lass sie einsickern. Bring diese prickelnde Energie hinein!

Und nun leg los, die Person zu sein, die du unbedingt sein möchtest. Warum warten? Tu es jetzt!

KÖRPERLICHER FOKUS:
VON DER VERDUNKELUNG ZUR ERLEUCHTUNG

Meine Schüler kämpfen, wenn sie sich das erste Mal dem Spirit zuwenden bzw. sich bewusst mit ihm verbinden; sie sind sich nicht sicher, ob das, was sie fühlen, authentisch ist.

Mit dem Atem zu reiten ist die einfachste Möglichkeit, dem Spirit zu begegnen. Tiefes Atmen in den Yogapositionen wird dir helfen, die belebende Energie deines Spirits anzuzapfen. Wähle Positionen, die dich nicht überfordern, sodass du dich nicht verhedderst, während du die Position durchführst. Wenn wir kämpfen, verlieren wir häufig unsere Fähigkeit, den Spirit zu spüren. Es ist, als ob wir inmitten eines Kampfes versuchen würden, uns zu entspannen. Wähle eine Position und bleib darin, ohne zu kämpfen. Bleib darauf konzentriert, deinem Spirit beizubringen, auf die Position zu reagieren.

Abs with a Roll und *Frog Lifting Through* (siehe Seiten 90–92) sind großartige Positionen, um dein Zentrum zum Leuchten zu bringen und eine innere Verbindung und Vitalität zu schaffen. Ich möchte dich ermutigen, auf eine Weise zu atmen, die jedes permanente Klammern, Halten oder gewohnheitsmäßige Anspannen im Körper löst. *Cross-Legged Side Bend* (siehe Seite 93) und *Chest Opener on the Wall* (siehe Seiten 135–136) sind ebenfalls sehr kraftvolle Positionen, um deinen Spirit einzuladen. Nur die Positionen zu machen hilft dir aber nicht; du musst die Positionen machen, während du dem Spirit hereinhilfst.

Während du in diesen Positionen bist, spüre nach den intuitiven Zeichen, dass dein Spirit beteiligt ist. Wenn du schon lange von deinem Spirit getrennt bist, fühlst du möglicherweise sowohl den unglaublichen Zauber der Heimkehr und der Verbindung mit deinem Spirit als auch die qualvollen Schmerzen der vorhergehenden Trennung. Wertschätze dieses Gefühl.

Wichtig ist nicht, wie weit du in die Position gehen oder wie lange du darin bleiben kannst; wichtig ist, auf den Momenten aufzubauen, in denen du dich mit deinem Spirit verbunden fühlst, während du in der Position bist.

VERDUNKELUNG

Eine der besten Möglichkeiten, die körperliche Ausdehnung zu erleben, die mit der Öffnung für deinen Spirit einhergeht, ist, zuerst das Gegenteil zu erleben; ich nenne es Verdunkelung. Diese atemabschnürende Übung wird dir helfen, die Folgen zu spüren, wenn verkrampftes, unachtsames Atmen den Körper verhungern lässt und den Geist trübt. Das wäre eine gescheiterte Lebensweise.

Um die Verdunkelung zu erfahren, setz dich im Schneidersitz auf den Boden und schließ die Augen. Lass die Wirbelsäule zusammensacken, krümme sie, sodass die Brust verschlossen ist, das Zwerchfell eingequetscht wird, die Bauchmuskeln zusammengedrückt werden und der Rücken schmerzt. Hebe langsam den Kopf, sodass der Nacken einknickt, als ob du die siebte Stunde vor dem Computer sitzen würdest. Lass deinen Atem oberflächlich und unregelmäßig werden. Stell dir das Schlimmste, Dunkelste, Deprimierendste vor, was du denken kannst. Was ist dein persönlicher Favorit? *Ich bin nicht gut genug. Ich werde nie das bekommen, was ich haben möchte. Die Dinge werden sich nie ändern. Das Leben ist Schmerz und Leid.* Spüre vollkommen, wie das in dir eine versmogte Umgebung voller Spinnweben schafft. Begreife, dass dies die Folgen deines gescheiterten Denkens und deines zusammengesackten Körpers sind – absorbiere es, suhle dich darin, spüre die Anstrengung, das Kämpfen. Du kannst nicht atmen. *Das Leben ist eine Qual. Alles wird für immer Scheiße sein.* Spüre, wie dich das in einen Zustand der hoffnungslosen Verzweiflung und Apathie versetzt. Das ist Verdunkelung. Das sind die Handlungen, die deinen Spirit vertreiben. Nimm dir ein paar Momente Zeit, um dieses Gefühl zu verstärken.

Setz dich dann gerade hin und beginne zu atmen, fege den Smog und die Spinnweben hinaus. Biete deinen Atem als wertvolles Geschenk dar, den Spirit zu nähren. Stell dich ein auf diese entweder subtile oder deutliche Veränderung in deiner Energie. Kollabiere nicht wieder in die Verdunkelung, sondern atme stattdessen neues Leben, neue Möglichkeiten ein, die Chance, das Leben so zu leben, wie du es wirklich möchtest, anstatt wie du es am meisten fürchtest.

Nimm einen tiefen Atemzug in deinen Spirit, spüre, wie die Strahlen der Lebenskraft dich innerlich zum Funkeln bringen. Wie viele von uns atmen ihr ganzes Leben lang und spüren es nie? Fang an zu funkeln!

UDDIYANA IN HORSE STANCE WITH BACK TRACTION

Uddiyana, Sanskrit für »der Bauch fliegt nach oben«, ist eine wunderbare Position, um diese prickelnde Energie anzufachen. Es ist wichtig, sie mit leerem Bauch zu machen, also am besten gleich am Morgen oder etwa zwei Stunden nach dem Essen. Die Vorteile von *Horse Stance with Back Traction* (Pferdestand mit Rückenstreckung) sind Stärke und Flexibilität für Beine, Hüften und Po und die Heilung und Druckentlastung der unteren und mittleren Wirbelsäule.

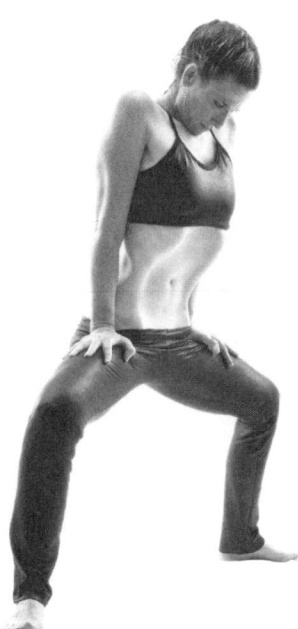

Geh zuerst in Horse Stance. Stell die Füße ca. 90 cm auseinander, beuge die Knie, bis du einen rechten Winkel hast, richte die Knie so aus, dass sie genau über den Fersen sind, Füße leicht nach außen gedreht. Stütze die Hände an der Hüftbeuge auf den Oberschenkeln ab und drück dich stark gegen den Zug im Rücken. Strecke die Ellbogen durch. Atme nun durch die Nase ein und atme *mit voller Kraft* durch den Mund aus, um den inneren Smog herauszustoßen. Bleib ohne Atem, zieh den Bauch kraftvoll in Richtung Wirbelsäule und nach oben ein, wodurch sich der Brustkorb weitet. Bleib gerade und richte die Schultern in einer Linie mit der Hüfte aus.

Zieh das Kinn nach unten Richtung Brust. Halte 5 bis 10 Sekunden. Entspann dann den Bauch und atme ein. (Wenn du das Gefühl hast, nach Luft schnappen zu müssen, vergewissere dich, dass du den Bauch völlig entspannt hast, bevor du wieder einatmest.) Mach dreimal *Uddiyana.* Atme bewusst Helligkeit in deine Mitte hinein.

Uddiyana stimuliert und formt deine Bauchmuskeln und dein Zentrum und befreit dich von deinem schädlichen Denken.

Ich will dich dazu ermutigen, die Beziehung mit deinem Spirit zur leidenschaftlichsten Liebesbeziehung deines Lebens zu machen.

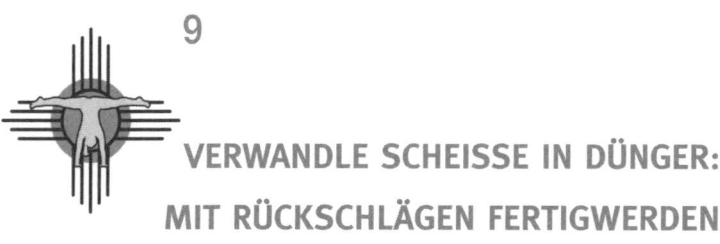

9

VERWANDLE SCHEISSE IN DÜNGER: MIT RÜCKSCHLÄGEN FERTIGWERDEN

ICH LAG AUF DEM RÜCKEN auf dem Bett, während meine Freundin Madaline ihre Hände fest in meinen Rumpf drückte. Da war eine Art energetischer Klumpen; ich konnte es spüren – ein dunkler, stehender Tümpel tief in mir. Er ließ sich beim besten Willen nicht bewegen, kein Stück. Madaline grub ihre Finger pflichtbewusst um mein Zwerchfell herum, leistete tiefe Muskelarbeit, versuchte es zu heilen. Dann passierte es:

Ich bin ungefähr drei Jahre alt. Irgendein Typ ist auf mir, drückt mich, immer wieder, drückt mich mit seinen Beinen. Ich fühle mich erdrückt, ersticke.

Ich setzte mich auf und stieß Madaline nach Atem ringend von mir, während mir das Herz bis zum Hals schlug. In diesem Augenblick erkannte ich eine Wahrheit, die ich nicht wissen wollte: Ich war sexuell missbraucht worden.

Ich hatte schon lange den Verdacht gehabt. Wenn ich Sex hatte, spürte ich oft ein intensives Gefühl der Übelkeit, das dringende Bedürfnis, kotzen zu müssen, oder ich musste damit kämpfen, nicht ohnmächtig zu werden. Ich hatte es nie verstanden, und es kam mir definitiv nie in den Sinn, mit jemandem darüber zu sprechen. Immer wenn Kunden begannen, mir von ihren sexuellen Missbrauchsgeschichten zu erzählen, spürte ich ein tiefer liegendes Wissen, aber dieses Wissen war nicht dazu bereit, an die Oberfläche zu kommen. Jetzt plötzlich war das der Fall. Ich wusste auch von meinen Kunden, dass bei Menschen hinter den Schmerzen immer eine Geschichte steckt. Ich war bereit, meine Geschichte zu erzählen.

»Ich brauche Hilfe«, sagte ich zu Madaline. Sie schickte mich zu einem klinischen Hypnosetherapeuten mit jahrzehntelanger Erfahrung namens Dr. Morris Netherton. Ich erinnerte mich an ihn, weil er einen Vortrag in Rosalyn Bruyeres Seminar gehalten hatte. Eigentlich hatte sogar Rosalyn schon vorgeschlagen, dass ich Dr. Netherton aufsuchen sollte, als ich bei ihr gelernt hatte, doch ich hatte abgewunken. Dr. Netherton war darauf spezialisiert, Leute mit körperlichen und emotionalen Problemen zu behandeln, indem er sich der Rückführungstherapie bediente; er veröffentlichte sogar ein hoch angesehenes Buch mit dem Titel *Past Lives Therapy*. Ich hatte während seines Vortrags sofort eine Abneigung gegen ihn verspürt. Ich hatte genug von den abgehobenen Leuten in Rosalyns Unterricht, die behaupteten, dass sie in einem früheren Leben meine ägyptischen Liebhaber gewesen seien. Also bitte!

Am darauffolgenden Dienstag fand ich mich wider besseren Wissens in Dr. Nethertons Praxis auf einer Couch inmitten eines Meeres von Kissen und Decken sitzen. »Was machen Sie hier?«, fragte mich Dr. Netherton. »Ich hatte ein paar Flashbacks«, antwortete ich, »aber ich weiß nicht, was sie zu bedeuten haben.« Ich verstand zu jenem Zeitpunkt nicht, dass unterdrückte Erinnerungen üblicherweise genau in dieser Art von Flashbacks hochkommen, wie es bei mir der Fall gewesen war. Er stellte mir vierundfünfzig Fragen: Was wissen Sie über Ihre Geburt? Das wievielte Kind waren Sie in der Geburtsordnung? Welche Medikamente nahm Ihre Mutter während der Schwangerschaft ein? Welche Schulbildung haben Sie erhalten? Ich hatte mein Leben nie auf diese Weise geordnet. Ich brauchte allein zwei oder drei Sitzungen für das Erstgespräch, um die Fragen durchzuarbeiten.

Dr. Netherton versuchte, mich in meine Kindheit zurückzubringen, aber ich lehnte rundweg ab – das Ganze einmal erlebt zu haben war schon fürchterlich genug, vielen Dank auch. Also begann er, mir Rückführungen etwas genauer zu erklären. Seiner Theorie zufolge würde es hilfreich sein, eine Vorstellung von früheren Leben zu haben, bevor man in seine eigene Kindheitsgeschichte geht. Ich musste leben und sterben lernen, wieder und wieder. Was hat die Seele in jedem Leben gelernt? Was hat sich durchgezogen? Wo bist du stecken geblieben? Wenn du in einem früheren Leben erhängt wurdest, kann es sein, dass bei der nächsten Inkarnation die Nabelschnur um dich gewickelt war, oder du könntest einen Tumor im Hals bekommen. Die Vergangenheit hielt Lektionen für die Gegenwart bereit. Man musste nicht an diese Art von spiritueller Entwicklung glauben, damit sie funktionierte, erklärte mir Dr. Netherton. Gut, denn ich fand das alles lächerlich. Aber zum Teufel, ich würde es zumindest mal probieren.

Wir begannen, uns zu wöchentlichen Sitzungen zu treffen. Ich kam rein, setzte mich auf die Couch und Dr. Netherton führte mich. Zuerst brachte er mich in einen entspannten, fokussierten Zustand, und Flashbacks kamen auf.

Ich werde ertränkt. Ich werde zu Tode verbrannt. Sie foltern mich. Sie stapeln Felsen auf meine Brust; ich werde zermalmt und ich kann nicht mehr atmen.

Es klang für mich immer lächerlich, wenn ich diese Fragmente anschließend Dr. Netherton beschrieb. »Ich glaube nicht an dieses Zeug«, sagte ich. »Woher weiß ich, dass ich das alles nicht bloß erfinde?« Er blieb unbeeindruckt. »Ja, ja, Sie denken, Sie erfinden das? Also erfinden Sie eine neue Geschichte, genau jetzt.« Aber immer wenn ich es probierte, funktionierte es nicht; irgendetwas in Bezug auf diese Fragmente fühlte sich wahr an. »Kümmern Sie sich nicht darum, das einzuordnen«, sagte mir Dr. Netherton. »Es wird chaotisch herauskommen. Es wird sich nach und nach ordnen. Es wird sich anfangs erniedrigend anfühlen.«

Ich fand nicht einmal die Worte, um zu erklären, was mit mir passierte. Ich wollte es nicht akzeptieren. *So passieren die Dinge nicht*, dachte ich mir. Mein gesamtes Glaubenssystem wurde in den Orkus geblasen, aber ich dachte mir, ich bleib einfach dran und schaue, was passiert.

Extremer Starrsinn schien mich von einem Leben zum nächsten zu begleiten. Es war schon eine peinliche Feststellung, dass ich vor tausend Jahren ein antiautoritäres Arschloch gewesen war und mich nicht verändert hatte. Was genau schaffte ich nicht zu lernen, mit dem ich fertigwerden musste? Aber ich war auch erfreut darüber, dass ich schon viel früher entschlossen war, das Leid meines Volkes zu beenden. Ich begann, den Unterschied zu begreifen dazwischen, jemanden zu retten und dieser Person beizubringen, ihr Leid zu beenden. Ich begann, die Schönheit meiner selbstlosen Wünsche zu sehen, selbst wenn sie neu geformt werden mussten. Ich stellte fest, dass die Definition von dem, wer ich wirklich bin, unermesslich war. Sie erstreckte sich über Jahrtausende. Mir kam auch der Gedanke: *Hey, was immer ich auch als Kind durchmachen musste, es kann nicht so schlimm gewesen sein, wie vierhundert Mal zu sterben,* das gab mir also den Mut, mich langsam in meine Vergangenheit zurückzuschleppen. Ich sagte Dr. Netherton, dass ich bereit sei, in meine Kindheit zurückzugehen.

Dr. Netherton begann jede Sitzung damit, einen Einstiegspunkt zu finden – einen bösen Traum, einen merkwürdigen Phantomschmerz – als einen Weg in meine Vergangenheit. Ich sollte mich hinlegen – er fasste mich niemals an – und mich zum Beispiel auf einen schmerzhaften Punkt in meinem Körper konzentrieren. »Wann ist das erste Mal etwas passiert, was diesen Schmerz ausgelöst hat?«, fragte er. Meistens erhielt ich keine Antworten, nur Lücken. Aber allmählich fing ich an, mich für den Prozess zu öffnen. Unsere Termine waren immer dienstags; mein Körper begann sich so an die Sitzungen zu gewöhnen, dass er Empfindungen sammelte, die wir untersuchen konnten. »Was passiert heute?«, fragte Dr. Netherton. »Verbinden Sie sich mit der Zeit.« Ich erstarrte. Dann: *Ein blaues Zimmer. Ein weißes Zimmer. Ein Zimmer aus Betonziegeln.*

Ich wache auf. Wo bin ich? Au. Au. Au. Alles da unten ist wund und tut weh, alles. Sie haben mich sauber gemacht.

Ich stieß immer wieder auf diese Erinnerungslücken, Lücken und wieder Lücken. Ich wollte wirklich gesunden, aber meine innere Reaktion war: Nie im Leben! Ich konnte da nicht hineingehen. Ich konnte in alle vergangenen Leben hineingehen – die Schlachtfelder, das Kriegsgebiet, ein enges Cockpit als grau gekleidete Pilotin im Zweiten Weltkrieg – doch ich war nicht dazu bereit, in meine Kindheit zu gehen.

Dr. Netherton ging es langsam an. Ich erzählte ihm von einem Schmerz, der immer wieder auftrat, und er sagte: »Verbinden Sie sich mit dem ersten Mal, als Sie diese zermalmende Empfindung in Ihren Rippen hatten.« *Hmmm.*

Baumstumpf.

»Was sehen Sie noch auf dem Baumstumpf?«

Lücke, Lücke, Lücke. *Etwas auf meinem Hals.* Würgen.

Nichts davon ergab einen Sinn.

»Wir bekommen immerhin Informationen. Das ist in Ordnung«, versicherte mir Dr. Netherton. »Die Erinnerungslücken könnten Drogen sein. Es könnte sein, dass Sie bewusstlos waren. Wir werden damit arbeiten, bis wir etwas finden.« Ich war skeptisch. Erinnerungen begannen aufzusteigen.

Ich krieche im Freien über einen Drahtgittertisch. Ich bin verrückt vor Hunger. Ich brauche so dringend etwas zu essen, ich würde alles essen, alles. Ich strecke die Hand nach Salz- und Pfefferstreuer aus. Das kommt Essen noch am nächsten.

Ich weine, schnappe hysterisch nach Luft.

Ich bin ungefähr sechs Jahre alt. Ich trage ein weißes Kleid mit auf-gestickten Blumen. Ich bin so, so hungrig. Wir sind in einer Art Hütte. Der Mann kommt.

Es ist schrecklich, aber endlich ist es vorbei. Der Mann hat mich ge-waschen und sauber gemacht. Ich habe das weiße Kleid an. Er strei-chelt mir über den Kopf. Ich schließe meine Augen und entspanne mich innerlich. Ich sage mir: Es ist vorüber. Es ist vorüber. Und dann sagt der Mann: »Siehst du, sie genießt es.«

Stück für Stück, ganz langsam, tauchte ein Bild auf. Jetzt verstand ich, warum ich Weiß immer gehasst hatte, mich weigerte, es zu tra-gen. Später erfuhr ich, dass mich mein Schänder nicht essen ließ, wenn ich nicht folgsam war; kein Wunder, dass ich diese Flashbacks von einem nagenden, verzehrenden Hunger hatte. Ich habe auch er-fahren, dass man mich häufig während meines Missbrauchs unter Drogen gesetzt hatte, weshalb ich so wahnsinnig viele Erinnerungs-lücken habe.

Während ich in Therapie war, verliebte ich mich in einen wunder-baren Mann namens John, und wir heirateten. Ich ging nach Hause und erzählte John alles basierend auf diesen Bildern, die mir bei Dr. Netherton hochkamen. Es war demütigend, aber ich wollte diese Wand des Schweigens brechen. John hörte geduldig zu, Tränen lie-fen ihm über das Gesicht, aber keiner von uns beiden wusste, was wir mit diesen schrecklichen Informationen anfangen sollten.

Als ich während meiner Sitzungen bei Dr. Netherton die Dinge mehr und mehr zuordnen konnte – wie die Starre und die Drogen in meinem Körper gespeichert wurden –, erlebte ich noch unangenehmere Empfindungen, oft einen brennenden Schmerz ein oder zwei Tage später. Sobald mein Körper zum Teil gelernt hatte, aus der Starre herauszutreten, schien er bereit zu sein, mir eine weitere Scheußlichkeit zu offenbaren. Ich wusste nicht, was ich diesbezüglich fühlen oder glauben sollte, ich verstand nur, dass es wahr war.

Au! Jemand hat mich mit einem scharfen Gegenstand da unten geschnitten. Es tut so weh!

Bei dieser Erinnerung sprang ich von der Couch. Später an diesem Tag ging ich in einen Schönheitssalon, um mich für ein Fotoshooting wachsen zu lassen, bei dem ich in sehr spärlicher Yogakleidung posieren sollte. Die Kosmetikerin riss die Wachsstreifen von meiner Bikinizone und tupfte den enthaarten Bereich mit einem schmerzlindernden Mittel ab.

Sie schaute mich mit einem prüfenden Blick näher an und runzelte die Stirn. »Woher haben Sie diese Narbe?«, fragte sie mich. Ich fuhr hoch, um nachzusehen. Sie zeigte mir eine alte haarfeine Narbe neben meinen Genitalien. Ich hatte eine schockierende Offenbarung: Es stimmt. Diese Erkenntnis katapultierte mich in die nächste: Ich hielt immer noch den Schmerz, den Verrat, das Grauen zurück. *Es stimmt. Das ist mir wirklich passiert.*

Ich war nicht verrückt – was man mir angetan hatte, war verrückt. Ich hatte diese Hölle durchlebt. Jetzt ergaben all meine Ängste und Albträume einen Sinn.

Wie sollte ich mit dieser grauenhaften Wahrheit leben können? Die Selbstverachtung war eine Flutwelle. Als Kind war mir gesagt worden, dass ich verabscheuungswürdig sei, dass alles Böse, das mir zustoßen würde, meine eigene Schuld sei. Diese ganzen falschen Überzeugungen warfen mich immer wieder zu Boden; ich war noch nicht in der Lage, sie zu verarbeiten. Die Annie, die versucht hatte, in den Tod zu springen, kam mit voller Kraft zurück. Ich lebte in neuer, lähmender, panischer Angst vor meinem Schänder. Es brachte mich zurück in eine Zeit, als ich klein war, als Sklavin meiner wahnsinnigen Mutter.

Es gab Augenblicke, in denen diese Mauer der Verachtung wegzu-
bröckeln begann. Für einen Moment war ich in der Lage, einen Son-
nenstrahl ohne diese tiefen Schichten der Schmach zu sehen. Dann
auf einmal war die Mauer wieder da: fest, kalt, undurchlässig. Ich
wusste nicht, wie ich mich fühlen sollte. Einerseits spürte ich eine
große Erleichterung. Andererseits fühlte ich mich zerstörter denn je
– zu zerstört, um zu leben.

Ich sprach mit Leuten, die auch dabei waren, ihren sexuellen Missbrauch zu bewältigen. Es half mir schon, dass sie nicht dachten, dass
ich verabscheuungswürdig sei. Sie waren nicht entsetzt. Ich lernte
durch Ausprobieren, mit wem es gut war, darüber zu sprechen, und
mit wem nicht. Die Leute konnten das hässliche Zeug nur so lange
hören, bis es ihnen bis oben stand. Ich brauchte eine ganze Weile, bis
ich aufhörte, ihnen oder mir deswegen Vorwürfe zu machen; manche hatten eine sehr niedrige Belastbarkeitsgrenze, bei anderen wiederum war sie sehr hoch, aber an einem gewissen Punkt konnten
auch sie nicht mehr weiter zuhören. Das bedeutete nur, dass ich in
der Lage sein musste, mit anderen darüber zu reden oder es in die
Therapie mitzunehmen. Mein Verhalten war im Hinblick auf mein
Erlebnis sehr bulimisch: Wenn bei mir ein Schalter umgelegt wurde
und ich zu reden begann, konnte ich nicht mehr aufhören. Ich
kotzte es aus auf den, der gerade in meiner Nähe war. John bekam
die volle Wucht meines Albtraums und meiner Verachtung und
Verwirrung ab. Ich zog mich von ihm zurück, damit nicht er sich zuerst von mir zurückziehen konnte, obwohl ich unsere Beziehung sehr
schätzte.

Eines Tages waren Dr. Netherton und ich in einer Sitzung, als eine
besonders schreckliche Erinnerung aus dem Dunklen auftauchte.

Ich bin in einem Keller aus Betonziegeln, wie in einem Gefängnis,
alleine, kalt. Es gibt ein winziges Fenster mit einem schwachen Schim-
mer Tageslicht. Ich blicke hinaus und wünsche mir verzweifelt, da
draußen zu sein, doch ich weiß, ich werde für immer hier eingesperrt
bleiben. Niemand kann mir helfen. Niemand wird mich retten.

Als ich die Sitzung mit all den grässlichen Details verließ, fuhr ich
hinaus in das absolut verschmutzte Pasadena. Es war einer jener
Tage mit Smogalarm, an denen die Luft so widerlich ist, dass man

sich am liebsten ins Bett verkriechen und die Decke über den Kopf ziehen möchte. Aber jetzt war ich in der Lage, mich daran zu freuen, dass ich draußen war – der Himmel, die Bäume, der glitzernde Asphalt in der Sonne. Ich fuhr nach Hause, heraus aus diesem Keller. *Freiheit!* Wegen dieser Erinnerungen hätte ich völlig am Boden zerstört wegfahren können, doch stattdessen realisierte ich, dass ich überlebt hatte. Das kleine Mädchen, das entmutigt aus diesem winzigen Fenster geblickt hatte, hatte die Hoffnung aufgegeben, dass sie ein Leben haben könnte, aber meine Seele, mein Spirit waren nicht so zerbrochen, dass sie nicht hätten repariert werden können. Ich war verblüfft von der Schönheit der Welt in all ihrer stinkenden, smogerfüllten Pracht. *Diese Welt ist fantastisch, und ich bin ein Teil von ihr.*

Aber genau wie die Ampeln vor mir rot und grün aufleuchteten, gingen meine Gefühle an und aus. *Erleichterung/Grauen. Ich habe überlebt./Ich bin so verdorben.* Ich war nicht zu reparieren. Wie konnte ich mir selbst vertrauen, in dieser Welt zu leben und andere nicht zu zerstören?

Langsam half mir Dr. Netherton mit dem, was mir angetan wurde, fertigzuwerden. Eine weitere intensive Erinnerung stieg auf.

Ich bin vielleicht zwei oder drei Jahre alt. Sie sagen schreckliche Dinge über mich. Schreckliche Dinge werden mit meinem Körper gemacht. Rumms! Mein Kopf wird gegen etwas Hartes geschmettert. Um mich herum wird es dunkel.

Ich habe schreckliche Angst. Sie filmen. Sie nennen es Probeaufnahmen. Ich möchte verzweifelt, dass mich jemand rettet, aber ich weiß, dass niemand kommen wird. Schock. Terror. Schmerz. Ich spüre wieder dieses benebelte Gefühl.

Damit hatte Dr. Netherton etwas angezapft, was er als Schlüsselerlebnis bezeichnet. Er fragte sich, ob diese Kopfverletzungen, all diese körperlichen und seelischen Traumata, die ich erlitten hatte, eventuell meine epileptischen Anfälle erklären könnten, obwohl ich selbst nicht einmal einen Namen für das hatte, was mit mir passiert war, bis ich diesen Anfall im Zug nach Guadalajara hatte, wo ich meine Yogaausbildung absolvieren wollte. Wie oft war ich benebelt aufgewacht? Ich war immer erschöpft, weil ich Angst hatte zu schlafen, wenn diese fürchterlichen Albträume mich einholten. Wenn ich aufwachte, fühlte ich mich oft wund und hatte Schmerzen. Es war nicht ungewöhnlich, Blut in meinem Bettlaken zu finden. Mein Mund fühlte sich ausgedehnt und wund an, meine Zunge brannte. Hatte ich im Schlaf einen epileptischen Anfall gehabt und mir dabei auf die Zunge gebissen? War es orale Vergewaltigung? Hatte man mich unter Drogen gesetzt, während ich vergewaltigt wurde? Blutete ich aufgrund einer Verletzung von der Arbeit mit den Pferden? All diese Möglichkeiten machten es umso vieles schwieriger, die Wahrheit über den Missbrauch festzustellen und diese Verwirrung zu durchdringen. Es war frustrierend – und erschöpfend. Doch dieses Schlüsselerlebnis gab mir wenigstens Grund zur Hoffnung, dass ich vielleicht in der Lage sein würde, die Epilepsie hinter mich zu bringen, die mich immer noch von Zeit zu Zeit quälte.

Damals, als ich mit Ganga zusammengelebt hatte, hatte ich gelernt, wie ich die Anfälle kontrollieren konnte. Das war harte Arbeit gewesen, aber besser als das Dilantin, das meinen Körper schwerfällig machte und mein Gehirn benebelte. Gegen die Anweisungen des Arztes hatte ich Dilantin abgesetzt und angefangen, mich an meine Epilepsie heranzupirschen. Es hatte zwar Jahre gedauert, aber ich hatte es satt, immer im Opfermodus zu leben. Ich dachte, dass es eine Art Signal geben musste, das dem Anfall vorausging und das ich übersah, also begann ich danach Ausschau zu halten. Ich stellte fest, dass ich unmittelbar vor einem Anfall besonders ungeschickt und benommen war. Wenn jemand mit mir sprach, musste ich mich total darauf konzentrieren, die Wörter zu einem Satz zusammenzusetzen, und wenn ich das endlich geschafft hatte, war der Sprecher bereits beim nächsten Satz.

Wenn ich benommen war, war ich am wenigsten einfallsreich. Anfangs bekam ich Panik, wenn ich ein Anzeichen für einen Anfall wahrnahm: *Oh mein Gott, er kommt.* Irgendwann beschloss ich, die Dinge neu zu sehen: Kann ich ihn besiegen? Beim ersten Anzeichen dieses elektrischen Gewitters in meinem Kopf ließ ich alles stehen und liegen und zog die Energie aus meinem Kopf, indem ich tief atmete, meine Füße massierte oder herumlief. Ich trank literweise Kaffee, der mich auf eine Drehzahl hochjagte, die außerhalb der

Reichweite der Epilepsie lag. Als ich das erste Mal erfolgreich einen Anfall eingedämmt hatte, machte ich gerade Yoga, als ich versehentlich gegen meinen Hinterkopf trat, genau dorthin, wo mein Schänder mich getroffen hatte, als ich ein kleines Mädchen gewesen war. Mein Körper versuchte, einen Anfall zu bekommen. Ich konnte spüren, wie mein Wesen versuchte, aus meinem Körper zu springen, doch ich schnappte es mir wie Peter Pan, der seinen Schatten wieder an seinen Körper heranzieht. Es war ein intensiver Kampf, hin und her, hin und her, bis das elektrische Gewitter vorüberzog. Ich blieb bei Bewusstsein und hatte mich nicht gebissen. Ich hatte danach zwar immer wieder mal einen Anfall, doch ich bekam das Gefühl, dass es da einen Teil in meinem Gehirn gab, den ich festhalten konnte, wie eine stramme Spiralfeder, die so lange harmlos war, wie ich meinen Griff nicht locker ließ.

Mit Dr. Netherton begann ich, diese Feder meiner Epilepsie zu lockern. Während wir meine Missbrauchserinnerungen erforschten, erlebte ich heftige körperliche Reaktionen, während die Emotionen mich aufwühlten. Dr. Netherton brachte mir bei, durch die Angst hindurchzuatmen. Er ermutigte mich, anhaltend quälende Gedanken aufzuspüren, sodass wir sie während unserer Sitzungen erforschen konnten. Wenn ich nicht aufhören konnte, Dinge wie *Ich bin nur ein Schandfleck auf dieser Erde* oder *Ich wiege 61 Kilo, ich verdiene es, zu sterben* zu denken, war das ein Zeichen, dass wir einer Sache auf der Spur waren. Dr. Netherton half mir, diese traumatisierenden Gedanken mit den endlosen Diskussionen über meinen Wert und meine Wertlosigkeit in Verbindung zu setzen, die ich zufällig zwischen meinen Schändern mitangehört hatte. Ich begann zu begreifen, dass alle meine Überzeugungen, sowohl zu viel als auch nicht genug zu sein, von diesen Erlebnissen herrührten, als ich so klein und hilflos war. Jede Situation, die mich in diesen Geisteszustand brachte – *Ich bin ein Schandfleck* –, war ein Trigger, ein Auslöser. Es warf meinen großen, erwachsenen Körper in den ängstlichen Zustand dieses jungen, hilflosen, verängstigten kleinen Mädchens. In dieser geistigen Verfassung konnte ich auf alles und jeden um mich herum einschlagen. Ich musste erkennen, woher diese lähmende Überzeugung kam, und sie bis zu ihrem Ursprung zurückverfolgen, um sie unschädlich zu machen. Dr. Netherton half mir, die Angst nach und nach aus meinem Körper herauszubekommen.

Meine Trigger zu erkennen – und die Erlebnisse, die wahrscheinlich meine Epilepsie verursacht hatten – half mir, mit der Krankheit auf neue Weise umzugehen. Ab einem gewissen Punkt konnte ich die geistige Hand der Kontrolle über der epileptischen Feder in meinem Geist spüren; sie konnte die Feder fangen und stoppen, sodass sie behutsam ihre Windungen entspannen würde, statt wie eine tödliche Klapperschlange hervorzuschnellen und einen epileptischen Anfall auszulösen. Ich begann, ein Gefühl der Befreiung in meinem Gehirn zu spüren. Es war die bizarrste Empfindung; wie eine Pigeon-Position in meinem Kopf – ein warmes, flüssiges Gefühl, als ob mein Geist ein Entspannungsbad nehmen würde. Zusammen machten Dr. Netherton und ich die letzten Spuren meiner Epilepsie ausfindig.

Wir arbeiteten jahrelang zusammen. Schritt für Schritt wurde ich geschickter darin, meine Lebenserfahrungen zu verarbeiten, mit den Flutwellen der Selbstverachtung fertigzuwerden, sodass sie mich nicht mehr jedes Mal nach unten ziehen konnten. Ich begann, ein Sexualleben zu haben, das ich genießen konnte. Ich lernte, Grenzen zu setzen.

Nach all diesen anhaltenden Kämpfen – Bulimie, Epilepsie, sexueller Missbrauch – dachte ich, dass ich endlich all den Schutt aus meinem Leben beseitigt hätte. Endlich war mein Leben im Aufschwung. Ich meine, es war wirklich gut. Ich hatte eine Möglichkeit gefunden, mit jedem Rückschlag, den mir das Leben versetzte, fertigzuwerden, und entgegen allen Erwartungen begann ich aufzublühen. Und dann – wieder mal, verdammte Scheiße – wurde ich plattgemacht.

Es war Muttertag im Mai 1993. Am Tag davor hatte ich eins meiner eher ungewöhnlichen Muttertagsgebete abgesendet: *Ihr Schutzgeister, lasst mich bitte fertig sein mit meiner Mutter. Lasst mich den Mutterzyklus in meinem Leben beenden.* Am nächsten Tag traf ich mich mit Trish, einer meiner Schülerinnen, zum Mittagessen in einem Restaurant, das ironischerweise den Namen A Votre Sante (Auf Ihre Gesundheit) trug. Ich rutschte in meinem Stuhl hin und her, und ganz plötzlich flog ich durch die Luft. Ich hatte einen dieser magischen Momente, in denen die Zeit sich stark verlangsamte und mir die Möglichkeit gab, nachzudenken. Ich sah, wie mein Kopf direkt auf die Kante des Nachbartisches zuflog. *Nichts da*, dachte ich mir, *ich werde mich nicht noch einmal mit einer beschissenen Hirnverletzung abplagen.* Ich drehte mich mitten in der Luft, um dem Tisch auszuweichen, landete wie durch ein Wunder auf meinen Füßen und drehte mich um. »Was war das denn?« Ich dachte, es hätte ein Erdbeben gegeben. »Ich weiß nicht«, sagte Trish, die genauso schockiert war wie ich. Ich war völlig benommen, das Adrenalin jagte durch meine Adern. Ich blickte nach unten auf meinen Stuhl; ein Bein war durch ein morsches Fußbodenbrett gesackt. Der Schwung des einbrechenden Stuhls hatte mich in die Luft geschleudert.

Am nächsten Morgen, als ich meinen Wecker abstellen wollte, bemerkte ich, dass meine Beine nicht funktionierten. Sie waren gelähmt. Ich lag im Bett und flippte völlig aus; eine Lähmung war eine meiner größten Ängste. Ich nutzte meine Arme, um mich vom Futon auf den Boden zu ziehen, wo ich meine Beine massierte und auf sie einschlug, um ein Gefühl in sie hineinzubekommen. Endlich war ich in der Lage, mich in den Stand hochzuziehen und nach unten zu stolpern, während meine Beine unterwegs einige Male nachgaben und mich zu Boden sacken ließen.

Wie würde ich Yoga unterrichten, wenn ich mich kaum bewegen konnte? Ab jenem Zeitpunkt, in dem der Stuhl zusammengebrochen war, schickte mich eine ganze Reihe von bizarren Umständen in eine Abwärtsspirale. Mein Unternehmen brach über mir zusammen. Mit meiner Ehe ging es bergab. Ich verwandelte mich von jemandem, der unglaublich fit, stark und biegsam war und ein florierendes Unternehmen führte, in jemanden, der beinahe alles zu verlieren schien. Wie konnte ich mit einem weiteren Rückschlag fertigwerden?

ADLERLÄUSE

Vor ein paar Jahren leitete ich ein Yoga-Retreat in Utah in der Nähe von *Angels Landing*. Ein ortsansässiger Falkner, Martin Tyner, kam vorbei, um unserer Gruppe eine Vorführung zu geben. Es war elektrisierend. Martin packte diese riesigen Käfige aus, als ob sie Geschenke wären, und holte nacheinander jeweils einen Falken, einen Habicht und eine Eule hervor. Es waren prachtvolle Geschöpfe, doch ich hatte nur Augen für Bud, den prächtigen Amerikanischen Steinadler mit den stechend gelben Augen, der die meiste Zeit der Vorführung auf Martins Arm saß.

Martin erzählte uns eine erstaunliche Geschichte über einen anderen Adler, den er gesund gepflegt hatte. Als er den Adler fand, hatte er einen schwer verletzten Flügel; ohne seine Fähigkeit zu jagen wäre dieses wunderschöne Wesen bald gestorben. Der Adler benötigte eine sehr gewagte, gefährliche Operation – und zwar so gewagt, dass der Vogel nicht einfach betäubt und ruhiggestellt werden konnte wie bei einer normalen Operation. Martin musste den verletzten Vogel stundenlang halten, während der Tierarzt operierte. Während er ihn hielt, kam eine sehr große Adlerlaus – sie war mehr als einen Zentimeter groß! – aus den Federn des Vogels hervor und begann auf Martins Arm hinaufzukrabbeln, über seinen Nacken bis ins Kopfhaar nahe beim Ohr. Martin konnte es nicht riskieren, den Vogel loszulassen, um das Ungeziefer wegzuschnippen; das Leben des Adlers stand auf dem Spiel. Es blieb ihm nichts anderes übrig, als still zu bleiben, während dieses gruselige, eklige Ding seine Kopfhaut erforschte.

Das war eine Riesenoffenbarung für mich: Wenn du eine schwere Zeit durchmachst, musst du lernen, das festzuhalten, was für dich kostbar ist, was auch passieren mag. Halte es locker, halte es behutsam – halte es einfach. Alles andere, was passiert – sei es gruselig, eklig, ärgerlich oder beängstigend –, sind nur Adlerläuse.

Der kostbare Adler war das, was für Martin wichtig war. Für mich sind die Verbindung zu meinem Spirit, meine Medizinpfeife und das Unterrichten von *Forrest Yoga* zur *Wiederherstellung des Bandes des Volkes* wie meine Adler. Ich muss sie beschützen, egal, welche Krisen mich schütteln. Wo Adler sind, sind auch Adlerläuse. Das lässt sich nicht ändern. Jedes Mal, wenn ich einen Rückschlag erleide, erinnere ich mich daran: *Das sind nur Adlerläuse. Halte einfach nur den Adler still, so wird er wieder fliegen können.*

SPIRITUELLER FOKUS:
WEIGERE DICH, DEN DIKTATEN DEINER KONDITIONIERUNG ZU FOLGEN

DHARMA-DUELLE

Wie ich bereits in Kapitel 5 erklärt habe, ist ein *Dharma-Duell* eine Möglichkeit, eine Situation umzudeuten, um dich selbst herauszufordern, wobei du dich fragst: *Was kann ich genau jetzt anders machen, um die Diktate dessen, was mein Leben zu beherrschen versucht, nicht zu befolgen?* Es ist erfinderisches Problemlösen. Die Entscheidung, ein *Dharma-Duell* auszufechten, heißt nicht, dass du Lösungen für alles hast; du formulierst nur deine Absicht, dass du sie finden wirst. Indem ich *Dharma-Duelle* mit den Folgen meines Missbrauchs, meiner Bulimie, meiner Epilepsie und meiner Lähmungserscheinung ausfocht, lernte ich, nicht aufzugeben. Egal, welche Rückschläge ich erleide, ich weiß jetzt, wie ich mich mit ihnen duelliere, anstatt mich mit dargebotenem Hals und von mir gestreckten Pfoten auf den Rücken zu rollen.

Es gibt einen alten Witz über einen Jungen, der wie wild in einem Riesenhaufen Ponykacke buddelt. Der Haufen ist größer als er selbst, aber er schaufelt immer weiter. »Warum vergeudest du deine Zeit damit, dich durch all diesen Pferdemist durchzugraben?«, fragt ein anderer Typ. »Ich hab mir gedacht, wenn hier so viel Scheiße ist«, antwortet der Junge, »dann muss hier irgendwo ein Pony drin sein.« In unserer Traumwelt – speziell meiner – finden wir die Ponys in Bergen von Mist. Aber selbst wenn nicht, lautet die Herausforderung: *Wie kann ich diese Scheiße nehmen und daraus Dünger machen, um Humor und Schönheit auch in der Verzweiflung zu finden und daraus schöne Dinge entstehen zu lassen?*

Welchen Dünger könnte ich möglicherweise darin finden, sexuell missbraucht worden zu sein? Mein erster Gedanke war, wo ich das nun schon mal durchmachen musste und jetzt in diesem Scherbenhaufen stehe, kann ich vielleicht anderen zeigen, dass sie nicht allein sind. Aber ich war noch nicht bereit, so weit zu gehen. Dennoch musste es doch etwas Sinnvolles geben, was ich mit dem machen konnte, was ich erlebt hatte. Ich wollte in der Lage sein, Sehnsüchte zu kultivieren, zu sagen: »Ich will …«, und zu spüren, dass ich es verdiente. Ich wollte in der Lage sein aufzuhören, in Schuld und Scham zu versinken, wenn ich etwas vermasselte. Ich wollte aufhören, alles zu meinem Problem zu machen. Ich wollte aufhören, mir Hilfe von anderen zu versagen, und stattdessen um das bitten, was ich brauchte.

Meine Therapie bei Dr. Netherton hatte einen Samen des Einfühlungsvermögens und Mitgefühls für mich selbst gepflanzt. Ich konnte zugeben und respektieren, dass ich verdammt stark hatte sein müssen, um so winzig gewesen zu sein und doch so schreckliche Erlebnisse durchgemacht zu haben. Der körperliche Schock, regelmäßig unter Drogen gesetzt und vergewaltigt worden zu sein, war ein ungeheurer Preis für dieses Wissen, aber es war ein Beweis dafür, dass ich es überlebt hatte. Ich begriff, dass meine gegenwärtigen Probleme in meinem Leben nicht einmal annähernd so erschreckend waren – das ist ein fantastischer Ausblick. Ich musste zwar immer noch ständig mit dem Glauben ringen, dass ich zu zerstört war, um leben und lieben zu können. Ich fühlte mich immer noch am wohlsten, wenn ich die Einsiedlerin am Rande des Stammes spielen konnte, diejenige, die die Leute aufsuchen konnte, um geheilt zu werden, und die sie dann wieder in ihrer Ecke zurückließen. Aber ich hatte den Mut gefunden, mich mit Leuten hinzusetzen und mit ihnen gemeinsam zu essen. Ich konnte hinausgehen zum Meer in Santa Monica und das Glitzern auf den Wellen sehen. Wie konnte es sein, dass ich das nie zuvor gesehen hatte? Stopp. Atme. Warte. Schau. Da ist es. Die Momente, in denen ich etwas anderes als nur meine Zerstörung sah, wurden länger; die Dauer der Selbstverachtungsmomente wurde kürzer. Nach Jahren der Bulimie lernte ich das Gefühl kennen, wie es ist, essen zu können und mich dabei nicht zu verkrampfen oder es auskotzen zu wollen. Wie wunderbar die Erfahrung war, eine Mahlzeit zu haben, die in meinem Bauch blieb. Gewöhnliche Wunder.

Meine *Dharma-Duelle* mit Epilepsie haben mir beigebracht, mich nicht durch eine düstere Prognose aus der Bahn werfen zu lassen. Jeder Mediziner hatte mir gesagt, dass ich diese unüberwindbare, unheilbare Krankheit habe, ohne Aussicht auf Besserung außer durch Operationen oder Medikamente. Die Ärzte warnten mich: »Sagen Sie niemandem, dass Sie Epileptikerin sind, ansonsten werden Sie Ihre Freunde verlieren.« Manche Leute dachten auch, dass meine Epilepsie ein Zeichen spiritueller Besessenheit sein könnte. Niemand sagte mir, dass eine Therapie helfen könnte. Aber mein *Dharma-Duell* lehnte diese geistige Haltung ab, dass sich nichts verändern würde, nichts helfen würde. Ich begann meinen Tanz des Erforschens, allen sogenannten unüberwindbaren Widrigkeiten zum Trotz, und fand Wege. Durch die Arbeit mit Dr. Netherton hatte ich immer seltener Anfälle. Ich habe seit ungefähr fünfzehn Jahren keinen mehr gehabt, obwohl mein Gehirn bei blitzenden Kameras oder flackernden Lichtern immer noch reagiert.

Hier ist also der Dünger: *Du musst wissen, dass du, wenn du zum Arzt gehst und er sagt, es gebe keine Hoffnung, du noch woanders schauen kannst.* Es gibt ein großartiges Sprichwort von Benjamin Franklin: »Die Definition von Wahnsinn ist: immer wieder das Gleiche zu tun und unterschiedliche Ergebnisse zu erwarten.« Wenn du ein anderes Ergebnis haben möchtest, mach etwas anders! Wenn ein Informationsfluss für dich nicht funktioniert, halte Ausschau nach einem anderen, der es tut. Das ist unglaublich wichtig für jeden, der missbraucht worden ist oder mit einer Immunsystemkrankheit zu kämpfen hat, wie zum Beispiel dem Chronischen Erschöpfungssyndrom oder dem Epstein-Barr-Virus-Syndrom. Häufig haben wir in unserem Leben gegen etwas angekämpft und konnten es nicht besiegen, also haben wir einfach aufgegeben. Dieses Aufgeben kann von unserem Immunsystem als Zugeständnis verstanden werden, nicht in der Lage sein zu müssen, Viren oder Krankheiten zu bekämpfen. Mein Triumph über meine Epilepsie ist ein unglaublicher Schatz gewesen, wie das Geschenk, andere lehren zu dürfen, nicht aufzugeben, wenn sie ihre eigenen schwierigen Diagnosen bekommen.

Es dauerte Jahre, mich von meinem Unfall im Restaurant mit diesen Lähmungsfolgen zu erholen. Die MRT zeigte, dass ich einen Bandscheibenvorfall und Muskelfaserrisse in Nacken und Rücken hatte. John musste mich die Treppen hochtragen, damit ich in meinem Yogazentrum unterrichten konnte. Er legte mich auf ein Schaffell, da ich keinen festen Druck auf meinen Knochen ertragen konnte. Ich fühlte mich wie eine Invalidin. Ich hasste es, um Hilfe zu bitten. Der Stress war schließlich der Todesstoß für unsere Ehe, die ich sehr schätzte und die bereits durch meinen Prozess der Missbrauchsverarbeitung sehr belastet worden war. Wir ließen uns scheiden. Mein Unternehmen war ruiniert, und ich hatte eine liebevolle Beziehung verloren.

Ich schickte ein Gebet nach oben: *Egal wie, liebe Schutzgeister, ich möchte das beenden. Bringt mir das, was ich als Nächstes tun muss, auf behutsame, auf schöne Weise.* Beten um Behutsamkeit war ein Riesenschritt für mich! Aufgrund meiner Verletzungen nahm ich zu hervorragenden Chiropraktikern Kontakt auf und begann, überwältigende Träume zu bekommen, wie ich meinen Körper heilen konnte. Daraufhin entwickelte ich die Bauchmuskelübungsreihe für *Forrest Yoga*, wie zum Beispiel *Abs with a Roll*. Ich fand heraus, wie man in bestimmte Punkte hineinatmet, um dort Leben hineinzubringen. Meine Heilfähigkeiten entwickelten sich exponentiell, weil ich mich aus dieser Verletzung herausarbeiten musste. Meine Sehfähigkeiten verbesserten sich, weil ich kein grelles Licht ertragen konnte – ich hätte gekotzt. Die einzige Lösung war, mich mit den Armen über meinen Augen auf mein Schaffell zu legen und zu unterrichten. Ich stellte fest, dass ich energetisch Leute hinten im Raum sehen und ihnen Anweisungen geben konnte. Das war für meine Schüler natürlich völlig merkwürdig, aber es war schön für mich: Ich unterrichtete die Gruppe, indem ich Energie las. Ich hatte so viel aufgrund dieses Unfalls mit dem Stuhl verloren, doch ich erhielt erstaunliche Geschenke im Gegenzug.

Wann immer du diesen Punkt der Verzweiflung erreichst, ist das wie ein Warnzeichen; du bist dabei, dich auf das Schlachtfeld für ein *Dharma-Duell* zu begeben. Frag: *Was kann ich in diesem Moment anders machen? Wie kann ich diese Scheiße in Dünger verwandeln?* Jetzt hast du es in der Hand: Indem du herausfindest, was du mit dem tun kannst, was man dir angetan hat, verwandelst du dein Karma in ein Dharma. Halte Ausschau nach den Geschenken in deinen Erlebnissen.

HÖR AUF, DAS OPFER ZU SPIELEN

Deiner Opferrolle den Rücken zuzukehren ist ein wichtiger Schritt in Richtung Heilung vor Rückschlägen. Ich hätte mich dazu entschließen können, mich in meinem Missbrauch, meiner Epilepsie und meinen Lähmungserscheinungen zu suhlen. Das hätte mir vielleicht etwas Mitleid und schwachen Trost gebracht, doch der Weg des Tapferen bestand darin, meine Opferrolle herauszufordern, statt mich in ihr zu suhlen.

Viele von uns sind zu Opfern gemacht worden: Wir wurden gefeuert, ausgeraubt, fallen gelassen, angegriffen, betrogen usw. Sehr oft ist es nicht unsere verdammte Schuld. Manchmal machen wir uns selbst Vorwürfe: *Wenn ich nur gewusst hätte ...* Wir sind echte Opfer in diesem Moment, und das hinterlässt eine Spur des Traumas. Allerdings müssen wir jetzt eine Entscheidung treffen: der Opferrolle den Rücken zuzukehren oder weiterhin auf eine so unterwürfige Weise zu leben, die uns zu jedermanns Beute macht. Die Medien halten das Image der Opferrolle aufrecht; schalte die Nachrichten ein und du wirst von furchteinflößenden Geschichten von unaufgeforderter Gewalt überflutet. Manche Leute können es genießen, wenn sie bemitleidet werden oder besondere Aufmerksamkeit oder Hilfe bekommen. Die Kehrseite der Opferrolle ist jedoch, dass du in einem angstvollen Zustand lebst, der dich davon abhält, den Weg zu gehen, den du gehen möchtest. Es ist sogar noch gefährlicher, denn du strahlst eine geistige Energie aus, leuchtend wie eine Neonreklame: *Hey, ich bin dein Mittagessen – komm und friss mich!* Ein Raubtier kann ein Opfer schneller ausmachen als ein Sozialarbeiter.

Wenn du in den Opfermodus gehst – *Ich werde angegriffen!* oder *Ich kann nicht ausweichen!* –, setzt dein Körper chemische und hormonelle Wasserfälle in Bewegung. Cortisol, das Stresshormon, durchflutet deinen Körper. Dein Gehirn stellt von rationalem Denken auf Alarmstufe Rot. Die Stressreaktion richtet verheerende Schäden in deinem Körper an, einschließlich deines Immunsystems, und macht dich zur leichten Beute für chronische Krankheiten.

Als ich mich dabei ertappte, dass ich in einem angstvollen Zustand lebte, beschloss ich, mich für einen »Überfallsimulation«-Kurs anzumelden, der Frauen beibrachte, wie sie sich verteidigen können, wenn sie angegriffen werden. Wir hatten sowohl Lehrerinnen als auch Lehrer. Die Lehrerinnen trainierten uns und zeigten uns Dutzende verschiedene Arten, wie wir die Scheiße aus den Lehrern herausprügeln konnten, die stark gepolsterte Anzüge trugen. Als ich lernte zurückzuschlagen, schaltete ich mein Immunsystem wieder ein. Deshalb glaube ich nicht an *Ahimsa*, die Lehre von Gewaltlosigkeit; wir müssen lernen, wie wir für das kämpfen können, was uns wichtig ist. Unser Körper weiß, wie man kämpft, und wenn er damit aufhört, sind wir tot. Bevor ich mit meiner Therapie begonnen und die Entscheidung getroffen hatte, kein Opfer mehr sein zu wollen, war ich die ganze Zeit krank gewesen. Inzwischen werde ich nur sehr selten krank.

Triff die Entscheidung, dass du nicht als Opfer leben möchtest. Interessanterweise schließt du, wenn du dein Denken veränderst, diese Stressreaktion kurz – und dein Körper bekommt deswegen einen leichten Wutanfall. Plötzlich funktioniert sein bewährter Bewältigungsmechanismus – nämlich auszuflippen – nicht mehr. Vielleicht glaubst du, dass die Entscheidung, nicht länger als Opfer zu leben, dir helfen wird, deinen Körper zu beruhigen. Und das wird er langfristig auch. Doch anfangs wirst du genau das Gegenteil erleben!

Während du mit dem Prozess beginnst, deine Rückschläge zu verarbeiten, wirst du einige (oft alarmierende) Anzeichen erleben, dass du in der Heilung begriffen bist: eine Achterbahnfahrt durch das ganze emotionale Spektrum, körperliche Symptome wie Durchfall oder eine laufende Nase – der Körper wirft buchstäblich allen unnützen Ballast ab. Du bekommst vielleicht Akne oder Hautausschläge – du scheidest die emotionalen Eiteransammlungen aus. Die Symptome machen dich vielleicht verrückt, aber das ist einfach ein Teil des Prozesses. Die alte Balance funktioniert nicht mehr für dich; die alte Struktur muss zerfallen. Es ist qualvoll, solange du es nicht als eine heilsame Krise ansiehst. Der Zerfall ist beängstigend! Erinnere dich an die Lektion der Todesmeditation: Der Tod entspricht dem Öffnen von Raum für neues Leben. Wir setzen Chaos und Zerfall nicht mit dem Zugang zur Wahrheit gleich, aber sie sind ein Teil davon! Es braucht eine Weile, bis sich ein neues Muster auf geistiger, körperlicher, spiritueller und emotionaler Ebene bildet. Die chemische Reaktion deines Körpers auf eine gegebene Situation wird immer und immer wieder infrage gestellt, aber jedes Mal, wenn du sagst: *Ich nehme eine bestimmte Haltung ein*, statt: *Ich werde das Opfer spielen*, bringst du deinem Körper bei zu heilen.

Der Zeitplan jedes Einzelnen für die Reise vom Opfer zum Sieger ist unterschiedlich. Keine zwei Menschen werden eine heilsame Krise auf die gleiche Weise erleben. Wie weißt du, wann es vorbei ist? Manchmal wachst du einfach auf und bist einfach, ohne besonderen Grund, glücklich. Ich kann feststellen, dass die Heilung beinahe vollzogen ist, wenn meine Schüler Orgasmen in ihrem Sexualleben haben – oder sogar auf der Matte! (Sie erzählen mir diese Neuigkeiten sehr gerne.) Nun, das ist etwas, worauf du dich freuen kannst!

NUTZE DEINE TRIGGER, UM DEINE WAHRHEIT ZU FINDEN

Im *Forrest Yoga* sagen wir immer: *Never waste a good trigger* – Vergeude niemals einen guten Auslöser. Ein Auslöser, also ein Trigger, ist etwas, was bei dir einen bestimmten Knopf drückt. Jemand sagt etwas, und du bekommst eine rasende Wut oder Panik, die in keinem Verhältnis zum Gesagten steht. Jemand berührt dich leicht, und du reagierst, als ob du angegriffen worden wärst. Trigger sind schrecklich unangenehm; sie erzeugen so schnell eine Reaktion, dass du manchmal nach Luft schnappst und dich fragst: *Was zum Teufel war das denn?* Dennoch können Trigger enorm lehrreich sein, selbst wenn du durch dieses Chaos waten musst. Sie sind ein sicheres Zeichen, dass etwas tief in dir einer Heilung bedarf. Sie bieten dir eine Gelegenheit, in die Tiefe zu arbeiten. Verfolge die Empfindung. Sie wird dich zu dem emotionalen Eiterherd bringen.

Die Arbeit mit Dr. Netherton hat mir geholfen, den Missbrauch in meiner Kindheit mit zwei Reaktionen zu verbinden – meiner Neigung, schnell wütend zu werden, und meiner Tendenz, sofort in einen emotionalen Abgrund zu stürzen. Alles, was ich als Provokation oder Angriff auffasste, löste etwas in mir aus; doch als ich verstand, warum ich so darauf reagierte, konnte ich die Verletzung tief in meinem Körper aufspüren, hineinatmen und sie allmählich heilen. Danach konnte ich an die Person oder Situation, die das ausgelöst hatte, wieder mit klarem Kopf herangehen. Ich habe immer noch Momente, in denen ich überreagiere, aber jetzt kann ich ein *Dharma-Duell* daraus machen und den Trigger dieses Moments erkennen. Dann kann ich sagen: »Das ist mein Trigger; das galt vielleicht damals, aber jetzt nicht mehr.« Wenn ich das tue, reagiert mein Körper manchmal unverzüglich, als ob mein Zellgewebe sich um den Trigger chemisch verändert hätte. Unsere Trigger können als Beweis für unsere Opferrolle auftreten, aber auch die Einladung darstellen, eine tiefere Wahrheit aufzuspüren.

DIE LEKTION ÜBER SISIUTL

Mit großen Rückschlägen fertigwerden zu müssen ist harte Arbeit. Du erlebst oft den Horror eines Traumas erneut, während du es noch einmal durchdenkst, um es zu verarbeiten. Es kann emotional erschöpfend sein, sich durch solche Trigger durchzuarbeiten. Die Ängste, die hochkommen können, sind enorm. Ich fordere meine Ängste heraus, indem ich die Macht von Sisiutl herbeirufe, einem mächtigen übernatürlichen Wesen der Ureinwohner Nordamerikas des Pazifischen Nordwestens.

Sisiutl ist verkörperter Terror. Diese abscheuliche Schlange mit Köpfen an beiden Enden ihres Körpers bewegt sich auf Feuchtigkeit fort – nicht nur auf Flüssen, Bächen, dem Tau und Regen, sondern auch auf deinen Tränen, deinem Blut, deinem glitschigen Schweiß. Sisiutl ist auf der Jagd nach Angst. Sisiutl wird von dem angelockt, was dir am meisten Angst bereitet. Wo auch immer deine größte Angst sitzt, Sisiutl wird sie finden. Im Nordwesten sind die Bäume verdreht und gekrümmt und tot, weil sie vergebens versucht haben, von Sisiutl davonzulaufen – genau das passiert, wenn du vor deiner

Angst davonläufst. Wenn Sisiutl hinter dir her ist, ist der Drang zu
Fliehen beinahe unaufhaltsam, aber sobald du losrennst, wird Sisiutl
deine Seele unwiderruflich in die vier Himmelsrichtungen jagen –
und das ist dein Ende.

Deine einzige Chance zu überleben besteht darin, Sisiutl gegen-
überzutreten. Du musst lernen, wie du eine bestimmte Haltung
einnimmst, in Balance kommst, tief atmest, deine Füße aktiv
hältst und deinen Krafttanz tanzt. Die Medizinleute lernen einen
bestimmten Tanz, sprechen Schutzgebete und singen ihr Medizin-
lied. Mit jedem Zentimeter, den Sisiutl näher an dich herangleitet,
wirst du dir ihrer schleimigen Haut umso bewusster, ihres furchteinflößenden Blickes, ihrer grässlichen Fratze mit der herausge-
streckten Zunge, der rasierklingenscharfen Zähne und des übelrie-
chenden Atems, der nach Tod stinkt.

Halte an deinem Glauben und deinem Spirit fest, wenn Sisiutl
näher kommt, immer näher. Tanze und singe weiter, bleib ruhig,
egal wie groß deine Angst ist; Sisiutls anderer Kopf wird sich dir zuwenden. Jetzt kommen zwei furchteinflößende Köpfe auf dich zu!
Inmitten des schlimmsten, unvorstellbarsten Terrors, wenn Sisiutls
Zähne nur mehr ein paar Zentimeter von deinem Gesicht entfernt
sind, fixieren sich die beiden Köpfe gegenseitig mit ihrem Blick. In
diesem Moment bekommt sie das Geschenk, sich selbst zu sehen,
da sie im Gegenüber ihres Selbst die Wahrheit sieht. Die beiden verlieren sich im Blick des Gegenübers. Wenn du tapfer geblieben bist,
wird dich Sisiutl nicht beißen; stattdessen wird sie sich langsam abwenden und davonkriechen, und mit ihrem Verschwinden schwin-
det deine panische Angst.

Sisiutl lässt dich mit dem Geschenk des Mutes und einem starken
Herzen zurück und dem Glauben, dass du alle scheinbar unüberwindbaren Widerstände auflösen kannst. Die *Hüter der Weisheit*,
Stlalacum genannt, sind Sisiutls Begleiter; sie erinnern uns daran,
dass wir uns jedes Mal unwiderruflich verändern, wenn wir uns der
panischen Angst widersetzen.

Sisiutl ist meine Verbündete. Immer wenn ich voll panischer Angst
bin, weiß ich, dass ich meinen Tanz tanzen und mein Lied singen

muss. Du musst herausfinden, was nötig ist, um *deinen* Tanz zu tanzen und *deine* Haltung einzunehmen. Dein Tanz könnte ganz einfach darin bestehen, deine Füße fest in der Erde zu verwurzeln und dich zu weigern, wieder wegzulaufen. Aktiviere deine Füße und atme!

Du wirst immer und immer wieder mit Sisiutl tanzen müssen. Aber jetzt wirst du wissen, wie du dieser panischen Angst begegnest. Immer wenn mich ein Rückschlag zu überwältigen droht, konzentriere ich mich auf Sisiutl. Egal, wie sehr meine Knie zittern, ich singe mein Medizinlied, tanze meinen Tanz – und ich bringe das Monster dazu, klein beizugeben. Bis zum nächsten Mal.

EIN GEBROCHENES HERZ FLICKEN

Ob du ein Banker bist, der ein Schriftsteller sein wollte, eine Hausfrau, die sich nach einer Karriere sehnte, oder ein Computerprogrammierer, der Theater spielen wollte, es bricht einem immer das Herz, wenn man sich von seinem Herzenswunsch abwendet. Dieser gleiche Schmerz eines gebrochenen Herzens tritt auch dann auf, wenn man jemanden verliert, von dem man denkt, dass er unersetzbar ist. In dem Bemühen, dein Herz vor weiterem Schmerz zu schützen, kann es passieren, dass du es einsperrst. Ich lerne das jedes Mal, wenn ich es riskiere zu lieben, allerdings flickt und stärkt diese Handlung mein Herz.

Wenn du durch ein gebrochenes Herz am Boden zerstört bist, ist die Heilung eine Herausforderung. Wenn es passiert, wirst du in kleinen Schritten lernen müssen, wieder zu lieben. Ich kannte einen Mann, der in Kummer versunken war, weil seine Frau gestorben war. Sein Herz war gebrochen; er war krank und antriebslos. Er war voller selbstgerechter Gedankengänge, warum er sich für immer zurückziehen sollte – *Ich hatte das Glück, die Liebe meines Lebens zu haben, warum sollte ich noch einmal darum bitten?*

Ich habe für diese Art von Drama kein Verständnis. Ja, du warst in der glücklichen Lage, deine Liebste zu haben. Aber ich verspreche dir, dass du diese Person nun durch die rosarote Brille siehst; du erinnerst dich nicht an all die Reibereien, die ein normaler Teil jeder Beziehung sind, und du bist echt ein verdammter Idiot, wenn du deiner Enttäuschung erlaubst, dich vor mehr Liebe zu verschließen. Nehmen wir mal an, du nimmst dieses exquisite Gourmetmahl zu dir – das beste Essen, das du je gegessen hast –, und deine Geschmacksknospen sind vollständig und auf jeder Ebene gesättigt, einschließlich einer tiefen Wertschätzung der Liebe und Aufmerksamkeit, die das Zubereiten der Speise erforderte. Und jetzt, nur weil du dieses eine großartige Essen gehabt hast, das du nie wiederholen kannst, heißt das, dass du nie wieder essen sollst? Natürlich nicht! Mit der Liebe ist es das Gleiche. Du hast Freunde, einen Hund, der dich liebt. Nun erwärme dein Herz mit diesen kleinen Flammen der Liebe – die zweibeinigen Freunde, die Vierbeiner und die geflügelten Freunde, die Zuneigung für dich empfinden. Kultiviere diese kleinen Zuwendungen.

Wenn du tief verletzt wurdest, möchtest du vielleicht dein Herz für immer verschließen, weil du solch einen Schmerz nie wieder erleben möchtest. Deine Angst vor großem Kummer könnte so groß sein wie Sisiutl. Triff eine tapfere Entscheidung: Sei berührt in deinem Herzen, und lass dein Herz durch die Liebe tapferer werden.

KÖRPERLICHER FOKUS

Wenn Menschen durch Rückschläge umgehauen werden, empfehle ich kein restoratives Yoga mit seinen Hilfsmittelchen und Kissen und nettem Yogaschläfchen. Das verändert deine Energie nicht. Wenn du dich völlig verschlossen hast und sich das Blut in deinen Gliedmaßen staut, muss es sich bewegen und mit frischem Sauerstoff durchspült werden. Suhle dich nicht in der Opferrolle – beweg dich auf der Matte!

Ich nutze auch gerne die Wärme als eine Verbündete, um die verhärteten Punkte und die narbenbedeckten Stellen deines Herzens zum Schmelzen zu bringen. Wenn ich unterrichte, heize ich den Raum zwischen 27 °C und 29 °C auf. Ich nenne das Schwitzhüttenyoga; es ist fantastisch, um den Prozess des Öffnens deines Herzens und anderer abgeschirmter Bereiche zu erleichtern.

PUSTE DIE SPINNWEBEN AUS DEINEM HERZEN

Uddiyana (siehe Seite 276) rührt dich bis ins Herz und hilft, die Spinnweben rauszublasen, sodass du dich besser mit deinem authentischen Selbst verbinden kannst. Wenn du todunglücklich oder verängstigt bist, ist es schwierig, deine Bauchmuskeln zu spüren. Mit *Uddiyana* bekommst du Kontrolle über deine Bauchmuskeln und lässt sie arbeiten.

Nutze deinen Kummer oder deine Angst als Ratgeber und atme dort hinein, wo dich die Angst gefangen hält. Wenn du deine Lungen leerst, schleudere all das Zeug heraus, das dich blockiert. Wenn du diesen Einatemzug nimmst, ist er wirklich süß, weil du ein paar Sekunden lang ohne Sauerstoff warst – und du wirst die Möglichkeit, frisches Leben, Stärke und Mut einzuatmen, umso mehr zu schätzen wissen. Bring deinen Bauchmuskeln bei, dein Herz zu unterstützen. Ich empfehle auch *Dolphin* (siehe Seite 216), *Elbow to Knee* (siehe Seite 89), *Chest Opener on the Wall* (siehe Seite 135–136) und *Camel* (siehe Seite 53), um das Herz zu öffnen.

SUN SALUTATIONS

Früher wollte ich jedes Mal, wenn ich einen Rückschlag hatte, etwas »konsumieren«. Ich feierte jegliche Art von Gelage – Drogen, Alkohol, Bulimie. Als Alki lernte ich, alles mit Alkohol zu verfeinern. Unmittelbar danach fühlte ich mich in meiner Selbstgefälligkeit bestätigt, doch später fand ich mich abscheulich, als ob ich mich beschmutzt hätte.

Bei Abhängigkeiten – das weiß ich jetzt – geht es wirklich um ein tiefes Bedürfnis, das danach schreit, befriedigt zu werden. Wenn Menschen akute Schmerzen haben, greifen sie zu Alkohol oder Medikamenten. Wir wenden uns einem Suchtverhalten zu, weil es uns von dem schmerzgeplagten Schrei dieses Bedürfnisses trennt. Wenn wir nicht wissen, wie wir etwas lösen sollen, versuchen wir, es zu betäuben. Doch Medikamente und Alkohol stellen nur den Feueralarm ab, lassen aber das Feuer der Zerstörung weiterwüten. Viel besser ist es, die Richtung zu ändern, sich mit dem Schmerz zu konfrontieren und herauszufinden, was dieser Bereich braucht. Er braucht Hilfe, eine »Feuerwehrfrau« oder einen »Feuerwehrmann«, also hilf ihm.

Das normale Zwölf-Schritte-Programm der Anonymen Alkoholiker funktionierte nicht für mich. Dann fand ich aber etwas, das funktionierte: *Sun Salutations* (Sonnengrüße). Wenn ich heute irgendwo Schmerzen habe und ein Verlangen, den Schmerz zu betäuben, aufkommt, mache ich *Suns*, weil Sonnengrüße so einfach sind, und wenn ich sie nicht der Reihe nach mache, stört es auch nicht. Ich fühle mich hinterher so richtig anständig, als ob ich meine Zellen in Sonnenlicht gebadet hätte. Ich spüre es von innen und außen, gereinigt, geöffnet. Ich kann noch in den Klauen eines verheerenden Rückschlags etwas Gutes für mich tun – wie ungewöhnlich!

Mit *Sun Salutations* gewinnst du Geschicklichkeit, deinen Atem und deine Energie zu bewegen. Sie wärmen die Muskeln auf und schmieren die Gelenke. Der Sauerstoff- und Blutfluss zu deinem Gehirn nährt es, entspannt es und stellt das geistige Geschwätz ein. Spüre die Energie, die während der *Sun Salutations* den Blutfluss in Schwung bringt!

1. **Namaste (Gebetshaltung):** Stell dich mit nach unten gezogenem Steißbein hin, Füße aktiv und Brustbein nach oben gezogen. Mit den Händen in *Namaste* – Handflächen berühren sich vor der Brust – nimm einen tiefen Atemzug und atme aus.

2. **Standing Backbend (Rückwärtsbeuge im Stand):** Atme ein, streck die Arme nach oben und hinten. Roll das Steißbein ein, schieb das Schambein nach vorne. Hebe die Rippen nach oben an und weite den Brustkorb zur Seite, während du die Fersen nach unten drückst.

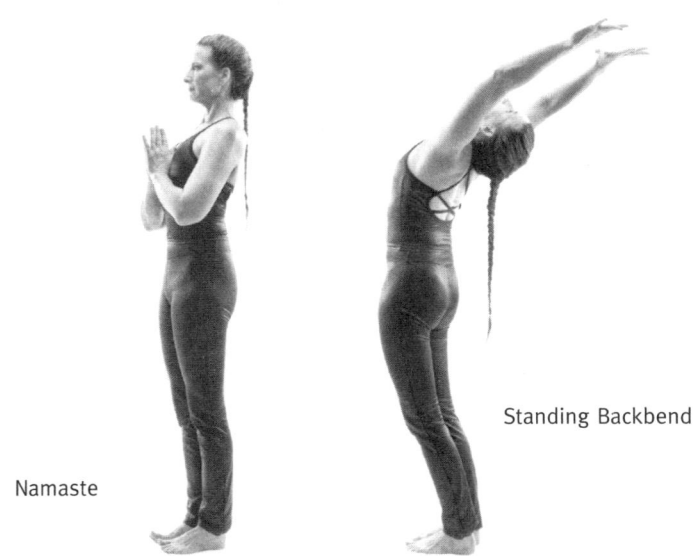

Standing Backbend

Namaste

3. **Forward Bend (Vorwärtsbeuge):** Atme aus
   und komm nach unten in eine Vorwärtsbeuge mit geradem Rücken. Lass den
   Nacken lang und die Füße aktiv.

Forward Bend

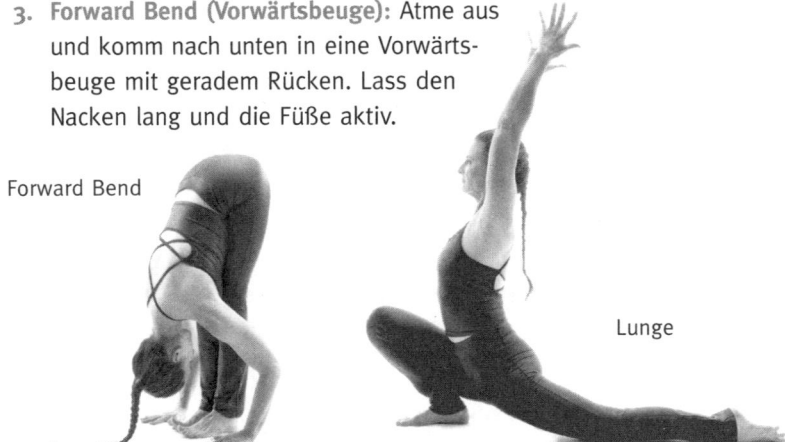

Lunge

4. **Lunge (Ausfallschritt):** Atme ein und tritt mit dem linken Bein
   nach hinten in einen Ausfallschritt. Senke deine Hüften in Richtung der vorderen Ferse ab. Lass die vordere Ferse flach am Boden und hebe die Rippen und Arme hoch. Spreize die Finger weit
   auseinander und roll das Steißbein ein.

5. **Plank (Brett):** Atme aus, Hände auf den Boden. Atme ein und zieh das rechte Bein zurück in das Brett. Drück die Knöchel zusammen, zieh die Schultern weg von den Ohren und roll das Steißbein ein.

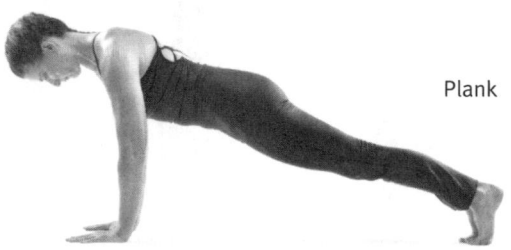

Plank

6. **Modified Chaturanga (Liegestütz-Variation):** Atme aus und leg die Knie ab. Zieh die Schultern weg vom Boden, entspanne den Nacken und leg den Oberkörper auf den Boden.

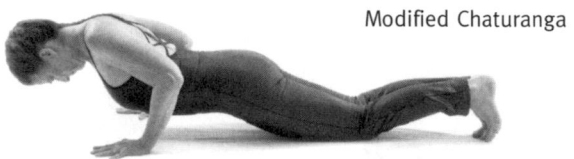

Modified Chaturanga

7. **Low Cobra (Kleine Kobra):** Leg die Hände ca. 30 cm vor die Schultern. Drück das Schambein in den Boden. Atme dann ein

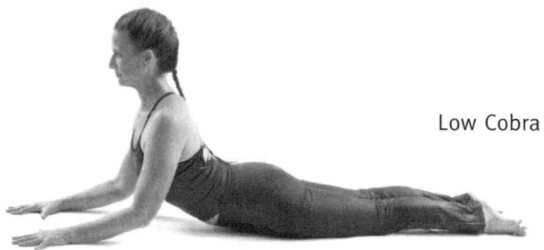

Low Cobra

und hebe den Oberkörper vom Boden hoch, indem du das Brustbein nach vorne ziehst. Zieh die Wirbelsäule lang und weite den Brustkorb, zieh die Schulterblätter nach unten, Ellbogen abgebogen ca. 8 cm über dem Boden, drück die Knöchel fest zusammen.

8. **Down Dog (Herabschauender Hund):** Atme aus und geh dabei mit aktiven Brustmuskeln in den *Down Dog*. Drück die Fersen nach unten und rolle die Schulterblätter in Richtung Achselhöhlen. Drück durch das Dreieck der Hände zwischen Daumen und Zeigefinger nach unten.

Down Dog

9. **Lunge:** Atme ein und steig mit dem linken Fuß nach vorne in einen *Ausfallschritt*. Senk die Hüften in Richtung der vorderen Ferse ab. Lass die vordere Ferse am Boden, hebe die Rippen und Arme hoch. Spreize die Finger weit aus einander und roll das Steißbein ein.

Lunge

10. **Forward Bend:** Atme aus und geh dabei nach vorne in die Vorwärtsbeuge – Beine gestreckt, Nacken und Rumpf entspannt und Füße aktiv.

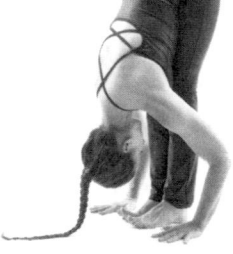

Forward Bend

11. **Standing Backbend:** Atme ein, komm mit geradem Rücken nach oben, wobei du den Bauch einziehst. Roll das Steißbein ein und schieb das Schambein nach vorne. Hebe die Rippen von der Taille weg nach oben und zieh das Brustbein Richtung Decke, während du die Fersen nach unten drückst.

12. **Namaste:** Atme mit den Händen in *Namaste* aus. Hebe die Brust, Füße aktiv, und roll das Steißbein ein.

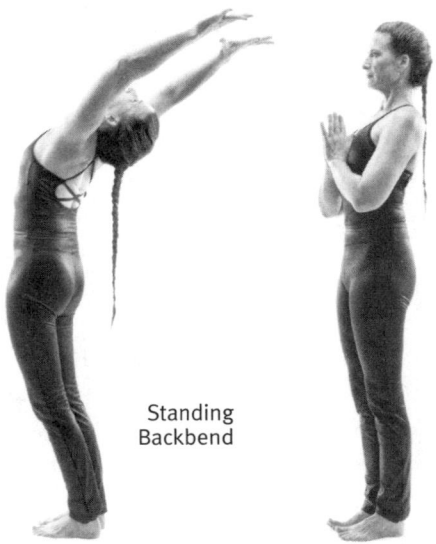

Standing
Backbend

Namaste

Mit Rückschlägen fertigzuwerden bietet uns eine beispiellose Gelegenheit zur Weiterentwicklung. Wie Schmetterlinge können wir in der Puppe die Gestalt verwandeln, während unser Leben eine neue Form annimmt. Wir erfahren eine unglaubliche Zeit der Verletzbarkeit, wenn wir aus der Puppe herauskommen – ich nenne es »Zeit der feuchten Flügel« –, während der wir einer neuen Welt begegnen, in der keine der alten Regeln gilt. Doch wenn wir den verheerenden Auswirkungen unserer schlimmsten Ängste und unseres größten Kummers entgegentreten, können wir tatsächlich davonfliegen. Wir sind unwiderruflich verwandelt, außergewöhnlich schön.

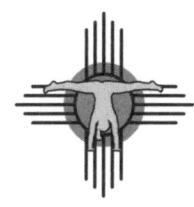

10

DIE MACHT DER ZEREMONIE:
BALANCE SCHAFFEN UND FEIERN

AN MEINEM VIERZIGSTEN Geburtstag gab meine Freundin Madaline eine Party für mich. Das war neu für mich, denn ich hatte dieses Ereignis nie zuvor gefeiert. Meine ersten vierzig Jahre bestanden aus so ekelhaften Zeiten und viel schwieriger Heilungsarbeit. Ich war froh, dass ich sie überlebt hatte, aber das war nichts, was ich hätte feiern wollen. Ich wollte meine zweiten vierzig Jahre zelebrieren und ich wollte aufblühen – es sollten Jahre voller Respekt, Bewunderung und Liebe werden.

Ich lud meine Freunde und Schüler mit einer Bitte ein: *Gebt mir keine Geschenke; schenkt mir eine Zeremonie. Ich möchte einen* Talking Circle. *Erzählt mir eine Geschichte über ein Erlebnis, das wir gemeinsam hatten, das unsere Beziehung zueinander gestärkt hat.* Ich wollte etwas für mein Herz.

Die Geschichten an diesem Abend waren fantastisch: liebevoll, lustig, bewegend. Josquin, damals ein fanatischer Vegetarier, erzählte eine lustige Geschichte, als er das erste Mal bei mir zu Hause war und eine Putenkeule fein säuberlich abgenagt bei mir im Mülleimer fand. (Er wusste nicht, dass ich sie Wicca, meinem Papagei, gegeben hatte, einem akribischen Knochenabnager und -polierer.) Er schauderte; für ihn war es, als ob er auf den Schauplatz eines Verbrechens stolpern würde. Wollte er wirklich die Bekanntschaft mit so einer zügellosen, überzeugten Fleischfresserin? »Ich musste schlucken«, erzählte er uns allen, die im Kreis saßen, »und ich beschloss, Ana trotzdem zu lieben.«

Jeder in dieser freudestrahlenden Gruppe warf ein anderes liebevolles Licht auf mich. Es war ein Abend voll schallendem Lachen, Tränen, Umarmungen. Ich begann, mein inneres Fundament auf einem Rad der Wahrheit, der Liebe, der Zuneigung, der Weisheit und des Humors neu aufzubauen. Ich mahnte mich, mich nicht zu verschließen, denn da war so viel Zartheit, Liebe und Zuneigung. Ich fühlte mich im Gleichgewicht und in der Lage, das Leben, nach dem ich mich verzweifelt sehnte, zu gestalten.

IN DER ZEREMONIE

In einer Zeremonie zu sitzen – einer Art heiligen Pause – bedeutet, eine Bestandsaufnahme über mein derzeitiges Leben zu machen, meine Erfolge zu feiern und abzuschätzen, wo ich Balance in mein Leben bekommen muss. Balance ist immer noch eine meiner größten Herausforderungen; ich kann besser auf meinen Händen als in meinem Leben balancieren! Die Zeremonie verbindet mich mit den *Schutzgeistern* und der Essenz meines Selbst. Die meisten typischen Bräuche beim Feiern – wie die ungesund süße Geburtstagstorte mit vielen Geschenken – sprechen mich nicht an. Aber die Zeremonie tut es.

Die Zeremonien der Ureinwohner Nordamerikas wurden normalerweise nicht niedergeschrieben und geradezu als Geheimnis zwischen dem Medizinmenschen und den Teilnehmern bewahrt. Da wir nicht in Stämmen mit eigenem Medizinmenschen leben, finde ich, dass die Information für unser Volk zugänglich gemacht werden muss, sodass jeder, der das brennende Verlangen zu lernen hat, diese Lehren nutzen kann. Das ist keine Entehrung der Tradition. Meine Absicht mit dem Niederschreiben meiner Zeremonien ist, das *Band des Volkes wiederherzustellen*.

Die meisten Menschen beschäftigen sich mit Zeremonien, wenn sie Probleme haben, so wie wir uns mit unserem Spirit erst dann verbinden, wenn wir sterben. Nutze die Zeremonie nicht nur, um das richtigzustellen, was falsch läuft, sondern auch, um das zu erkennen, was gut läuft, und dich darauf zu konzentrieren, mehr von dem, was du dir wünschst, in dein Leben zu bringen. Leg mit der Zeremonie dein Ziel fest, und dein ganzes Leben wird einen Zweck haben. Besondere Aufmerksamkeit auf das wirklich Wichtige zu lenken – *Ich möchte drei Dinge zu meinem Beauty-Report hinzufügen* oder *Ich möchte eine Dankbarkeitsliste machen* – ruft es ins Leben. Mach die Zeremonie zu einem regelmäßigen Bestandteil deines Lebens.

Die Zeremonie ist eine Möglichkeit, zu feiern und den Spirit einzuladen. Indem du dich in eine Zeremonie begibst, triffst du die bewusste Entscheidung, in einen heiligen Raum einzutreten, eine bestimme Frage zu stellen und auf die Führung der *Schutzgeister* oder Jesu oder dessen, wer auch immer das für dich erfüllt, zu hören. Die Antwort, die wir bekommen, liegt für gewöhnlich außerhalb unserer Erwartungen, daher ist es wichtig, offen zu bleiben und die Reaktionen zuzulassen. Es erfordert Mut, um das zu bitten, was wir uns wünschen, weil uns so oft gesagt wurde, dass dies nicht in Ordnung sei.

Zu lernen, die richtigen Fragen zu stellen, statt wie ein Baby darauf zu warten, mit dem Löffel gefüttert zu werden, ist eine wichtige Lebensaufgabe. Es ist eine Kunst, wirklich gute, konkrete Fragen zu stellen; wenn du chaotische Fragen stellst, wirst du chaotische Antworten bekommen. Das Beten – das Stellen dieser Fragen – ist ein Teil der Zeremonie. Betrachtest du das Beten als ein Betteln oder Anflehen oder Verhandeln? Was glaubst du denn, mit wem du verhandelst – dem Chef? Mach aus deinem Gebet einer klare und deutliche Darbringung. Sammle deine Gedanken, beschließe, was für dich wichtig ist, und sprich aus, was in deinem Herzen ist.

Die Zeremonie ist auch die perfekte Zeit, um über das nachzudenken, was du hast, damit du dafür dankbar sein kannst. Sich auf Dankbarkeit zu konzentrieren verändert uns alchemistisch und bringt uns aus dem »Hungrigen-Geist«-Modus heraus, dem Zustand, in dem nie etwas genug ist und wir ständig noch mehr wollen. Wenn wir in die Dankbarkeit gehen, können wir den Zauber, der in unserem Leben wirkt, anerkennen und spüren.

Ich habe Zeremonien entwickelt, die für mein Leben sinnvoll sind; sie geben mir die Möglichkeit, innezuhalten und nachzudenken, Fragen zu stellen und Antworten zu erhalten. Ich werde in diesem Kapitel ein paar meiner Zeremonien mit dir teilen, damit du gemeinsam mit mir experimentieren kannst, was für dich funktioniert.

SPIRITUELLER FOKUS:
SINNVOLLE ZEREMONIEN ENTWICKELN

ZEREMONIEN FÜR
TAGUNDNACHTGLEICHE UND SONNENWENDE

Ich liebe es, dass sich alles immer verändert: wie die Erde um die Sonne kreist, wie die Tage länger oder kürzer werden, wenn wir auf die Sonnenwende zugehen; und wie sie dazwischen Momente der perfekten Balance finden, die Tagundnachtgleichen. Als Kinder dieser Erde ist es einfacher für uns, Veränderungen vorzunehmen, wenn wir bewusst mit den Veränderungen der Erde arbeiten. Es macht Spaß, das Leben aus dieser Sicht zu betrachten: Was bedarf einer Neuausrichtung? Was kannst du ablegen, sodass du dich wieder auf das konzentrieren kannst, was du stärken möchtest? Wofür möchtest du deine Energie aufwenden? Gehst du in eine positive Richtung oder bist du auf Autopilot?

Bei Tagundnachtgleichen, also wenn Tag und Nacht gleich lang sind, geht es um Balance. Die Frühjahrs-Tagundnachtgleiche ist der perfekte Zeitpunkt, um dich zu fragen: *Was werde ich säen und ernten? Welche Dinge möchte ich beginnen?* Genauso wichtig: *Was darf enden; womit will ich nicht mehr arbeiten? Wo muss ich eine Balance schaffen (Arbeit im Vergleich zu anderen Aspekten im Leben)?* Der Frühling ist eine sehr sexy Zeit; alles keimt und wächst. Es ist eine gute Zeit, um Neues zu beginnen. Sechs Monate später, während der Herbst-Tagundnachtgleiche, frage dich: *Was möchte ich ernten – nicht nur, um es im Moment zu essen, sondern auch, um für meine Zukunft vorzusorgen? Ernte ich den gleichen alten Mist oder etwas Bedeutsames und Nährendes?* Richte deine Absicht darauf aus, sodass du das erntest, was du haben möchtest.

Eine Tagundnachtgleiche ist eine gute Zeit, um zu fasten und dich zu reinigen, sodass du mit neuer Frische starten kannst. Ich meine hier nicht nur die Reinigung von schlechtem, ungesundem Essen, sondern auch die Befreiung von der Hektik, dem ganzen Unsinn, der dir nichts bringt. Im positiven Sinne leer zu sein bedeutet, dich von den giftigen Abwässern deiner Lebenskraft befreit und dich mit frischer Energie aufgeladen zu haben. Nun gestalte dein Leben mit stärkerem Fokus und mehr Kraft.

Die Sommersonnenwende ist der längste Tag des Jahres. Es ist eine ausgelassene Zeit, in der du mehr funkelnden Glanz in dein Leben bringen kannst. Was musst du ans Licht bringen? Ich verwende die feierliche Energie der Sommersonnenwende für Zeremonien. Schwelge in der Sonne, genieße und aale dich in diesen ungeheuren Lichtmengen, die wir an diesem längsten Tag des Jahres haben.

Die Wintersonnenwende ist ein Zeitpunkt, um sich mit dem Tod zu beschäftigen; es ist an der Zeit, absichtlich und ganz bewusst in deine tiefsten, dunkelsten und mysteriösesten Orte vorzudringen. Was muss aufgeräumt werden? Wo ist ein guter friedlicher Ort in dir? Die Wintersonnenwende ist eine gute Zeit, um viel zu schlafen, dich mit deinen Träumen zu beschäftigen und herauszufinden, was sie für dein Leben zu bedeuten haben. Es ist eine wunderbare Zeit zum Nachdenken, weil draußen nicht so viel reges Treiben herrscht; alles liegt brach.

Finde die Essenz der Samen deiner Zukunft, schreib sie auf und hege sie. Welche möchtest du reifen lassen während dieser dunklen Zeit, wo es so wenig Sonnenlicht gibt? Was wirst du für das folgende Jahr anpflanzen? Was möchtest du aussortieren, weil es sich nicht lohnt, es noch einmal anzupflanzen? Leg dein Ziel fest, wofür du deine Lebenskraft einsetzen möchtest. Möchtest du deine Hypothek abbezahlen? Dein Yoga intensivieren? Wenn du mit etwas zu kämpfen hast – Missbrauch, Verlogenheit, Hoffnungslosigkeit –, möchtest du weiterhin ein Opfer bleiben oder bist du fertig damit? Das Unkraut kommt, wie es kommt, aber wenigstens pflanzt du nicht mehr diese Samen. Konzentriere dich darauf, diesen Tag zum Wendepunkt zu machen, um das Leben zu gestalten, das du am liebsten leben möchtest; schreib es auf.

Es ist eine Tradition, an diesem Tag die ganze Nacht aufzubleiben und zu beten, zu tanzen und zu singen, um das Licht zu begrüßen. Nach der längsten Nacht des Jahres wird es wieder heller. Egal, ob es für dich eine Nacht in der Hölle oder ein Jahr in Dunkelheit war, du kannst dich freuen, da du weißt, dass es nach und nach heller wird. Es ist egal, was du glaubst; es wird einfach passieren.

ZEREMONIE FÜR DEN TAG DER TOTEN

Ich liebe die lateinamerikanische Tradition des Tages der Toten am 2. November, wenn die Leute ihre Toten mit Festen, Geschenken, *pan de muerto* – diesem herrlich geformten Brot – feiern und die Lieblingsgerichte ihrer lieben Verstorbenen kochen. Überall sind farbenprächtige Kunstwerke mit Totenschädeln und Skeletten. Es ist eine große Party! Die Leute unterhalten sich und lachen und schwelgen in Erinnerungen. Es ist nicht so sehr eine Zeit der Tränen, sondern vielmehr des Lachens, der Gemeinschaft und des Sichwiederverbindens. Ich verbringe den Tag der Toten gerne mit meinen geliebten Verstorbenen, weil es mir hilft, unsere Beziehung aufrechtzuerhalten. Ich weiß nicht, wie das bei dir ist, aber ich habe niemals einen Pakt abgeschlossen, der besagt: »Bis dass der Tod uns scheidet.« Ich suche nach Wegen, um Liebe und Energie an meine geliebten Verstorbenen zu senden. Es ist eine Zeit der Erneuerung, wenn ich Blumen oder Sträucher in Gedenken an sie pflanze.

Du möchtest vielleicht ihre Grabstätte besuchen oder einen Lieblingsort, den ihr gemeinsam hattet. Mach das – entferne das Unkraut, pflanze etwas oder vielleicht lässt du einen coolen Stein dort oder ein anderes Andenken von einem Ort, den ihr beide geliebt habt.

Lass diesen Tag einen Tag der Wertschätzung sein. Errichte einen einfachen Altar. Stell Fotos von deinen geliebten Verstorbenen zusammen mit einer Kerze darauf. Bereite ihr Lieblingsessen und ihre Lieblingsgetränke zu – um sie selbst zu genießen und um sie auf den Altar zu stellen. Versammle deine Freunde oder Verwandten um dich und singt gemeinsam oder erzählt einander Geschichten – lustige, traurige, rührende. Teile deine geliebten Verstorbenen mit deinen lebenden Angehörigen. Tut die Dinge, die sie schätzen würden.

Mein Freund Jerry und ich tauschen Erinnerungen an seine geliebte verstorbene Ehefrau Doty aus. Einmal hat sie Jerrys Kleider, die er unordentlich zurückgelassen hatte, zusammengeknotet und nach draußen auf den Rasen geworfen. Die Frau, die ihn großgezogen hatte, hatte alles für ihn getan, doch Doty war nicht scharf darauf, hinter ihm herzuräumen. Sie setzte sich durch. Jerry und ich kichern immer noch über ihre Aktionen.

Obwohl es ein Tag der Freude und des Feierns sein soll, können auch traurige und schmerzliche Gedanken und Tränen aufkommen. Das ist in Ordnung. Tränen waschen unsere Wunden, die dann austrocknen und heilen können.

Setz dich und sei offen für die Geister deiner geliebten Verstorbenen. Werde ruhig und öffne die Türen zu deinem Herzen und deiner Seele und schau, ob deine lieben Toten dich besuchen wollen. Öffne deine Fenster, sodass der Atem ihrer Geister hereinströmen kann. Dann warte ab, was passiert.

Räum deine vorgefertigten Erwartungen aus dem Weg – du musst nicht die Umarmung deiner Mutter erleben, um dich mit ihrem Geist wieder zu verbinden. Wenn du nur Erinnerungen einfängst oder einen Moment des Zaubers oder einen Hauch vom Parfum deiner Mama, genügt das schon. Dein stilles Nachdenken darüber, warum du diese Person liebst, stellt an sich schon eine wunderschöne Ehrung dar. Wenn du nichts anderes erlebst, wo ist das Problem? Das genügt doch!

Wir sind so schnell dabei, uns zu verurteilen. Wenn wir etwas Merkwürdiges oder Gruseliges versuchen und nicht sofort etwas hören oder fühlen, glauben wir, versagt zu haben. Wenn wir Kontakt aufnehmen, während über uns eine Schicht von seelischem Schmerz, Kummer und Schuld liegt, können unsere geliebten Verstorbenen nicht durch sie hindurchgelangen, und wir auch nicht. Übe, diese Gefühle für einen Moment beiseitezuschieben. Wenn das noch nicht möglich ist, musst du es vielleicht später tun, wenn die Traurigkeit nicht mehr so frisch ist. Beginne die Ehrung deiner Verstorbenen, indem du die Liebe spürst, die ihr füreinander empfindet. Entspanne dich dort hinein.

Wenn du mal keine großartigen Botschaften empfängst, genieße das, was dir deine Sinne sagen. Nimm das, was passiert, als Wahrheit an. Wenn nichts passiert und du nur ein wenig Zeit in Ruhe verbracht hast, ist das auch gut. Verbringe einfach Zeit mit deinen geliebten Verstorbenen, solange du möchtest und kannst.

RÄUCHERN ZUR SEGNUNG

Das Räuchern ist ein grundlegendes Element der meisten Zeremonien der Ureinwohner Nordamerikas. Es ist der Prozess, Rauch von schwelendem Salbei, Süßgras oder Wacholder zu nutzen, um die Raumenergie, Gegenstände, Personen oder Werkzeuge zu reinigen, um negative Gedanken, böse Geister, negative Gefühle und alles, was das Reinigen und Heilen behindert, zu vertreiben. Manche Leute mögen diesen *Qualm* nicht, aber mir gefällt das *Räuchern*, weil ich Rauch ziemlich schön finde. Als ich noch Raucherin war, liebte ich es zu beobachten, wie die Rauchkringel von meinen Lippen aufstiegen. Ich sehe Wolken als Rauch. Rauch ist eine Möglichkeit zu sehen, wie sich die Luft bewegt – die Fußspuren des Windes.

Ich beginne meine Morgengebete gerne damit, den Raum zu räuchern. Auf energetischer Ebene ist das Räuchern deiner Umgebung wie eine Dusche am Morgen – es verschafft dir einen Neuanfang. Ich zünde ein Salbeibündel an, blase die Flamme aus und gehe im Uhrzeigersinn im Raum herum, um noch mal neu anzufangen. Dann rufe ich die vier Himmelsrichtungen herbei und füge einen andächtigen Aspekt hinzu und lege meine Absicht fest – welch ausgezeichnete Art, den Tag zu beginnen!

Um zu lernen, wie du das zu einer vollkommenen Vier-Himmelsrichtungen-Zeremonie (*Four Directions Ceremony*) ausdehnen kannst, besuche die Website www.forrestyoga.com.

TRAUMZEIT

Ich mag es, die Zeremonie dazu zu nutzen, in einen anderen heiligen Raum einzutreten, in dem ich Fragen stellen und Informationen und Antworten auf Gebete erhalten kann: *die Traumzeit.* Das ist der Name der Ureinwohner Nordamerikas für die Welt, die sich uns eröffnet, wenn wir schlafen. Wenn wir uns entsprechend darauf vorbereiten, werden wir wahrscheinlich ihre Geschenke bekommen in Form von Medizinträumen, die uns geschickt werden, um uns zu helfen.

Halte einen Notizblock und Stift bereit oder ein Aufnahmegerät – was am einfachsten für dich ist. Stell ein Glas Wasser und eine Lampe neben dein Bett, sodass du sehen kannst, was du schreibst, wenn du mitten in der Nacht aufwachst. Trink das Glas Wasser leer, bevor du schlafen gehst. Das Wasser wird deine Blase füllen, sodass du aufstehen musst, um aufs Klo zu gehen; das erleichtert es, dich an deine Träume zu erinnern und sie in diesem Moment aufzuschreiben. Dann leg dich hin und leg deine Absicht fest. Du möchtest vielleicht einfach nur etwas aus deinem Traum lernen oder du möchtest um Hilfe für ein bestimmtes Problem durch einen Traum bitten, an den du dich erinnern können willst. Schreib deine Frage ruhig auf, bevor du einschläfst, um dich besser darauf konzentrieren zu können.

Immer wenn du aufwachst, schreib deinen Traum *sofort* nieder, nachdem du ihn hattest – sogar noch bevor du aufstehst. Mach dir keine Gedanken, wenn du dich anfangs nicht an deine Träume erinnern kannst. Du wirst mit der Zeit besser werden.

Du wirst einen Medizintraum anfangs nicht unbedingt erkennen. Du wirst nicht wissen, was es ist, solange du dich nicht intensiv damit befasst. Denke über deinen Traum nach. Was könnte er möglicherweise symbolisieren? Was stellt jeder einzelne Aspekt für dich dar? Hat der Traum irgendeinen Bezug zu der Absicht, die du festgelegt hast? *Ich weiß es nicht* ist als Antwort völlig in Ordnung. Du wirst vielleicht analytisch werden; das ist okay – es ist alles nur Übung.

Beginne, deinen Träumen nachzugehen. Was passiert mit dir in der Traumzeit? Verarbeitet dein Geist etwas, was dir während des

Tages passiert ist? Geh hinein mit einem neugierigen und forschen-
den Geist. Analysiere später. Sei geduldig und großzügig. Gestatte
dir, dazuzulernen. Durch die Traumzeit navigieren zu können ist
eine Fähigkeit, die es wert ist, sie ein Leben lang zu verfeinern.

Wenn du anfängst, dich damit zu beschäftigen, versuch, dich nicht
zu sehr auf einen bestimmten Aspekt oder ein Symbol in deinem
Traum zu fixieren. Alles ist miteinander verbunden. Bleib flexibel.

Angenommen, du hast eine ganz bestimmte Frage an die Traumzeit gestellt, zum Beispiel: *Soll ich ihn verlassen?* Und du denkst,
du hast eine ganz bestimmte Antwort bekommen. Denke einen
Mondzyklus lang – 28 Tage – darüber nach. Stell weiterhin die Frage
oder irgendwelche Varianten davon, die auftauchen. Schreib auf,
welche Informationen du auch immer während deiner Traumzeit erhältst. Die Frage könnte sich verändern in: *Wie komme ich aus dieser Beziehung heraus?* Dann geh diese Frage in der Zeremonie des
Chakra-Prozesses für Lebensentscheidungen durch, sodass du sie
sowohl in der Traumzeit als auch in der Wachzeit bearbeitest. Welche Veränderung wird etwas bewirken? Entwickle eine Strategie, be-
folge sie, und sie wird sich anpassen. Wenn du von der Traumzeit
dazu übergehst, deinen Traum zu leben, lass der Antwort genügend
Zeit, damit sie sich vollständig herausbilden kann.

KÖRPERLICHER FOKUS:
ATME DICH HIN ZU BESSEREN ENTSCHEIDUNGEN

ZEREMONIE DES CHAKRA-PROZESSES
FÜR LEBENSENTSCHEIDUNGEN

Die *Zeremonie des Chakra-Prozesses für Lebensentscheidungen*
(*Chakra Process for Life Decisions Ceremony*) ist ein außergewöhn-
licher Prozess, den du nutzen kannst, wenn du Unterstützung dabei
brauchst, Lebensentscheidungen zu treffen, sei es etwas Positives,
etwas Negatives oder sonst irgendetwas. Wenn du dir die Zeit
nimmst, Informationen von jedem deiner Weisheitszentren zu er-

halten, wirst du eine begründetere Entscheidung treffen. Es ist, als ob du deinen eigenen Ältestenrat hättest, deinen Rat der *Hüter der Weisheit* (*Wisdom Keepers*), von denen du lernst. Es macht einen gewaltigen Unterschied aus, wenn du die Weisheit in dir anerkennst. Du wirst dadurch in der Lage sein, viel anmutiger und effizienter durch deine Entscheidungen und Veränderungen zu gehen. Es muss nicht immer so verdammt hart sein.

Der Prozess sieht folgendermaßen aus:

1. Setz dich mit aufgerichteter Wirbelsäule hin und atme tief. Vertiefe dich in deiner Mitte; beruhige den Geist.

2. Notiere das Thema oder die Lebensentscheidung, auf die du dich heute konzentrierst, und das Datum.

3. Atme in *Brahmari* durch jedes Chakra wie auf Seite 182 beschrieben.

4. Leg das Thema vor dich hin, konzentriere dich gleichzeitig auf jedes Detail. Sei so intuitiv wie möglich.

5. Atme dieses Thema in das erste Chakra und finde heraus, was dein erstes Chakra in Bezug auf dieses Thema fühlt. Schreib alle Informationen auf, die hochkommen, und bearbeite sie nicht.

6. Geh auf diese Weise durch alle sieben Chakren. Schreib die Reaktion jedes einzelnen Chakras auf.

7. Geh in jeden Bereich zurück, der Beschwerden verursacht hat oder gefühllos wurde. Frage jeden Bereich: *Was brauchst du von mir, damit das Thema gelöst/geheilt/realisiert werden kann?*

8. Schreib die Schritte auf, die du *heute* in Angriff nehmen kannst, um diese Lebensentscheidung zu verwirklichen.

Du kannst deine Lebensentscheidung mit Integrität und ohne Selbstsabotage entstehen lassen. Das ist doch großartig!

Eine ausführlichere Beschreibung der Zeremonie des Chakra-Prozesses für Lebensentscheidungen (*Chakra Process for Life Decisions*) und anderer Zeremonien findest du auf www.forrestyoga.com.

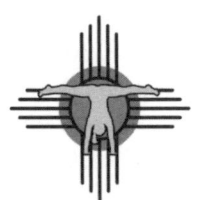

11

ENTWICKLE DICH ODER STIRB: VERÄNDERUNG ANNEHMEN

KÜRZLICH GESTALTETE ICH eine neue Yogavorführung für die Öffentlichkeit. Meine Vorführungen haben eine tiefe Bedeutung für mich; sie sind eine Gelegenheit, alle meine Schüler zu inspirieren, ihren Glauben über das Mögliche zu erweitern. Diese war besonders wichtig, weil sie das Kernstück einer Benefizveranstaltung für etwas war, was mir sehr am Herzen liegt: *yogaHOPE*, eine Organisation, die Frauen hilft, die mit Alkoholismus, Drogenabhängigkeit, Gewalt und sexuellem Missbrauch zu kämpfen haben. Das Programm bringt Frauen bei, wie sie aus dem Sumpf herauskommen können, und zeigt ihnen eine andere Lebensweise mit Yoga und Abstinenz auf.

Ich wollte, dass meine Positionen und die Musik, die sie untermalten, diesen Frauen zeigten, was ich gelernt habe: dass sie ihr Leben so gestalten können, wie sie es wollen, wenn sie dazu bereit sind, daran zu arbeiten. Sie waren um die zwanzig bis dreißig, dennoch hatten sie das Gefühl, dass sie zu alt wären, um ihr Leben selbst zu gestalten. Viele von ihnen trugen die Last von zu vielen Babys, um die sie sich kümmern mussten, und sahen kein Licht am Ende des Tunnels. Ich wollten ihnen zeigen: Hey, ich bin über fünfzig, und ich kann das. Tatsache ist sogar, dass ich in meinen Dreißigern nicht in der Lage gewesen wäre, diese Vorführung zu machen; ich war nicht so stark, fokussiert und selbstsicher genug. Ich hoffe, dass diese Vorführung Menschen dazu inspiriert, über ihre Grenzen hinauszugehen und die entscheidende Frage zu stellen, wenn sie mit einer Herausforderung konfrontiert sind: *Was davon kann ich tun?* Bau genau darauf auf.

Diese Vorführung war eine erfrischende Herausforderung. Als ich anfing, sie zu choreografieren, fiel ich immer wieder auf meinen

Arsch. Die Bewegungen erforderten all meine Kraft und Balance, doch mein Ziel war es, ihnen den leidenschaftlichen und schönen Tanz meines Spirits zu zeigen; um sie zu inspirieren, Hoffnung in ihnen zu entfachen, die Wahrheit zu tanzen: *Wenn ich das kann, kannst du es auch.* Als ich die Vorführung verfeinerte, feilte ich besonders an meinen Übergängen, damit diese so schön, so ausbalanciert und so ergreifend wie möglich waren. *Die Übergänge sind genauso wichtig wie die Positionen selbst.* In der Tat lohnt es sich, *allen* Übergängen im Leben große Aufmerksamkeit zu schenken. Mein Ziel, und auch deines, sollte sein, sie schön, offen und fließend zu machen, um während eines Übergangs zentriert, stark und bewusst zu bleiben, sodass wir mit Integrität ankommen, wann immer wir ankommen. Wir müssen Veränderungen neu betrachten, um sie auf eine Weise zu vollziehen, auf die wir stolz sein können, statt wie wild um uns zu schlagen.

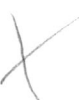

Evolve or die – entwickle dich oder stirb. Für mich sind das unsere Optionen. Entweder nehmen wir Veränderungen an oder wir sterben – oder wir sind vielleicht schon tot. Ich vertraue darauf, dass die Veränderungen, für die ich mich entscheide, einen Unterschied machen. Ich arbeite daran, dass meine Handlungen sich wie ein reinigendes Lauffeuer über Mutter Erde verbreiten und dabei den Boden düngen und die Samen im Wald aufgehen lassen. Ich kann das *Band des Volkes* wiederherstellen in dem Maße, in dem ich die Leute um mich herum mit Heilung erfülle, die sich über uns hinaus weiterverbreiten kann. Dafür habe ich Veränderungen annehmen müssen. So ist das nun mal.

VERÄNDERUNG: DIE EINZIGE KONSTANTE

Ich will dich anleiten, wie du mit der *einen* Konstante in deinem Leben tanzen kannst: Veränderung. Entscheidest du dich für Stagnation oder das Unbekannte? Jede Wahl, die du triffst, kann dich Richtung Veränderung antreiben oder dich in der alten stickigen, langweiligen Kiste festhalten. Veränderung ist Wiedergeburt. Wenn sich eine Raupe in ihren Puppenkokon einspinnt und eine Metamorphose durchmacht, tritt sie daraus als Schmetterling hervor, wobei sie nicht die geringste Ähnlichkeit mit ihrer früheren Form aufweist. Transformation kann wirklich aufregend sein, aber wir müssen eine fürchterliche Phase der Verletzbarkeit in Kauf nehmen, wenn wir aus dem Kokon hervorkommen und unsere sehr feuchten, sehr zerbrechlichen Flügel entfalten. Wir stellen fest, dass keine der alten Regeln mehr gilt – nicht einmal, wie wir unser neues Selbst ernähren. Blätter bringen es nicht mehr; nur Nektar ist genehm. Ich habe zu erkennen gelernt, dass ich mich mit jeder Veränderung auf neuem Terrain befinde – ob ich das nun annehme, aus meinem Kokon schlüpfe und mich entwickle oder mich mit Händen und Füßen wehrend untergehe. Ich habe beides ausprobiert, und es ist ganz klar, was ich lieber mag: Ich bevorzuge es, meine Veränderungen mit einem gewissen Maß an Eleganz und Balance zu vollziehen.

Übergänge dauern nicht ewig. Ein Übergang ist eine wirklich besondere, heilige Zeit. Es ist die Bezeichnung für die letzte, schmerzhafteste Phase der Öffnung des Muttermundes während der Entbindung. Beim Öffnen des Geburtskanals müssen sich diese letzten zwei Zentimeter zur Vorbereitung weiten, und das ist *harte Arbeit*. Du kannst während dieser Zeit nicht pressen – das ist kontraproduktiv und verlängert den Gebärprozess; du musst einfach warten und hindurchatmen. Jeder wichtige Übergang im Leben ist wie die Geburt eines Kindes – du gebärst einen neuen Teil von dir selbst, der seinen eigenen Kopf und sein eigenes Schicksal hat. Entweder du reitest auf dieser archaischen Welle oder du säufst ab.

Als ich dieses Buch zu schreiben begann, machte ich gerade eine weitere Veränderung durch: eine Scheidung. Ich motzte herum, war wütend und konfus, und das zeigte sich auch in meinem Handeln. Dann gab mir meine Freundin, die vor zwanzig Jahren eine Scheidung von ihrem Ehemann durchmachte, einen wirklich schönen Ratschlag: »Trotz all dem Ärger und all dem Zeugs ist es wichtig, dass du dich wieder mit der Liebe verbindest, die du damals für diese Person empfunden hast und die zu dieser Ehe geführt hat, während du nun deren Ende durchmachst.« Als ich das verinnerlichte, half es meinem Ex und mir, so an unsere Trennung heranzugehen, dass wir sie mit Integrität und Schönheit abschließen konnten.

Im Falle von Scheidungen ist es wichtig, den Tod des Traumes von zwei Leben, die miteinander verflochten sind, zu betrauern. Mein Partner und ich planten und bauten zusammen ein Haus, entwickelten gemeinsam bestimmte Bereiche meines Unternehmens, reisten durch die ganze Welt und leisteten wirklich hervorragende Arbeit. Ich wollte das anerkennen. Ich habe mich dabei beobachtet, den Traum zu betrauern, ich fühlte mich betrogen, ich hatte das Gefühl, dass meine Liebe weggeworfen wurde, und ich dachte: *Okay, gut, ich bin fertig damit.* Aber nur weil ich es für fertig *deklarierte*, heißt das nicht, dass es fertig *war*. Ich musste noch ein paar weitere Schleudergänge durchmachen. Aber je mehr ich mich jeder neuen Umdrehung hingab, desto schneller war es für mich vorbei, sodass ich nicht in Groll oder Kummer oder Wut gefangen war – es fühlte sich eher so an, als ob man sich durch Luftströmungen bewegt. Manchmal musste ich zum Chamäleon werden. Für eine Minute war ich blau, dann rot, dann gelb.

Ich habe eine eigenartige Energie rund um Veränderung entwickelt. Als ich mich für das Leben entschieden hatte, musste ich meinen Blickwinkel darauf verändern, warum mir all diese merkwürdigen Dinge passierten. Mit jeder Veränderung musste ich erkennen, dass ich sie entweder annehmen, mich häuten und entwickeln konnte – oder mich dabei ertappen musste, mich wie blöd zu wehren und im Sumpf stecken zu bleiben. Ich spiele damit herum, wie ich einen Sinn für Humor in Bezug auf Veränderung kultivieren kann. Inzwischen liebe ich es, wenn es emotional so richtig rundgeht. Ich tue mein Bestes, um weiter zu atmen und dabei zentriert zu bleiben. Jedes Mal, wenn ich das durchlebe, was gerade hochkommt, erlange ich einen kleinen Bruchteil Weisheit. Ich möchte dir helfen, das Gleiche zu tun – sich zu entwickeln ist das Beste, was man tun kann!

Bist du bereit? Wenn ja, wirst du aus jedem Übergang Weisheit erlangen. Älter zu werden ist eine Veränderung, die fantastische Gelegenheiten mit sich bringt, also überleg dir, wie du mit einer neuen Sichtweise in deine weisen Jahre hineinwachsen kannst. Und für Frauen birgt das Altern spezielle Herausforderungen in Bezug auf den natürlichen Zyklus. Die folgenden *Forrest-Yoga*-Übungen helfen dir, auf Veränderungen mit Energie und Faszination zu surfen.

SPIRITUELLER FOKUS:
DEN ZYKLUS DER VERÄNDERUNG VERSTEHEN

Während jede Veränderung einzigartig ist, ist ihr Verlauf vorhersehbar. Um Veränderung auf bestmögliche Art anzunehmen, begrüße sie mit Übungen zur Weiterentwicklung.

ÜBUNGEN ZUR WEITERENTWICKLUNG

1. **Erkenne, wenn du spürst, wie der Wind der Veränderung durch dich weht.** Du spürst etwas aufkommen. Wenn du in den Wind schnupperst, kannst du *riechen*, dass etwas auf dich zukommt. Anstatt dich zu verschließen und zu erstarren oder dich zu betrinken, mach dich bereit! Fang an zu atmen, aktiviere die Füße, finde Balance. Wenn du innerlich darauf eingestellt bist, um zu erkennen, dass du eine Veränderung spürst, frage dich: *Was kann ich genau jetzt noch tun, um mich darauf vorzubereiten?*

2. **Betrachte Veränderung neu.** Hör auf, Veränderung mit Verlusten zu assoziieren. Frage dich: *Was werde ich durch die Veränderung gewinnen?* Und nicht: *Was werde ich verlieren?* Dann frage dich: *Wie kann dieser Verlust eine Erleichterung oder eine Befreiung sein?* Großer Kummer, Verbitterung, ein Glaubenssystem, dem zufolge du ein Versager bist – vielleicht kannst du dich nicht von allem befreien, aber es gibt bestimmt *etwas*, was du loslassen kannst. Such danach. Was wird von dieser Veränderung benötigt? Wie kannst du deinen Übergang zu einem Vergnügen machen?

3. **Widersetz dich Diktaten.** Ein großer Teil deines Widerstands gegen eine Veränderung hat mit Gehorsam zu tun. Du bist beim Heranwachsen auf unzählige Arten konditioniert worden: Sexualität, Religion, Schule, Gesellschaft. Es ist extrem unbequem, diese Konditionierung zu verändern, aber spüre einmal die Auswirkungen, wenn du etwas befolgst, was deinen Gehorsam

nicht mehr verdient. Leg Überzeugungen ab, die dein Leben ru-
inieren. Sei ein Rebell: Gehorche einfach nicht. Nutze Rebellion
und Ungehorsam als Katalysatoren für Veränderung.

Ich tue das schon seit meiner Zeit im Kindergarten, und ich erinnere mich genau daran, wie ich an meinem allerersten Schul-
tag Stellung bezog. Ich brannte darauf, auf die – wie ich es mir in
meiner kindlichen Fantasie ausmalte – Schule der »Großen« zu
gehen. Am ersten Tag bestand unsere Lehrerin darauf, dass wir
auf unseren Kuscheldecken (die ich nicht hatte) ein Mittags-
schläfchen hielten (ich war gar nicht müde). Ich diskutierte mit
der Lehrerin: »Warum soll ich schlafen, wenn ich nicht müde
bin?« »Weil es Zeit für den Mittagsschlaf ist.« Das ergab keinen
Sinn. Ich gehorchte nicht, und sie schickte mich als »widerspens-
tiges Kind« nach Hause. (Kein Wunder, dass das Aufwachen
solch ein zentrales Thema meiner Arbeit ist!) Ich musste einfach
radikale Maßnahmen ergreifen, um ein Glaubenssystem, das
Leiden schafft, infrage zu stellen – ich musste mich befreien.

Ich befreie mich immer noch, so oft ich kann. Einmal, an einem
Wintertag, war es wirklich kalt in meinem Hotelzimmer, aber
ein freundliches Schild auf dem Heizkörper sagte: »Diese Hei-
zung wird durch das Wandthermostat gesteuert.« Wurde sie
nicht. Da mir eiskalt war, riss ich einfach das Gitter vom Heizkörper herunter, entdeckte die Steuerung und setzte das Ding in
Gang.

4. **Rechne mit der nächsten Veränderung.** Rechne mit der nächsten Veränderung, denn sie wird kommen. Ringe, Kreise, Zyklen. Vielleicht hast du Zeit, dich auf die nächste Welle der Veränderung einzustellen, vielleicht aber auch nicht. Mach dich
nicht einfach nur auf sie gefasst – heiße sie willkommen. Sich
gegen Veränderung zu wehren ist genauso dumm, wie gegen
die Jahreszeiten anzukämpfen. Die Veränderung selbst wirst
du nicht verändern können, aber du kannst die Art verändern,
wie du sie erlebst.

Als ich mich mit meiner Scheidung abfand, begann ich, die kribbelnde Aufregung der Fragen zu spüren, was wohl als Nächstes kommen würde. Veränderung kann uns verwandeln, wenn wir auf den Strömungen reiten, statt gegen sie anzukämpfen. Wie immer die Veränderung auch aussehen mag, diese vier Grundelemente werden dir helfen, auf der Veränderung zu surfen, statt in ihr unterzugehen:

a) **Atem:** Nutze ihn, um Bewusstsein zu schaffen für das, was mit dir passiert, und um dich zu stärken.

b) **Wasser:** Nutze es, um die Flüsse und Bäche deines Körpers zu nähren, zu reinigen und mit Wasser anzureichern.

c) **Yoga:** Nutze es, um die Energie zu schaffen, die mehr Kraft, Flexibilität, Ausrichtung, Öffnung und Balance für deinen Körper bringt – und um die in deinem Körper gespeicherten emotionalen Rückstände abzubauen. Werde zum »Lebensathleten«, wie ich es nenne.

d) **Meditation:** Nutze die Qualität deiner Aufmerksamkeit und Stille, um nach innen zu schauen und zu hören. Das ist die Gelegenheit, aufzuwachen und die Wünsche deines Spirits zu hören. Fang damit an!

Wenn du diese vier Grundelemente auf regelmäßiger Basis anwendest, werden sie deine geistige, spirituelle, emotionale und körperliche Gesundheit verbessern und aufrechterhalten. Wenn du die Chancen, die in der Veränderung liegen, auf andere Art betrachtest, bietest du dir selbst einen neuen Blickwinkel und ein umfassenderes Verständnis für die Optionen, die du zur Verfügung hast. Tust du das, was der Anerkennung deines Selbst und deiner Wahrheit am meisten dient? Wenn dir deine früheren Entscheidungen nicht gefallen, brich aus und bemühe dich um das, was du am meisten begehrst. Wenn du mit einer schwierigen Entscheidung konfrontiert bist, frage dich: *Erhellt das oder trübt das meinen Spirit?* Triff eine Kriegerentscheidung. Strahle!

ZEREMONIE DES BEFREIENS UND LOSLASSENS

Veränderung ist oft schwierig, weil wir Probleme haben, die Vergangenheit loszulassen. Ich nutze eine spezielle Zeremonie, wenn ich einen Veränderungsprozess durchmache: die Zeremonie des Befreiens und Loslassens. Sie besteht aus zwei Teilen: der Rekapitulation, also dem Prozess, das Erlebnis zu verarbeiten, und anschließend der körperlichen Handlung und *Pranayama*, um das Erlebnis zu reinigen.

Scheidung. Umzug. Kündigung. Ende einer Freundschaft. Schließen eines Unternehmens. Tod einer geliebten Person. Hochzeit. Mutter oder Vater werden. Diese Veränderungen können Katastrophen in unserem Leben darstellen, selbst wenn sie positive Ereignisse sind. Sie können viel Ballast mit sich bringen, und wenn wir nicht die Gelegenheit ergreifen, ihn auszusortieren, schleifen wir ihn einfach in die nächste Phase mit. Bei einer Rekapitulation geht es nicht nur um das Befreien, es geht auch um das Neubewerten und Verarbeiten einer Erfahrung, um Weisheit daraus zu gewinnen. Manchmal weißt du nicht, was du von einem Erlebnis behalten hast, solange du den Mist nicht aus dem Weg räumst und genauer hinsiehst.

Nicht jede Veränderung erfordert, dass du dich durch den Prozess der Rekapitulation durcharbeitest. Wenn eine Veränderung in deinem Leben keine großartigen Probleme aufwirft, dann brauchst du diese Übung nicht zu machen. Aber wenn du spürst, dass du um dich schlägst, weil du gegen eine Veränderung ankämpfst und nicht in der Lage bist, merklich voranzukommen, weil dich all das alte Zeug behindert, ist es diese Zeremonie wert.

Den Rekapitulationsprozess durchzuführen kann fünfzehn Minuten bis zu mehreren Stunden dauern – es liegt an dir, wie schnell du vergeudete Stunden oder Monate, die sich durch das Verfolgen einer fixen Idee angesammelt haben, loslassen kannst. Nach der Rekapitulation fühlst du dich klar und gereinigt, weil du sowohl körperliche als auch emotionale Handlungen eingesetzt hast. *Pranayama* wird dich immer aus einer klareren, mächtigeren Position neu beginnen lassen. Wenn du deine Überzeugungen untersuchst, ist das so, als würdest du scharfe Stücke von Granatensplitter aus deiner Seele und deinem Herzen entfernen; sie werden heilen, wenn du dir Zeit gibst und bewusst handelst. Diese sensiblen Bereiche brauchen sorgfältige Pflege, um weiteres Narbengewebe zu verhindern.

Anfangs, als ich dachte, dass ich meine Ehe und meinen Partner verlieren würde, fiel ich in ein schwarzes Loch panischer Angst. Ich nutzte die Zeremonie des Befreiens und Loslassens, um alles zu ordnen. Hatte ich Angst, dass ich mich selbst nicht ernähren konnte? Nein, kein Problem. Hatte ich Angst, dass ich die Rechnungen nicht allein bezahlen konnte? Nein, kein Problem. Hatte ich Angst, dass ich nicht in der Lage sein würde zu arbeiten? Nein, ich hatte das alles im Griff. Während ich mich an all dem entlanghangelte, wurde mir klar, dass diese panische Angst, die ich erlebte, nicht wirklich auf etwas hinauslief; es war nicht mein authentisches Erlebnis. Ich fühlte Kummer und Zorn, ja; Angst, nein. Wessen Angst war das also?

Ich musste einen langen schwarzen Tunnel entlanggehen, bis ich mich im Mutterleib wiederfand. Als meine Mutter mit mir schwanger war, war sie allein und hatte nicht genug, um ihr Essen und die Rechnungen zu bezahlen. Die Angst, die ich verspürte, war in Wirklichkeit ihre. Da war meine Mutter, eine Frau mit zwei kleinen Kindern, schwanger mit einem dritten, allein (mein Vater war zu jenem Zeitpunkt von der Bildfläche verschwunden), mit kaum Fähigkeiten, um Geld zu verdienen, und ohne irgendwelche Einkommensquellen – ist das nicht der Albtraum jeder Frau? Nun ja, fast; es war sicherlich ihrer, aber nicht meiner. Mit dieser Erkenntnis verschwand meine Angst. Ich ertappte mich auch immer wieder beim Klammern, Festhalten. Das führte mich zu einer weiteren falschen Vorstellung, die ich freilegen musste: dass ich nur auf die Art, mit meinem Mann verheiratet zu sein, existieren könne. Je mehr ich darin herumstocherte, umso klarer wurde mir, dass es einer Art Tod gleichkam, mich an eine Fantasie oder gesellschaftliche Vorstellung zu klammern, die nicht Realität wurde. Als ich all diese Emotionen abschälte, sie auflöste und mit meiner Scheidung ins Reine kam, begann ich, eine strahlende neue Energie zu spüren.

Beginn den Prozess der Rekapitulation damit, dass du die Themen oder Probleme, die aufgrund einer Veränderung, die du gerade durchmachst – Scheidung, Verlust des Arbeitsplatzes usw. –, aufkommen, identifizierst. Stell dir jedes Thema – z. B. Vertrauen, Verlassenwerden, Selbstwertgefühl und dergleichen – als ein eigenes Netz vor. Jedes Netz enthält all die Gefühle, Gedanken und Vorstellungen, die du zu diesem Thema hast – all die Was-wäre-wenn-Fragen. Wenn du zum Beispiel eine Scheidung durchmachst, könnten einige deiner persönlichen Netze sein: *Was, wenn ich allein alt werde? Was, wenn mich nie mehr jemand begehrenswert findet? Was, wenn ich mein Herz wieder öffne und jemand darauf herumtrampelt?* Erinnere dich, selbst erfreuliche Aussichten wie Hochzeiten können klebrige Fäden im Netz darstellen: *Was, wenn ich nicht gut genug bin? Was, wenn ich seine Familie hasse oder sie mich hassen? Was, wenn unsere religiösen Vorstellungen nicht zusammenpassen?* Stell dir diese Was-wäre-wenn-Fragen als einzelne Fäden des Netzes vor; jeder einzelne Faden kann die Gesamtstruktur zum Erzittern bringen.

Der nächste Schritt ist, einen einzelnen Faden des Netzes auszuwählen und nachzuprüfen, ob diese Vorstellung für dich richtig ist. Wenn nicht: Kannst du den Faden loslassen, damit du vorwärtskommen kannst? Angenommen, du durchlebst gerade eine entsetzliche Trennung von deinem Liebsten, weil er dich betrogen hat. Du hast vielleicht Netze für jedes Thema, wie z. B. Vertrauen, Schuldgefühle, die Angst, betrogen zu werden, und dergleichen. Jetzt ist es an der Zeit, jedem einzelnen Faden jedes Netzes, einem nach dem anderen, nachzugehen und zu prüfen, wie viel Wahrheit diese Überzeugungen für dich beinhalten. Wie sehen deine Grundeinstellungen bezüglich jedes Fadens aus, woher hast du sie, und gelten sie auch heute noch für dich?

Wenn dich zum Beispiel dein Liebster betrogen hat und du nun ein Problem mit Vertrauen hast, könnte dein Was-wäre-wenn sein: *Was, wenn ich mir selbst nicht mehr vertrauen kann, neue Beziehungen einzugehen? Was, wenn ich nicht länger Vertrauen in andere Beziehungen haben kann, weil ich diesen Menschen nicht mehr trauen kann? Wo hast du deine ersten Lektionen über das Betrogenwerden gelernt?* Wer hat sie dir beigebracht – Eltern, Freunde, Geliebte? Ist dein Hund gestorben, als du klein warst, und deine Eltern haben es dir nicht gesagt? Hat die Scheidung deiner

Eltern dein Vertrauen zerstört? Hat dich ein Freund angelogen? Verfolge die Fäden bis zum Ursprung dieser Überzeugung. Spüre nach, wie weit zurück dein aktueller Trigger in deinem Überzeugungsfaden resoniert. Deine Sorgen bezüglich Vertrauen könnten legitim sein oder sie basieren auf jahrzehntealten Überzeugungen, die auf bestimmte Umstände zutrafen, die nicht länger relevant sind.

Es kann zeitintensiv sein, das Netz deiner Einstellung zu überprüfen, weil wir oft sehr komplizierte Gefühle in Bezug auf Veränderungen haben. Als ich zum Beispiel *Forrest Yoga Circle*, mein Yogastudio, schließen musste, rang ich mit Traurigkeit, Verlust, Wut, Verrat und mit Ängsten, aus der Übung zu kommen, meine Yogagemeinde und meinen »heiligen Ort« zu verlieren. Mein Gefühl, verraten worden zu sein, führte zu Vertrauensthemen, also musste ich sorgfältig meine Vergangenheit durchkämmen und nachprüfen, was mir meine Eltern über Vertrauen beigebracht hatten, was ich darüber von Geliebten und Freunden gelernt hatte. Erst nachdem ich diesen Faden gründlich untersucht hatte, konnte ich mich den anderen widmen. Die Rekapitulationszeremonie war so wertvoll für mich, dass ich sie als mein letztes Geschenk für meine *Forrest-Yoga-Circle*-Gemeinde abhielt. Es war die abschließende und allerletzte Zeremonie des Forrest Yoga Circle.

Während du den Ursprung jedes Gefühls in jedem Faden des Netzes untersuchst, frage dich: *Ist diese Angst real? Halte ich an einer Überzeugung fest, die ich entwickelt habe, als ich jünger war, und die mir heute nicht mehr dienlich ist? Gilt das wirklich für mich jetzt? Wenn nicht, bin ich dazu bereit, diese Überzeugung loszulassen, sodass ich authentischer leben kann?*

Wenn du dazu bereit bist, von einer Überzeugung abzulassen, die dir nicht länger dienlich ist, dann lass dieser gedanklichen Arbeit körperliche Aktivitäten und Pranayama folgen, um das Netz zu reinigen.

Beginn diesen Teil der Zeremonie damit, eine Kerze anzuzünden; das Element Feuer hilft.

1. Setz dich vor die Flamme und schließ die Augen. Zentriere dich. (Halte die Augen während der gesamten Zeremonie geschlossen, damit dir nicht schwindlig wird.)

2. Konzentriere dich auf das Netz des Themas, mit dem du arbeiten möchtest.

3. Stell dir vor, wie du immer nur *einen* Aspekt/Faden aus dem Netz links neben dich legst. Versuch nicht, mehr als einen auf einmal zu bearbeiten, sonst funktioniert es nicht.

4. Dreh den Kopf nach links und atme den einen Faden, den du hier hingelegt hast, ein.

5. Halte den Atem an.

6. Dreh den Kopf von links nach rechts, hin und her, hin und her, bis du das Gefühl hast, dass du ausatmen musst. (Den Kopf zu drehen – was natürlich auch deine Augen dreht – hilft dir, das Thema auszumerzen und die alte Programmierung zu löschen.)

7. Dreh den Kopf wieder zur Mitte. Atme aus und *gib* deine falschen Überzeugungen zu diesem Thema an die Kerzenflamme *ab*. Nutze das Feuer, um das zu verbrennen, wovon du dein Leben befreien möchtest. Leg die Absicht fest, dass die Überzeugung dich nicht länger festhalten wird. Schwöre, ihr nicht nachzugeben.

8. Nimm nun den nächsten Faden und leg ihn auf die linke Seite.

9. Atme ein und wiederhole den Prozess, bis nichts mehr hochkommt oder bis es an der Zeit ist, zum nächsten Thema überzugehen.

Geh auf diese Weise durch das ganze Netz. Während du jeden Faden abarbeitest, können auch andere Details oder Nebenaspekte des Fadens aufkommen. Bearbeite auch diese, alle immer unter dem Hauptaspekt. Lass die Zeremonie dich dort hinbringen, wo sie hinführen muss, und rekapituliere alles, was befreit werden muss. Manchmal braucht es mehr als nur eine Sitzung, um ein Netz zu vollenden.

DINOSAURIERKNOCHEN

Manchmal kannst du mit Leib und Seele etwas rekapitulieren, und dennoch wird es nicht seinen Griff von dir lockern. Ich tat, was ich konnte, um alles zu reinigen, was sich rund um meine »giftige« Mutter drehte. Ich gelangte schließlich in eine Sackgasse; ich konnte diesen verbleibenden mörderischen Hass einfach nicht loswerden. Also tat ich das, was ich einen »Einstein« nenne. Einstein nahm ein Riesenproblem – warum ist die Lichtgeschwindigkeit konstant? – und, statt zu versuchen, es zu lösen, erklärte er einfach, dass er es als gegeben annehmen würde, und entwickelte $E = mc^2$ und machte so etwas Schönes und Nützliches aus diesem unlösbaren Rätsel.

Also machte ich einen *Einstein* mit meinem Hass gegen meine Mutter. Ich stellte fest: *Nun gut, wenn ich dieses verhärtete Gift schon nicht loswerden kann, nutze ich es, um etwas Großartiges daraus zu machen.* Ich spürte diese Gebilde aus kristallisierter purer Scheiße, die mein Inneres vergifteten. Ich fand, dass sie wie Rippen aussahen, wie große Knochen eines Dinosauriers. Also nutzte ich sie, um in meinem Inneren das Dach und die Wände einer schönen Kathedrale zu bauen, die etwas beherbergt, was für mich von größter Bedeutung ist: meine ethischen Grundsätze. Meine ethischen Grundsätze steuern mein Sein auf der Welt, wie ich mich mit Integrität, Ehrlichkeit, Liebe und Mitgefühl bewege. Wenn du etwas nicht loswerden kannst, recycle es. Ich habe meine ethischen Grundsätze so aufgebaut, dass sie das Gegenteil dessen präsentieren, was meine Mutter für mich darstellt.

Was ich nicht wusste, war, dass diese großen gebogenen Rippen meiner inneren Kathedrale nicht dicht waren; der giftige Schlamm lief aus. Dieser verhärtete Hass war in mein restliches Leben ausgetreten und hatte mir einen unbewussten Hass auf Frauen verliehen – auch auf mich, weil auch ich eine Frau bin. Und dann passierte etwas völlig Überraschendes, das diesen unsichtbaren Vorhang wegriss. Ich begann eine Liebesbeziehung mit einer Frau, eine Beziehung, die von mir abverlangte, all meine Themen und ethischen Grundsätze zu hinterfragen. Wohin gehörte diese Person, diese Beziehung – all das war so fremd für mich – in meinem Leben? Um diese Person authentisch lieben zu können, musste ich meine innere Kathedrale in die Luft sprengen, das ganze Paradigma von Überzeugungen und ethischen Grundsätzen darüber, was angemessen ist, meine Fähigkeit zu lieben und vieles mehr. Diese Handlung pulverisierte diese Dinosaurierknochen aus kristallisiertem Gift und Hass gründlich.

Diese Beziehung brach mir das Herz. Nachdem ich sie beendet hatte, erhielt ich eine Einladung von einer fantastischen Musikerin und Medizinsängerin, Susan Osborn. »Komm, sing mit mir!«, sagte sie.

»Ich bin keine Sängerin«, entgegnete ich ihr. Aber sie bestand darauf, dass ich es doch war. Also tat ich es. Und während ich für sie sang, aus reinem Herzen sang, hatte ich die intensivste Vision überhaupt. Ich konnte mein eigenes gebrochenes Herz sehen, zersprungen und gerissen, während seine gezackten Kanten ein intensiv schillerndes Sternenlicht ausstrahlten. Das Licht war wie das Aufleuchten eines neuen Sterns. Ich begann, innerlich die zerbrochenen Scherben wegzuschieben; unter ihnen war ein weiteres Herz, das dieses herrliche leuchtende silbrig-weiße Licht ausstrahlte.

Was für ein Geschenk für mich, diesen Glanz unter den Rissen meines zerbrochenen Herzens vorzufinden. Plötzlich veränderte sich die Vision, und ich sah mich in einem ausgebrannten Aschewald stehen. Während ich zusah, wurde die Asche vom Boden aufgenommen und saftig grünes Zeug schoss heraus. Über mir kreisten Geier – die Friedensadler. Ich war durchflutet von einem Gefühl des Friedens und der Erfüllung.

Meine ausgebrannte Beziehung und mein gebrochenes Herz ließen mich mit einem wahren Schatz inmitten eines gewaltigen Strudels der Veränderung zurück. Mein Selbsthass als Frau war zusammengebrochen und hatte die Gemeinheit und Selbstverletzung aufgelöst. Jetzt habe ich eine innere Offenheit und Weite wie nie zuvor.

WACHSE IN UNSERE WEISHEIT HINEIN

Wenn ich heute in den Spiegel blicke, kann ich sehen, wie meine Haut altert, und ich denke mir, *ich habe ein sehr intensives Leben gelebt, und mein Gesicht spiegelt das wider.* Aber ich sehe das Älterwerden nicht als eine schlechte Sache. Ich freue mich auf die nächste Errungenschaft. Es gibt mir wirklich einen großen Kick, diese intensiven, schwierigen Vorführungen zu entwickeln und einzustudieren. Es hat mich mein ganzes Leben gekostet, diese Kraft, Kondition und Konzentration zu entwickeln und die Energielinien zu öffnen, die durch mich hindurchlaufen. Ich möchte das Beste daraus machen!

Heute bin ich weiser. Die traditionell lebenden Ureinwohner Nordamerikas glauben, dass man ab einem bestimmten Alter, so um die fünfundfünfzig bis sechzig, eine Gelegenheit hat, der *Hüter der Weisheit* des Stammes zu werden – ein Hüter der Geschichte, der Erzählungen und der Überlebensfähigkeiten eines ganzen Lebens; das ist eine reichhaltige Ressource für das Stammesvolk. Mit zunehmendem Alter haben wir einmal mehr die Wahl eines Kriegers, uns entweder zu läutern und ein Hüter der Weisheit zu werden oder uns ein Leben lang an das Gift zu klammern und eine giftige alte Hexe zu werden.

Unsere Kultur ist auf die Jugend konzentriert; wir unterschätzen die wertvollen, hart verdienten Juwelen eines vollen Lebens. Es liegt an uns, dem Hexenkollektiv, diese Sichtweise zu ändern, indem wir anders leben, als von uns erwartet wird. Das macht doch Spaß! Wir können einander inspirieren, unsere Jugendlichen und uns selbst, indem wir ein lebendes Beispiel für unser verwirklichtes Potenzial sind.

Stell dir vor, eine leidenschaftliche, vitale Person zu sein, die weiß, dass sie etwas Wertvolles beizutragen hat. Triff die Wahl, eine andere, viel verlockendere Zukunft für unsere Jugendlichen zu gestalten, statt dir zu gestatten, ignoriert und abgewertet zu werden, weil du über ein gewisses Alter hinaus bist. Wir können die Schönheit eines reichen Geistes im Gegensatz zu einem faltenfreien Gesicht verkörpern und vorführen. Fordere dich auf, mindestens einmal pro Woche etwas zu lernen. Welches neue Interesse erscheint dir reizvoll zu erforschen? Vielleicht eine neue Idee oder eine neue Erkenntnis über dich selbst oder eine neue Yogaposition? Und wenn du darin versierter wirst, strebe danach, jeden Tag etwas Neues zu lernen.

Je älter wir werden, umso weniger Raum haben wir, uns schlechte Gewohnheiten zu leisten. Die Folgen unseres Handelns zeigen sich nur allzu schnell. Wenn wir uns schlecht ernähren, schlecht handeln, schlecht denken, ist es einfacher für uns, das zu erkennen – und daher ist es auch einfacher für uns, die Entscheidung zu treffen, es zu verändern. Der Alterungsprozess hat sehr viel damit zu tun, dass die Zellen langsam sterben, weil sie schlechter mit Sauerstoff versorgt und aufgrund von Dehydratation vergiftet werden. Atme mehr! Trink mehr Wasser! Aktives Yoga, tiefe Atmung und Schwitzen helfen, die Zellen zu reinigen und zu revitalisieren. Deine Lebensqualität wird sich grundlegend ändern. Tu das für dich selbst, du bist es wert!

SURFE AUF DER VERÄNDERUNG
DES NATÜRLICHEN ZYKLUS DER FRAU

Viele Frauen kommen zu mir, weil sie Probleme mit der Menopause haben: Hitzewallungen, Stimmungsschwankungen, Denkaussetzer. Wenn diese Situation auf dich zutrifft, möchte ich dir helfen, sie anders zu betrachten: Welchen alten Müll kannst du von diesem Zyklon wegfegen lassen, sodass du, wenn er vorüber ist, all deine Lebenserfahrungen miteinander verschmelzen und die Weisheit aus ihnen herausziehen kannst? Du lebst schon so lange; du hast schon *etwas gelernt*. Die »Mondpause« – wie meine Lehrer unter den Ureinwohnern Nordamerikas die Menopause bezeichnen – ist eine wirklich wunderbare Zeit, weil es den physiologischen Induktionspunkt für die Zeremonie darstellt: Wirst du eine Kandidatin für die *Hüterin der Weisheit* sein, wenn du daraus hervorgegangen bist, oder einfach nur eine Belastung für dein Volk? Was kannst du während dieser Zeit tun, um ein Geschenk für dein Volk zu sein?

Es gibt eine grundlegend negative, abwertende Haltung in unserer Kultur bezüglich körperlicher, psychischer und emotionaler Themen. Unsere Gesellschaft nimmt völlig natürliche Ereignisse und stempelt sie als Krankheiten ab, die wir zu bewältigen haben. Diese Haltung gilt insbesondere, wenn es um unsere natürlichen weiblichen Zyklen geht: Mondzeit (Menstruation), Schwangerschaft, Prämenopause und Mondpause. Diese negativen Einstellungen fördern definitiv keine Heilung, und du musst ihnen auch keinen Glauben schenken.

Ich schätzte die Zeremonien, die ich im Reservat lernte. Die Ureinwohner Nordamerikas haben vor langer Zeit Zeremonien entwickelt als einen Weg, Frauen zu ehren und sie zu ermutigen, jeden neuen Lebensabschnitt als ein Fest und eine Gelegenheit für Wachstum anzunehmen. In der traditionellen Gesellschaft der Ureinwohner Nordamerikas gingen Frauen für die gesamte Dauer ihres Mondzyklus (fünf bis sieben Tage) in die Frauenhütte – dreizehn Mal pro Jahr – wo sie von den erfahreneren Frauen des Stammes einschließlich den *Hüterinnen der Weisheit* lernten. Es war eine Gelegenheit, nach innen zu schauen, eine Zeit, etwas über sich selbst und die Mysterien des Frauseins zu lernen, eine stille Zeit der Anerkennung, eine Zeit für geerdete Sexualkunde (die Frauen sprachen darüber!), während sie von ihren alltäglichen Verantwortungen entbunden waren.

Die Frau von heute hat noch nicht gelernt, ihre Zyklen und Mysterien durch ein »Frauenhüttenritual« anzuerkennen. Unsere Kultur behandelt die natürlichen Zyklen der Frau, als ob sie eine Störung oder Krankheit wären. Lasst uns unsere Zyklen, die die Elemente unserer eigenen, einzigartigen Magie enthalten, in einem neuen Licht betrachten. Lasst sie uns als Schätze sehen, aus denen wir ganz neue Entdeckungen schöpfen können. Die Initiation in die Frauenhütte ist eine Zeit, unsere Intuition anzuerkennen und zu schärfen und uns mit unseren natürlichen Zyklen vertraut zu machen. Wir lernen, diese Zyklen zu nutzen, um unsere Erfahrungen in heilsame Medizin zu verwandeln, statt sie als lästige Plage anzusehen.

Während unserer Mondzeit können uns unsere Hormone so viele körperliche und emotionale Beschwerden bereiten. Wir können von einem emotionalen oder körperlichen Extrem ins andere fallen, während wir das Gefühl haben, betrogen zu werden und vollkommen außer Kontrolle zu geraten. Entweder überbewerten wir diese Emotionen mit selbstgerechter Empörung und Wut oder wir entwerten sie gänzlich durch Gewissensbisse und Kummer und denken, dass wir uns lächerlich machen. So oder so können wir uns leicht in selbstverletzenden Gedanken verheddern – *Ich fühle mich fett. Ich bin total aufgebläht. Mich kotzt alles an.* Was wirft dich noch in diese Muster zurück: nicht genug Schlaf, miserabler Sex, Zucker, zu viel Kaffee? Unser Verhalten hat eine Ursache. Bleib wachsam, um zu erkennen, welche Handlungen welche Folgen mit sich bringen.

Während unserer Mondzeit können wir beobachten, wie wir uns selbst, unsere Verfassung und andere um uns herum durch unser Sprechen, Handeln und Denken verächtlich machen. Wir können uns entscheiden, diese Form des Selbstverletzens zu beenden.

Kannst du deine Zickigkeit, statt gegen sie anzukämpfen, als eine Zeit ansehen, in der die hauchdünnen Schleier zwischen dir und der Wahrheit ganz besonders dünn sind? Lerne zu schätzen, dass deine Sensoren für Wahrheit und Schwachsinn noch sensibler sind. Kannst du diese Zeit der erhöhten Wahrnehmung nutzen, um mit Anmut *die Wahrheit zu sprechen*, statt zähneknirschend ein nettes Gesicht zu machen und dich innerlich zu verkrallen, bis du schließlich explodierst? (Ich schlage vor, dass du zuerst ein paar *Lunges with Lion's Breath* machst – siehe Seite 133).

Um in dieser Zeit der dünnen Schleier mit den Gefühlen der Frustration, der Irritation und dem Mangel an Toleranz umgehen zu können, musst du verstehen, dass dein normalerweise umhülltes und geschütztes Selbst beinahe nackt ist. Du befindest dich mitten in der Versammlungszeit der Frauen – deine »Gewässer« sind sozusagen am Damm gestaut. Natürlich fühlst du dich voll. Das ist natürlich, und es lohnt sich nicht, dagegen anzukämpfen. Gestatte deiner Frustration über deinen Körper nicht, weiter anzuwachsen. Mach etwas Yoga, vor allem *Elbow to Knee* (siehe Seite 89). Durch das Bluten befreist du dich.

Es ist auch sehr hilfreich, dir einen Moment in Stille, nur für dich allein, zu nehmen. Schaff dir eine einfache Zeremonie, deine Zeit mit den Frauenmysterien zu ehren, statt darüber zu fluchen, dass du deine Tage hast. Schalte die Telefone und den Fernseher für den Abend aus, zünde eine Kerze an, massiere deinen Bauch mit etwas Öl in kreisenden Bewegungen (auf der linken Seite nach unten, rechts wieder nach oben). Dann geh weiter zu deinen Brüsten und Achselhöhlen, um die Durchblutung in den Brust- und Lymphdrüsen anzuregen.

Wenn es sich gut anfühlt, massiere deine Hände und Füße. Nun sitze still da, atme in deinen Schoß, hör hinein, fühl hinein und beobachte, was passiert. Ein Tagebuch zu führen kann auch hilfreich und aufschlussreich sein, insbesondere nach einiger Zeit in Stille. Es ist deine heilige Zeit. Experimentiere. Du stellst vielleicht fest, dass tief in dir Stärke oder Anmut schlummern. Ist es dir möglich, ehrlich und dennoch würdevoll auf die Welt zu reagieren statt boshaft oder aus einem eingeengten Blickwinkel heraus? Mit zunehmender Geschicklichkeit darin wirst du deine Mitmenschen nicht mehr plattmachen müssen. Frage dich in emotional schwierigen Augenblicken: *Was ist die am ehrenhafteste, wahrste und freundlichste Handlung, die ich für mich genau in diesem Augenblick vollziehen kann?*

Wir müssen insbesondere überdenken, wie wir die Menopause sehen, eine Phase im Leben, die mit Angst, Ignoranz, Argwohn und Abwertung befrachtet ist. Wir können leiden und uns irgendwie durchwursteln, uns sinnlos mit Medikamenten vollstopfen und zu den altertümlichen Vorstellungen beitragen, dass Frauen schmuckvoll und leicht reizbar sind und unser Wert nur oberflächlich gemessen wird an unserer Fähigkeit, die Bedürfnisse der Männer zu befriedigen, oder um Kinder zu gebären und großzuziehen. Oder wir können durch diese Tore hindurchschreiten, unsere Geheimnisse erforschen, durch den Kokon durchbrechen und unsere Flügel ausbreiten. Das kann eine aufregende Zeit sein, um unsere Weisheit zu kultivieren und zu vertiefen. Wählst du für dich Angst und Herabwürdigung oder entscheidest du dich dafür, das Mysterium und die unbekannten Aspekte deines Selbst zu erforschen? Entscheidest du dich zu wachsen oder zu verrotten?

Als ich die Symptome meiner Prämenopause festgestellt hatte, beschloss ich, meine Panik und meine Angst vor dem Verrücktwerden zu überwinden und die Beziehung zu meinen Symptomen zu überdenken. Ich fragte mich: *Wie kann ich diese Lebensveränderung nutzen? Wovon muss ich mich in meinem Leben befreien?* Was für eine umfassende Frage! *Welche Speicherprogrammierung muss ich deaktivieren? Wen und was muss ich aus meinem Leben entfernen?* Mithilfe meines Akupunkteurs und mit Jamswurzelcreme, indem ich mich gesund ernährte, mehr Wasser trank, viel Yoga machte, geerdet blieb, meine Füße aktiv hielt und mit einer zusätzlichen Anstrengung, die Erde mit meinen Füßen zu spüren, konnte ich diese Zeit sehr gut nutzen. Während ich weiterhin die mich umnebelnden Dinge aus meinem Leben schaffte, lichtete sich der Nebel. Das ist eine großartige Gelegenheit für dich, einige Nebelwerfer aus deinem Leben zu verbannen. Schau dir die üblichen Verdächtigen an – Zucker, Tabak, Alkohol, übermäßiges Essen, Drogen, schmarotzerhafte Menschen. Ist es nicht an der Zeit, ihnen Lebewohl zu sagen?

KÖRPERLICHER FOKUS:
AUF DER VERÄNDERUNG SURFEN

BEWEG DICH!

Es ist verlockend, sich in die Fötusstellung zusammenzurollen, wenn uns eine Veränderung umwirft. Aber in Wirklichkeit ist das die Zeit des Lebens, in der wir unser Blut am meisten in Bewegung bringen müssen.

Wenn du blockiert bist – körperlich, emotional, spirituell –, gibt es nichts Besseres als *Sun Salutations* (siehe Seite 301), um die Spinnweben abzuschütteln. Jede Position und jeden Übergang mit Atem zu verbinden ist eine großartige körperliche Metapher, um deine Lebenserfahrungen miteinander zu verbinden. Was immer auch passiert, du musst wissen, dass du einfach hindurchatmen kannst.

Wie ich bereits gesagt habe, müssen Emotionen in Bewegung bleiben, um gesund zu sein. (In *Emotion* steckt der Begriff »motion«, was »Bewegung« bedeutet.) Wenn sie im Zellgewebe festsitzen und gebunkert werden, verwandeln sie sich in emotionale Eiterherde. Wenn du eine schwierige emotionale Situation verarbeitest, kann Yoga eine kraftvolle Medizin sein. Als ich in Scheidung lebte, versuchte ich, mich auf die liebevollen Gefühle zu konzentrieren, die einst meinen Ehemann und mich verbunden hatten, sodass wir unsere Ehe genauso harmonisch wieder auflösen konnten, wie wir in sie hineingegangen waren. Natürlich war ich damit nicht immer erfolgreich. Ehrlich gesagt, hatte ich von Zeit zu Zeit dieses Bedürfnis, ihm die Eingeweide herauszureißen. Wenn das passierte, musste ich etwas Körperliches tun – auf meine Matte steigen und *Lunges with Lion's Breath* machen oder in den *Handstand* gehen oder wirklich wilde Musik anmachen und rumstampfen und tanzen. Wenn ich diesen negativen Gefühlen kein Ventil gegeben hätte, hätten sie sich in Gift verwandelt. Wenn du diese archivierten Emotionen loswerden willst, beweg dich!

Vergiss die Yogaschläfchen; du musst schwitzen, deine Knochen stärken, deinen Körper bewegen! Hitzewallungen sind reinigend – *nutze* diese Kraftschübe. Trainiere und schwitze mindestens einmal am Tag – du brauchst diese Zellreinigung. Was ist schon dabei, wenn du dein T-Shirt ein paarmal wechseln musst?

Wo wir gerade dabei sind: Lass uns diese Hitzeschübe *feiern!* Du kannst in Leid und Schamgefühl versinken oder auf dieser Welle der Energie reiten! Du kannst diese Erfahrung mit anderen Augen sehen, indem du sie als einen Ruf auffasst, in eine heilige Achtsamkeit und Zeremonie zu gehen – deine eigene, persönliche Schwitzhütte! Du kannst diese Momente als persönlichen Weckruf nutzen. *Wach auf!* Etwas *Gewaltiges* passiert gerade!

Hitzeschübe sind eine großartige Zeit, um *Karma* zu verbrennen. Ich heize meine Yogaräume, damit meine Schüler aufregend neue Tiefen in ihrer Praxis entdecken können. Du kannst diese mächtige Hitze selbst produzieren! Nutze diese Übergangszeit (bevor sie vorübergeht), um alte Verhaltensmuster zu bewerten und zu untersuchen, um auszuschwitzen, was nicht mehr funktioniert und was nicht mehr dein authentisches Du ist, um die Gifte und Schadstoffe auszuschwitzen, die du im Laufe deines Lebens angesammelt hast, und um alten Hass und Groll loszulassen. Atme diese alten Energien aus, die dir nicht mehr dienlich sind; atme tief ein, um die Energie einzusaugen, die du in deinen Zellen leben lassen möchtest: Glanz, Mut, Leidenschaft, Lebendigkeit, Liebe, Mitgefühl, Kreativität, Frieden. Je mehr du deine Hitzeschübe nutzt, umso gekonnter wirst du Energie und somit auch dein Leben verwandeln.

Das kann ein Durchbruch sein. Lerne, authentischer und ehrlicher zu trainieren. Stell dich auf deine Energieflüsse und -blockaden ein, fühl, wie sie dein Nerven- und Muskelgewebe prägen, und wende dann deinen Atem und deine Positionen auf die Bereiche an, die Hilfe brauchen. Arbeite cleverer, mit täglicher Regelmäßigkeit, nicht unbedingt weniger, wie manche Ärzte empfehlen.

SINGEN, TROMMELN UND CHANTEN

Wir müssen Lärm machen, wenn wir uns verändern; Lärm bewegt unsere Energie und erhebt unseren Spirit. Deinen Tanz zu tanzen und dein Lied zu singen sind Attribute des Südwestens des Medizinrades; sie sind integraler Bestandteil dessen, wer wir sind. In alten Zeiten sangen und tanzten alle, egal wie alt oder gebrechlich sie waren. Wir haben das verloren. Wir überlassen das Tanzen, Trommeln und Singen den Tänzern, Trommlern und Sängern, wo wir doch eigentlich alle davon profitieren können. Es geht darum, dem Selbst Ausdruck zu verleihen – und das ist die Sache immer wert. Wenn dich all diese Schuld und der Kummer und der ganze Mist verstopfen und du versuchst, deine Stimme aus deinem Herzen schwingen zu lassen, bringt es die Dinge in Bewegung und öffnet dich, und das kann sich fantastisch anfühlen.

Also sing! Wenn deine innere Stimme dich zu kritisieren anfängt – *Du klingst wie ein kranker Hund* –, sing trotzdem weiter. Ich hatte beinahe mit der *Medizinausbildung* aufgehört, die mir so am Herzen lag, weil eine der Anforderungen darin bestand, ein Medizin-lied zu finden und vor Leuten zu singen. Ich rannte frontal gegen die Ich-kann-nicht-Wand. Aber als ich mich umdrehte, um wegzu-laufen, zerriss es mir das Herz, denn ich wollte mich von der Me-dizin und meinem Spirit nicht abwenden. Ich erkannte, dass das die falsche Handlung gewesen wäre. Ich musste da durch und mir selbst das Singen und Chanten beibringen. Inzwischen ist es für mich eine ekstatische, mächtige Art der Kommunikation.

Sing so lange, bis du dich voll oder leer oder verändert fühlst. Beweg diese feststeckenden Emotionen. Gib deinem Herzen, dei-nem Spirit, deiner Sehnsucht, deinem Kummer eine Stimme. Selbst wenn deine Stimme kratzig oder brüchig ist, gibt das Singen die-sem Teil von dir eine Stimme, und das ist heilend und aufbauend. Es kann außerdem einen Riesenspaß machen.

Chanten ist eine weitere kraftvolle Möglichkeit, deinem Herzen eine Stimme zu geben. Ein paar meiner Lieblingsstücke sind »May All People Walk in Beauty« von Chenoa Egawa und Alex Turtle, der »Eagle Chant«, »Cherokee Morning Song« von Walela, »Cree Mor-ning Song« und »Wishi Ta: The River Song« von Sean Porter. Du kannst ein paar dieser Lieder von www.forrestyoga.com downloa-den, sodass du mitsingen oder die Worte laut chanten kannst. Du kannst auch einen Chant erfinden; versuch einfach mal, das Wort *frei* immer wieder zu sagen, entweder als gesprochenes Wort oder als eine einfache Melodie entsprechend deinen Fähigkeiten. Spüre die Macht dieser Worte, während sie durch deinen Körper fließen.

Das Spielen auf der Rahmentrommel brachte ich mir selbst bei. Seit Jahren trommle ich für meine Schüler in der Zeremonie während des Chantens. Seit Kurzem nehme ich Trommelunterricht. Ich hatte das Glück, auf Michael Metzler zu treffen, Glockenmacher der vierten Generation und einer der großen Meisterperkussionisten Europas. Ich lerne es jetzt gewissenhaft. Manchmal geht dieses jämmerliche alte Lied in meinem Kopf wieder los: *Ich habe kein Rhythmusgefühl. Und trotzdem lerne ich bei einem der großartigsten Trommler Europas ...* Ich muss dieser Stimme in meinem Kopf lang-sam klarmachen, dass sie verdammt noch mal aus meinem Leben zu verschwinden hat. Mir geht es bei meinem Trommeln nicht darum, ein Meister zu werden; es geht darum, freudigen Lärm zu machen, einen Weg zu finden, um mich auszudrücken. Urteilen hat hier keinen Platz.

Probiere es aus, dich selbst auszudrücken. Schnapp dir einen Topf, dreh ihn um und nimm einen Holzlöffel und klopf drauf! Trommeln ist noch mal eine andere Art, die Veränderung zu feiern und dem Herzschlag deines Lebens Ausdruck zu verleihen. Sammle all die verschiedenen Arten, wie du das tun kannst, und hüte sie wie einen Schatz!

Wenn du lernst, mit Veränderung auf eine Weise zu spielen, die dir Freude bereitet, wird das Leben viel spannender und lustiger. Werde ein »Lebensathlet«, statt dich einfach nur auf den Aufbau einer Karriere zu konzentrieren. Wir sehnen uns nach Abenteuer. Wir sehnen uns nach Spaß. Wir sehnen uns nach Aufgaben, die uns in unsere tiefsten Tiefen führen. Wir gelangen an diese Schätze, indem wir auf der Veränderung surfen.

Auf der Welle der Veränderung zu surfen hat mich an einen wunderbaren neuen Punkt gebracht. Ich habe ein florierendes Unternehmen mit *Forrest-Yoga*-Lehrern auf der ganzen Welt. Ich bin dabei, dieses Buch zu veröffentlichen. Ich habe Schüler, die ich bewundere, und ich reise jedes Jahr in neue Länder. Und ich habe eine wirklich überraschende und aufregende neue Liebe im Alter von vierundfünfzig Jahren.

Also komm aus deinem Kerker heraus und reite auf diesem Drachen!

NACHWORT

DAS GEFLOCHTENE BAND DER DREI WAHRHEITEN

DIE MISSION VON *Forrest Yoga* ist, in jedem von uns einen Sinn für Freiheit, eine Verbindung zu unserem Spirit hervorzubringen und den Mut, uns so zu verhalten, wie es uns unser Spirit vorgibt, also unseren Teil zum *Wiederherstellen des Bandes des Volkes* beizutragen. Entsprechend meiner persönlichen Vision vom *Wiederherstellen des Bandes des Volkes* ist dieses Buch, während ich es schrieb, zweimal um die Welt gereist. Es war in Europa, Hongkong und überall in den Vereinigten Staaten. Wie passend, dass es all diese Reisen mit mir gemacht hat. Es wird schließlich ohne mich weiterreisen, um seine Aufgabe, das *Wiederherstellen des Bandes des Volkes*, zu erfüllen.

Erlaube mir, dir abschließend eine tägliche Kost für die Entwicklung deiner Seele mit auf den Weg zu geben, eine Liste von *Sadhanas* – spirituellen Richtlinien –, die du an jedem einzelnen Tag befolgen solltest.

Nimm dir Zeit für Stille, die Zeit, zu verdauen. Nimm dir auch die Zeit, dein eigenes Medizinlied und deinen eigenen Medizintanz zu kreieren, um deinen Blutfluss zu beschleunigen.

Mach häufiger ein Dharma-Duell, indem du etwas tust, was früher für dich undenkbar war.

Sprich die Wahrheit aus einer Position der Ehrlichkeit und Integrität heraus. Wenn du über deine eigenen Hemmungen stolperst, gib nicht auf; *sprich deine Wahrheit* und öffne ein weiteres Tor.

Lerne, ernsthaft an deinen Grenzen zu arbeiten. Das verhilft dir zu einem wirksamen Werkzeug, um mit Angst, Strapazen und Rückschlägen fertigzuwerden. Es ermöglicht dir, dass Integrität, Selbstbewusstsein und spielerische Neugierde Teil deines täglichen Lebens werden.

Vermeide selbstverletzende Gedanken: Übe dich darin, dich einen ganzen, vierundzwanzig Stunden langen Tag mit liebevoller Freundlichkeit zu behandeln, *ganz egal, was passiert.* Dehne diese Übung auf zwei Tage aus, dann drei Tage und so weiter.

Sei in allem, was du tust, dein weiseres Selbst: Wenn du mit deiner Familie zusammen bist, eine Mahlzeit genießt, Zeit mit einer Freundin oder einem Freund oder mit deiner/deinem Geliebten verbringst oder wenn du Liebe machst. Gestatte deinem weiseren Selbst, dich bei all diesen Dingen zu leiten.

Spiel mit dem Spektrum der Ekstase; tu Dinge, die dir Zufriedenheit, Freude, Vergnügen oder Ekstase bereiten.

Nutze Klänge, um deine Emotionen, dein Herz und deinen Spirit zum Ausdruck zu bringen, und tanze aus purem Vergnügen. Wie? Indem du dich einfach irgendwie bewegst.

Übe zu agieren, ohne dich abzustrampeln. Kannst du in eine Yogaposition gehen, ohne dich abzuquälen; eine Yogastunde machen, in der du dich nicht abmühst; einen ganzen Vormittag verbringen, ohne zu kämpfen? Erforsche, wie du über das Kämpfen hinaus noch tagtäglich funktionieren kannst.

Beim Schreiben dieses Buches habe ich so viel über Kämpfen gelernt. Ich habe mit meinen eigenen Vorurteilen gegen Computer und andere elektronische Hilfsmittel gekämpft. In diesem Prozess habe ich jenen, die mir geholfen haben, das Leben schwer gemacht. Jetzt versuche ich, das Kämpfen aufzugeben und stattdessen eine freundliche Beziehung zu meinem Computer aufzubauen. Inzwischen finde ich, dass es durchaus Möglichkeiten gibt, wie man diese kleine schlaue-dumme Kiste nutzen kann, um die zehn Millionen Fragen über den Kosmos, die ich jeden Tag habe, zu beantworten. Ich bin zwar noch nicht so weit, aber die Möglichkeiten sind so unwiderstehlich, dass sie mich voranbringen.

Baue Stärke auf. *Forrest Yoga* zu praktizieren schafft Flexibilität, Intelligenz und Stärke, während es dir hilft, die Beziehung mit deinem authentischen Selbst zu vertiefen. Indem du auf deine Intuition – die Stimme deines Spirits – zurückgreifst, baust du persönliche Kraft auf und erzeugst Integrität in deinen täglichen Interaktionen mit allen Lebewesen. Hab eine schöne Zeit damit!

Ein letztes Geschenk für dich selbst: Nutze drei kostbare Wahrheiten deines Lebens und flechte daraus ein Band aus drei Fäden durch deine Mitte. *Der erste Faden:* Spüre die Wahrheit, dass du geliebt wirst. *Der zweite:* Fühle, dass du die Eigenschaft besitzt, Liebe für andere zu entwickeln. *Der dritte:* Fühle Dankbarkeit für das, was du in deinem Leben hast.

Tu es jetzt! Atme tief und ruhig. Entspanne dich vollständig und spüre den Halt der Erde unter dir. Verbinde dich jetzt mit einer Zeit in deinem Leben, als du ohne jeglichen Zweifel gespürt hast, dass du geliebt wurdest. Atme das ein und nähre damit dein Zentrum. Atme die Wahrheit ein, dass du geliebt wirst, und nähre damit deine Zellen. Forme nun einen glänzenden Energiefaden, der auf dieser Wahrheit gründet, dass du geliebt wirst, befestige ihn oben in deinem Kopf und zieh ihn durch deine Mitte hindurch bis nach unten zum Becken, dort, wo deine Genitalien sind. Bring ihn mit deinem Atem zum Leuchten. Nimm noch ein paar weitere tiefe Atemzüge.

Verbinde dich jetzt mit einer Zeit in deinem Leben, in der du Liebe für einen anderen empfunden hast, als du gespürt hast, wie diese exquisite Energie der Liebe und Zuneigung und Mitgefühl in dir aufgewallt ist und in eine andere Person oder Haustier geflossen ist, oder als du deine tiefe Liebe und Zuneigung für das Land spüren konntest. Verbinde dich genau jetzt mit diesem Gefühl. Atme tief, intensiviere deinen Atem und lass die Wahrheit, dass du lieben kannst, sich in dein gesamtes Zellgewebe ergießen. Nimm einen weiteren tiefen Atemzug, forme diese Energie, die du gerade zu einem zweiten glänzenden Faden gemacht hast, bring ihn ganz oben im Schädelinneren an und zieh ihn durch deine Mitte nach unten zum ersten Chakra. Atme zu ihm hin und bring ihn zum Leuchten.

Vertiefe deinen Atem. Konzentriere dich jetzt auf den Moment, in dem du das letzte Mal Dankbarkeit empfunden hast. Es könnte Dankbarkeit für etwas sein, was du aus diesem Buch gelernt hast, zum Beispiel die neuen amüsanten Werkzeuge. Es könnte Dankbarkeit für tiefe Atemzüge sein oder für diejenigen, die du liebst und die dich lieben, oder für das Entdecken deiner Wahrheiten und dafür, dass du ihnen den Raum geben kannst, sie zu noch größeren Wahrheiten werden zu lassen. Es könnte Dankbarkeit sein für das Verbinden mit deinem Herzen und Spirit oder für den Beginn der Reise dorthin. Oder Dankbarkeit dafür, zu lernen, wie man einen *Beauty-Report* macht oder die Schönheit eines Regenbogens mit all seinen Sinnen einsaugt. Vielleicht bist du jetzt sogar schon großzügig genug im Herzen, Dankbarkeit für die wirklich schwierigen Lektionen in deinem Leben zu empfinden, die dich dazu gezwungen haben, andere Teile von dir zu erkennen. Wofür auch immer du Dankbarkeit empfindest, generiere diese Energie genau in diesem Augenblick. Atme sie ein und spüle sie durch deine Mitte. Biete diese Dankbarkeit deinem Zellgewebe dar, wie ein wertvolles Geschenk, um es zu nähren. Schaffe einen dritten glänzenden Faden und bring ihn oben in deinem Kopf neben den anderen beiden an und lass ihn durch deine Mitte bis zum ersten Chakra laufen.

Nutze deinen Atem, um diese drei Fäden zum Leuchten zu bringen. Stell dir deine Hände vor, wie sie das Band flechten: die Wahrheit, dass du geliebt wirst; die Wahrheit, dass du die exquisite Energie der Liebe generieren kannst; und die Wahrheit, dass du vieles hast, wofür du dankbar sein kannst. Atme und bring dein Band zum Funkeln.

Wenn du den Wind der Veränderung durch dich hindurchwehen spürst, verbinde dich mit diesem Band, erschaffe es neu, wo es notwendig ist. Du wirst geliebt. Du kannst lieben. Du verspürst Dankbarkeit. Bleib zentriert, um die Wahrheiten des leuchtenden Bandes zu fühlen. *Es ist deines. Niemand kann dir die Wahrheit dessen wegnehmen.* Finde heraus, was deinen Spirit nährt. Finde heraus, was deinen Spirit erfreut. Tu jeden Tag etwas, um deinen Spirit zu nähren und zu erfreuen, selbst wenn es nur für wenige Augenblicke ist. Konsumiere nur das, was deinen Körper und deine Seele nährt.

Gib deinem Spirit den Raum, den er zum Wachsen braucht. Wenn du noch keinen Kontakt mit deinem Spirit hast, atme auf eine Weise, die deinen Spirit willkommen heißt. Auf diese Art kannst du mit einer neuen Balance und Integrität durch Veränderungen gehen, in einer Weise, auf die du stolz bist.

Mögest du die Stärke, die Weisheit und den Mut entwickeln, tiefer zu gehen, deine Wahrheit zu finden und die Geschenke, die du erhalten hast, über die Matte hinaus in dein restliches Leben mitzunehmen. Ich gratuliere dir und wünsche dir Mut. Ich bin *dir* dankbar, dass du mir die Ehre erweist, dich auf diesem Weg führen zu dürfen.

Aho. May we all walk in Beauty.
Ana Tiger Forrest

Weitere Informationen über Anas Unterricht und die *Forrest Education Library* findest du auf *www.forrestyoga.com.*

DANKSAGUNG

ICH HABE EINEN Spirit, der bereit ist, aus der Tradition in die Freiheit auszubrechen, und der dies mit dem Ziel tut, das *Band des Volkes wiederherzustellen.*

Ich bin Chenoa Egawa und Alex Turtle unglaublich dankbar. Ich hatte um einen Medizinlehrer gebeten und gleich zwei bekommen: Alex und Chenoa waren mit ihrer ganzen Kraft zur Stelle und adoptierten mich als ihre Schwester. Ich bin so dankbar dafür. Mittlerweile unterrichten sie die *Forrest-Yoga*-Mentorlehrer, das heißt, sie helfen mir dabei, immer mehr von der *Medizinkomponente* in das *Regenbogenband* zu weben. Chenoa verkörpert, wie man aus ganzem Herzen und Spirit singt.

Chenoa, Alex und Kelley Rush (Freundin, Forrest-Yoga-Lehrerin, Komentor-Verbindungsfrau, Kodirektorin des Assistentenprogramms, Zeremonienschwester und diejenige, die Türen öffnet) und vor allem Madaline Blau haben mir eine gänzlich neue Bedeutung von Familie vermittelt.

Mein besonderer Dank geht an Panther Cat (Catherine) Allen für das Nachverfolgen von Veränderungen im Cyberspace.

Ein besonderer Dank geht an Betsy (Elizabeth) Rapoport, die mir half, meinen Weg auf das Papier auf die gleiche ehrliche und kraftvolle Weise zu finden, wie ich mein Leben lebe. Sie gab der ganzen Sache ein ganz anderes Gesicht. Während wir so manche urkomische Diskussion über meine vulgäre Ausdrucksweise hatten, konnte Betsy mich durchschauen und half bei der Geburt dieses Buches mit Liebe, Aufmerksamkeit und ihrer ureigensten Art von Mama-Bär-Beherztheit.

Ein besonderer Dank und *Namaste* geht auch an Linda Loewenthal, eine außergewöhnliche Literaturagentin. Sie erkannte die Magie meines Buches und spürte seinen Sinn, noch bevor es überhaupt geboren wurde. Linda hat mir während des Veröffentlichungsprozesses das Händchen gehalten und mir mit Kompetenz, Liebe und sarkastischer Weisheit beigestanden. Ihre unbeirrbare Einstellung in den vielen langen Nächten des Erschaffens und Nachbearbeitens verhalfen mir und meinem Buch ans Licht und zu neuer Reife.

Dank den Elementen – Wind, Feuer, Wasser, Erde, Stürme, Donner, Blitze und Regenbogen – und den Wilden und den Übernatürlichen, die mit mir tanzen, wenn ich sie einlade und wann immer sie Lust dazu verspüren.

Aho!

Shyayla hat gesprochen.

INDEX DER YOGAPOSITIONEN

Lebenshilfe kompakt

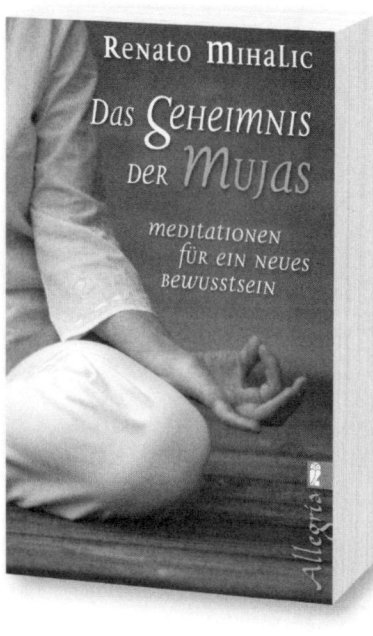

RENATO MIHALIC
Das Geheimnis der Mujas
Meditationen für ein
neues Bewusstsein
160 Seiten
€ [D] 8,99 / € [A] 9,30
sFr 12,50
ISBN 978-3-548-74549-7

Die altägyptischen Mujas sind spezielle Kombinationen von Finger- und Handstellungen sowie Akupressurpunkten, die verschiedene energetische Systeme miteinander verbinden. Sehr leicht und überall sofort anwendbar, verhelfen diese Werkzeuge dem Menschen zu mehr Klarheit und Wohlsein. Darüber hinaus unterstützen sie ihn, sich feiner auf sich selbst auszurichten, sich dem »Jetzt-Augenblick« hinzugeben und neue Lösungen zu finden.